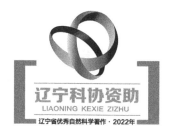

辽宁科协资助
LIAONING KEXIE ZIZHU
辽宁省优秀自然科学著作·2022年

海参的营养与精深加工技术

赵前程　李莹　著

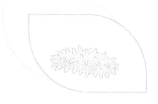

HAISHEN DE YINGYANG
YU JINGSHEN JIAGONG JISHU

化学工业出版社
·北京·

内容简介

本书从海参的营养特性、消化特性及精深加工技术三个方面，详细介绍了不同品种、不同产地和不同养殖方式的海参营养成分差异，海参蛋白质和多糖的消化特性，海参加工新技术及加工过程中营养成分的变化。另外，从分离纯化技术、结构解析及生物活性三个方面对海参重要活性成分多糖进行了全面、系统的介绍。

本书适合食品科学、海洋天然产物、海洋保健食品和海参加工技术领域的科研、教学、管理和生产人员阅读，也可作为高等院校水产品加工、海洋生物资源开发技术等相关专业师生的参考书。

图书在版编目（CIP）数据

海参的营养与精深加工技术/赵前程，李莹著.—
北京：化学工业出版社，2024.6
ISBN 978-7-122-45526-0

Ⅰ.①海… Ⅱ.①赵… ②李… Ⅲ.①海参纲－食品营养②海参纲－食品加工 Ⅳ.①R151.3②TS254

中国国家版本馆CIP数据核字（2024）第084808号

责任编辑：冉海滢　　　　　　　　文字编辑：张熙然
责任校对：宋　玮　　　　　　　　装帧设计：王晓宇

出版发行：化学工业出版社
　　　　　（北京市东城区青年湖南街13号　邮政编码100011）
印　　装：北京科印技术咨询服务有限公司数码印刷分部
710mm×1000mm　1/16　印张17¼　字数300千字
2024年6月北京第1版第1次印刷

购书咨询：010-64518888　　　　　售后服务：010-64518899
网　　址：http://www.cip.com.cn
凡购买本书，如有缺损质量问题，本社销售中心负责调换。

定　　价：128.00元　　　　　　　　版权所有　违者必究

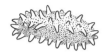

前言
Preface

　　我国是海洋大国，拥有漫长的海岸线和丰富的海岸带资源，国家高度重视海洋生物资源的开发和利用，开发优质蛋白质，挖掘海洋活性物质。早在2008年国家就提出了"蓝色海洋食物发展计划"，在国家粮食安全和海洋强国建设的背景下，提出了建设"蓝色粮仓"的规划，2018年上升为国家战略。科技部启动并实施了"蓝色粮仓科技创新"重点专项"水产品营养品质保持与调控机制"和"水产品营养功效因子结构表征与功能解析"等重点研发计划。"蓝色粮仓"是以优质蛋白高效供给和拓展我国粮食安全的战略空间为目标，利用海洋和内陆水域环境和资源，通过创新驱动产业转型升级，培育农业发展新动能，基于生态优先、陆海统筹、三产融合构建具有国际竞争力的新型渔业生产体系，以应对国民对优质蛋白的迫切需求、产业亟待转型升级等现状问题。

　　党的二十大报告中明确提出了"发展海洋经济，保护海洋生态环境，加快建设海洋强国"。也明确指出"推进健康中国建设。把保障人民健康放在优先发展的战略位置，完善人民健康促进政策"。习近平总书记明确指出："要树立大食物观，既向陆地要食物，也向海洋要食物，耕海牧渔，建设海上牧场、'蓝色粮仓'。"海洋食品和海洋活性物质的研究和开发对推动我国海洋食品加工业高质量发展意义重大，其中，海参产业发展必将为健康中国建设和发展贡献力量。

海参一直是我国药食同源的传统滋补食品，众多古籍记载了其滋补功效。近年来，随着科学的发展和技术的进步，国内外众多学者对海参中功效成分的化学结构、营养功效和活性机制开展了广泛研究，不仅印证了海参的各种滋补功效，还发现了一些新的活性，由此推动了海参养殖、加工和流通业的迅猛发展，海参产业已成为我国渔业经济重要的组成部分。然而，目前市场上海参传统产品同质化严重，竞争激烈，经济效益差；传统加工技术营养和功效成分流失多，利用率低，缺乏海参产品质量控制标准；人们对品种、产地、养殖方式及制备技术等因素对海参功效成分的影响认识不足，限制了海参功效成分的高值化利用，市场上高品质、高附加值产品相对匮乏，这些都制约了我国海参产业的发展。

本书从海参的营养特性、消化特性及精深加工技术三个方面详细介绍了不同品种、不同产地和不同养殖方式的海参的营养成分差异，大分子海参蛋白质和多糖的消化特性，海参加工新技术及加工过程中营养成分的变化。重点对海参中重要活性成分多糖的研究进行了阐述，从分离纯化技术、结构解析及生物活性三个方面对海参多糖进行了全面、系统的介绍。部分图片以彩图形式放于右侧二维码中，读者扫描即可参阅。

编者团队承担了国家重点研发计划"蓝色粮仓科技创新"重点专项任务"水产品加工过程中糖类变化规律及对营养品质的影响机制"、辽宁省农业重大专项课题"海洋源功能因子筛选及工业化制备技术"、大连市科技创新基金项目"热加工过程中海参多糖的变化规律及其调控"等科研项目，在海参高值化加工与高效利用关键技术开发方面开展了大量研究，本书即为以上研究成果和经验的系统总结。

本书得到了辽宁渔业补助项目和辽宁省教育厅重点攻关项目（LJKZZ20220090）的资助。由于时间和精力有限，书中难免存在疏漏之处，敬请各位专家同仁批评指正。

赵前程

2024年元月于大连

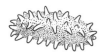

目录
Contents

第 3 章
海参营养的消化特性

049 ～ 089

第
1
章

海参概述

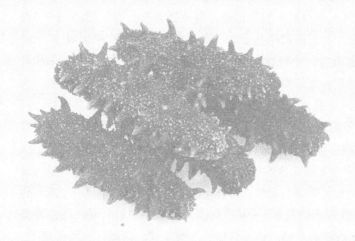

　　海参是无脊椎动物，属于棘皮动物门（Echinodermata）、海参纲（Holothuroidea），距今已有六亿多年的历史。海参的种类很多，全世界的海参大约有1400种，有40余种海参可以食用。我国海域约有140种，可食用海参约有20余种，多数为不可食用品种。研究表明，海参是一种低脂肪、无胆固醇、高蛋白质的优质食材，是鲜有的天然营养食品[1]，与燕窝、鲍鱼和鱼翅等齐名，被誉为"海八珍"之一，具有补益养生的功效。除此之外，海参体内还含有多糖、皂苷和多肽等生物活性成分，以及多种微量元素等，对于增强体质、延缓衰老和预防各类疾病等均有很好的效果。

　　中国对海参的食用价值和药用价值的认识历史久远，是一个漫长的渐进式过程。人们早在两千多年前便开始食用海参，我国古人将海参誉为"海中人参"，如明朝谢肇淛撰写的《五杂俎》中就有记载，海参还有"土肉""海男子""海鼠""海黄瓜"等俗称[2]。三国时期沈莹的《临海水土异物志》中记载："土肉正黑，如小儿臂大，长五寸，中有腹，无口目，有三十足，炙食。"[3]从宋代开始，江浙沿海已开始捕捞并烹饪海参，人们逐渐认识到海参具有滋补的功效，北宋邵雍的《梦林玄解》记载："其味似猪肺而不浮，梦食之者，心宽体胖，四肢轻健，脉调气和，年寿永久。"[4]到了明代，海参开始进入宫廷御膳，《明宫史·饮食好尚》便记载了以海参为原料制作深受帝王喜爱的"三事"菜[5]。清初，海参大量进入宴席并为满汉全席常用，之后甚至还出现了海参席，《随园食单》《调鼎集》《清稗类钞》等均有记载。另外，海参的药用价值也早有记载，到如今，海参已成为药食同源的典范，《本草从新》称海参"甘、咸、温，补肾益精，壮阳疗痿"，主治精血亏损、虚弱劳怯、阳痿梦遗、便频、肠燥便艰[6]。《本草纲目拾遗》中记载"补肾经，益精髓，消痰涎，摄小便"[7]。

　　海参早期的研究主要集中在新品种的发现及分类学，张凤瀛教授是我国棘皮动物专家，他曾对我国浙江和山东沿海的海参做过一些研究[8]，杨佩芳教授也曾对福建沿海的海参开展过一些研究[9]。新中国成立后，我国开展了国内海洋综合调查，对我国境内的海洋底栖生物进行了较为全面的样品采集。1997年廖玉麟主编的《中国动物志·棘皮动物门·海参纲》对分布在我国各海域的海参种类进行了分类学研究，分类阶元与分类地位都已清晰[10]。随着人们生活水平不断提高，营养和保健需求的不断增长，海参的研究开始聚焦于简便、高营养保留和精深加工产品的开发，特别是由具有良好的生物活性的海参肽、海参皂苷等海参提取物加工制成的营养保健产品。近年来，随着科学技术的发展，海参中活性成分结构与功效的解析、构效关系的探究成为目前海参生物学基础研究的主要方向，古代人们从实践中发现的海参的各种功效，被现代科学——证实并明确其作用机制。

1.1
海参的分类

海参是棘皮动物门、海参纲动物的统称。世界上最先科学命名海参的是林奈，1758年，在《自然系统》第十版中，林奈将 *Holothuria* 这个词用于某些游泳动物 [9]。随着海参新品种的不断发现，海参的分类系统也逐渐完善。根据Pawson et Fell 的分类系统，海参纲根据触手的形状、管足和呼吸树的有无分为6个目，而在科水平上，其分类的主要依据是埋没于外皮之下的石灰质骨片，其中海参咽部的钙质骨板（石灰环）的形态在海参分类上很重要 [11]。在种的水平上，海参形态上的差别极小，对海参在种水平上进行区分没有非常有效的方法，尤其是对经过加工的海参制品，更是缺乏科学有效的鉴定方法。

Pawson et Fell 的分类系统，详细内容如下：

海参纲 Holothuroidea

枝手亚纲 Dendrochirotacea

枝手目 Dendrochirotida：触手枝形，有翻颈部和收缩肌

  板海参科 Placothuriidae

  拟瓜参科 Paracucumariidae

  箱参科 Psolidae

  异赛瓜参科 Heterothyonidae

  沙鸡子科 Phyllophoridae

  硬瓜参科 Sclerodactylidae

  瓜参科 Cucumariidae

指手目 Dactylochirotida：触手指形，身体包围在1个由覆瓦状构成的壳内

  高球参科 Ypsilothuriidae

  华纳参科 Vaneyellidae

  葫芦参科 Rhopalodinidae

楯手亚纲 Aspidochirotacea

楯手目 Aspidochirotida：触手盾形，有呼吸树

　　海参科 Holothuriidae

　　刺参科 Stichopodidae

　　辛那参科 Synallactidae

平足目 Elasipodida：触手盾形，缺呼吸树

　　幽灵参科 Deimatidae

　　深海参科 Laetmogonidae

　　乐参科 Elipidiidae

　　蝶参科 Psychropotidae

　　浮游海参科 Pelagothuriidae

无足亚纲 Apodacea

无足目 Apodida：体表缺管足，呈蠕虫状，无肛门疣、触手坛囊和呼吸树

　　锚参科 Synaptidae

　　指参科 Chiridotidae

　　深海轮参科 Myriotrochidae

芋参目 Molpadida：体表缺管足，呈芋形，有肛门疣、触手坛囊和呼吸树

　　芋参科 Molpadiidae

1.2
海参的构造

　　海参多数呈圆筒状，粗细、形状和大小因种类不同而有很大差异，分为腹面和背面，腹面有管足，背面有疣足，多数海参腹面平坦，形同足底，整体呈五辐对称和左右对称。管足是海参的附着器官和运动器官，使海参可以在海底表面爬行和生活，背面的疣足具有感觉功能。海参的口位于前端，周围生有10～30个触手，通常是5的倍数，肛门位于后端，周围有不明显的小疣。触手主要用于获取食物，触手的形状也是海参分类学的重要依据，枝手目海参为枝形触手，楯手目、平足目海参为盾形触手，无足目海参为羽形触手，指手目海参为指形触手[12]。

　　海参的大小差异很大，有长仅数厘米的平足目和细锚参属，芋参目一般中等

大小，体长20～40cm，海参属、刺参属和辐肛参属体型较大，可达50cm，梅花参属最大可达100cm，无足目的海参可长达2m以上。

海参体色由体壁内色素形成，多晦暗，从灰色、褐色到绿色或黑色，但腹面色泽一般都较浅。生活于深海的平足目常为紫色、红褐色或紫罗兰色。小的无足目多为灰色或肉红色，大的无足目多为灰褐色。芋参目常为浅褐色，并带葡萄酒色褐点。黄色、红色或橘黄色可见于枝手目[13]。

海参由柔韧的体壁包围，富含结缔组织，体壁是海参的主要构成部分，体壁的厚度变化很大，也是主要的食用部分，无足目体壁很薄，楯手目体壁较厚，具有食用价值的海参都是体壁较厚的海参。海参体壁由表皮层、真皮层和体腔膜组成，主要成分是胶原纤维，含有少量的肌原纤维[13]。

真皮的表层包含不发达的骨骼，称之为骨片或骨针。骨片一般很小，数目众多，必须用显微镜才能看到。在海参的幼体和成体中，骨片的大小和形态会有不同，Massin等对不同生长阶段的糙海参幼体骨片进行研究，发现随着海参幼体的成长，Ⅰ型桌形体逐渐减少，Ⅱ型桌形体逐渐增多[14]。在海参成体中，骨片的种类和形状十分稳定，因此，骨片在海参分类上是重要的依据，常见的骨片有桌形体、扣状体、杆状体、穿孔板、花纹样体、轮形体和锚形体等。廖玉麟等[10]对我国134种海参骨片的形态及类型进行了研究，为我国海参分类奠定了坚实的基础。

海参咽部围绕一环钙质骨板，称为石灰环，石灰环是海参特有的器官，由10块骨板组成；5个辐位的骨板，称辐片；5个间辐位的骨板，称间辐片。石灰环同海胆的咀嚼器官——亚里士多德提灯（Aristotle's lantern）可能同源，是海参的特有器官，也是海参分类的重要依据[13]。

海参的内部构造包括消化系统、呼吸系统、水管系统、神经系统、生殖系统和血窦系统。消化系统由咽、食管、胃和肠组成，海参的食道和胃往往不明显，但肠管发达，肠管在体腔中作3次弯曲，先下降，再上升，再下降，因此有人把肠管分为三部分（第一下降部、上升部和第二下降部）。水管系统是棘皮动物特有的器官，是由体腔上皮细胞围成的体腔空间，环绕在食管、辐水管、石管和波里氏囊周围。血窦系统十分发达，由沿着消化道、窦和腔分布的大量血管组成，连接消化道的血管组成一个复杂的血网组织，与呼吸树相连，由此实现营养物质与气体的交换与传输。海参通常是雌雄异体，生殖腺为分叉的管状物，沿背中线前行，开口于口端附近背中线上的生殖孔或生殖乳突。在非性成熟期，雌雄间差异很小。性成熟产卵时，海参会保持一种直立的姿态，雄性海参和雌性海参的身体同时来回晃动，从而将配子释放到海水中[15]。

1.3
海参的资源分布

海参分布于所有海洋,通常生活在海边至海底8000m深度,海藻繁茂的礁岩底或大叶藻丛生的较硬的泥沙海底,海水pH值7.8~8.4,夏季水温不高于30℃,冬季海域不结冰。海参以沉积物海底泥沙为食,消化其中的微小生物,包括各种硅藻、原生动物、小型甲壳类、海藻碎片等,不能消化的食物则排出体外。海参运动的方式为匍匐式,运动速度很慢,大致为15m/min,因此,常停留在一个地方,不做大的移动[15]。

从世界资源分布情况来看,海参主要分布在热带和温带地区。热带海区海参资源呈多种性,多分布在太平洋热带区和印度洋,主要分布在印度尼西亚、菲律宾、马来西亚和南太平洋的新喀里多尼亚、斐济、巴布亚新几内亚等地。印度洋-西太平洋区域是世界上海参种类最多、资源量最大的区域,据统计,目前世界海参产量的86%来自热带区。热带区海参资源主要有黑沙参、白沙参、糙海参、多色糙海参、棘辐肛参、乌皱辐肛参、梅花参、绿刺参、花刺参等,以楯手目的海参属、白尼参属、刺参属和辐肛参属等为主,而枝手目海参在珊瑚礁内种类相对较少。

温带区海参资源呈单种性,多分布于太平洋东西两岸的温带区,其中东岸以美国刺参为主,西岸以日本刺参为主,如分布在中国黄-渤海海域、日本群岛、朝鲜半岛的仿刺参和日本刺参;分布在北美洲沿岸的美国红参和八刺参;分布在拉丁美洲和加勒比海以及墨西哥沿岸的墨西哥刺参和美国肉参。其中的优良品种主要分布在北半球太平洋沿岸、拉丁美洲沿岸和北冰洋沿岸。南半球的海参种类多,但大部分品种食用价值较低,表1-1总结了世界重要商业性海参品种的自然分布状况,主要的经济海参分布于楯手目的海参科和刺参科。

表1-1 世界重要商业性海参品种的自然分布状况[16]

科	种名	自然分布
刺参科	仿刺参	主要分布在西太平洋,包括黄海、日本海、鄂霍次克海。其地理分布的北限是库页岛、俄罗斯和阿拉斯加(美国)的沿海地区,南界是日本种子岛。在中国,它通常分布在辽宁、河北和山东沿岸,在中国的南限是江苏省连云港市的连岛

续表

科	种名	自然分布
刺参科	梅花参	红海、马斯克林群岛、马尔代夫、东印度群岛、澳大利亚北部、菲律宾、印度尼西亚、中国和日本南部，以及中西太平洋岛屿，向东可远至法属波利尼西亚
	绿刺参	西印度洋群岛、马斯克林群岛、东非、马达加斯加、马尔代夫、斯里兰卡、孟加拉湾、东印度群岛、澳大利亚北部、菲律宾、中国和日本南部，大部分的中西太平洋岛屿，但不包括马绍尔群岛
	花刺参	马斯克林群岛、东非、马达加斯加、红海、阿拉伯半岛东南部、亚喀巴湾、波斯湾、马尔代夫、斯里兰卡、孟加拉湾、东印度群岛、澳大利亚北部、菲律宾、中国和日本南部。它可见于西太平洋的大部分地区，东到汤加，南到豪勋爵岛
	糙刺参	广泛分布于热带印度洋、太平洋，不包括夏威夷，在北纬30°和南纬30°之间，东至斐济
海参科	图纹白尼参	马斯克林群岛、东非、马达加斯加、红海、斯里兰卡、孟加拉湾、东印度群岛、澳大利亚北部、菲律宾、中国和日本南部、南太平洋岛屿。广泛分布在东南亚和太平洋岛屿，东至法属波利尼西亚。遍及印度洋、东非
	蛇目白尼参	斯里兰卡、孟加拉湾、东印度群岛、澳大利亚北部、菲律宾、中国和日本南部、南太平洋岛屿。在印度，它分布在安达曼群岛和拉克沙群岛地区，可见于遥远的东印度洋到太平洋法属波利尼西亚
	辐肛参	新喀里多尼亚和澳大利亚。也可见于其他美拉尼西亚国家，但以前曾鉴定错误。该种很可能经常被当成乌皱辐肛参或其他物种记录，可能导致对资源分布的低估
	子安辐肛参	马斯克林群岛、东非到红海和阿曼、马达加斯加、斯里兰卡、孟加拉湾、东印度群岛、澳大利亚北部、菲律宾、中国和日本南部、南太平洋岛屿。在印度，它仅见于安达曼群岛和拉克沙群岛区域
	乌皱辐肛参	西印度洋群岛、马斯克林群岛、东非、马达加斯加、红海、斯里兰卡、孟加拉湾、东印度群岛、澳大利亚北部、菲律宾、中国和日本南部、南太平洋岛屿东到法属波利尼西亚。在印度，已知的分布区域有马纳尔湾、保克湾、安达曼群岛和拉克沙群岛
	黑海参	广泛分布于印度洋-太平洋。该种被发现于马斯克林群岛、东非、马达加斯加、红海、阿拉伯东南部、波斯湾、马尔代夫、斯里兰卡、孟加拉湾、印度、澳大利亚北部、菲律宾、中国和日本南部、夏威夷群岛。它可见于热带太平洋中部和东部的岛屿，包括科科群岛和加拉帕戈斯群岛、巴拿马地区、克利珀顿岛和墨西哥
	玉足海参	该种在所有海参中是分布最广泛的，可见于大部分热带地区，包括中西太平洋、亚洲和印度洋的大部分区域
	黑乳参	已知的栖息地在西印度洋，从东非大概到印度和马尔代夫。它也可见于红海和阿拉伯海。该种未见于爪哇海（例如印度尼西亚西部）以及马来西亚、越南、菲律宾

1.4
海参的主要经济品种

（1）仿刺参　仿刺参生活于潮间带浅水到20～30m深的水域。影响其生存的因素包括水温、盐度、基质、幼体栖息地的附着位置。它在体重110g时达到成熟规格，每年繁殖一次，繁殖期为旱季5月到7月份。鉴别特征为背面颜色从棕色到灰色或橄榄绿，腹面棕色到灰色。棕色到灰色小斑点常出现在背面，更多地出现在腹面。身体横截面呈方形，前后两端逐渐变细。大型圆锥形疣足在背面呈2排松散纵向排列，腹面两侧缘亦呈2排纵向排列。腹面管足呈3排无规则纵向排列。口位于腹面，有20个触手，肛门在末端，没有肛门齿[17]。

（2）梅花参　梅花参在中西太平洋栖息于水深1～5m的礁石斜坡和过道，以及具有大块珊瑚瓦砾和珊瑚斑块的硬底，在非洲和印度洋地区栖息于5～35m的硬底的珊瑚斜坡。梅花参性成熟期较晚，体重1200g时达到成熟规格并在温暖季节每年繁殖一次，在关岛除了3月、9月和10月，一年中其余时间几乎均可繁殖，在新喀里多尼亚，每年的生殖周期从1月到3月。背面颜色多变从橙红色到棕色或紫红色，覆盖非常大的疣足，疣足呈长的圆锥形或有短柄的星形或稍有分枝。腹面淡粉红色到红色，带有棕色到粉红色的管足，较为丰富径向排列。身体坚实，背面隆起，腹面扁平，体壁厚，口在腹面，有20个大的棕色触手，被圆锥形乳突环绕。肛门位于末端，往往隐藏于大的乳突中，没有居维叶管[17]。

（3）绿刺参　绿刺参在潮间带至10m水深的浅水珊瑚礁栖息，可见于浅水区礁滩和礁坡上，密度达1头/m²，通常生存在粗糙的珊瑚沙和带有珊瑚瓦砾的栖息地。在中国，有栖息于更深水域（40～60m）的报道。有性繁殖一年两次在夏季进行，而无性繁殖（裂变）通常发生在凉爽季节。身体背面颜色由深绿色到近黑色，腹面暗绿色几行圆锥形疣足排于背面两边和身体下侧边缘。疣足末端通常（但不总是）为橘色到黄色。身体中等坚实，横截面近方形，腹面管足长，绿色，共4排。口在腹面，有19或20个白色到灰色粗壮的触手，肛门在末端，环绕5个大疣[17]。

（4）花刺参　花刺参生活在范围广阔的热带浅海生境。在中西太平洋，花刺参喜欢0～25m的海草床、碎石和沙泥底，在非洲和印度洋地区，它可见于0～5m沙泥底的潟湖、海草床和碎石中，幼体更常见于浅水区。体长在31cm左右时达到成熟规格，每年在夏季繁殖，而在留尼汪岛，该物种于枯水季节繁殖。体色多变，从浅芥末黄色到橙棕色、棕色或橄榄绿色，腹面颜色较浅，众多的暗棕色到黑色斑点散布在整个体表。两排双行的大型疣状乳突，具细的黑色环，腹面管足数量很多。身体比较坚实，适度拉长，横截面方形。口在腹面，有8～16个粗壮的绿色触手，肛门位于末端，没有肛门齿和肛门疣环绕[17]。

（5）图纹白尼参 图纹白尼参常见于水深3m以内的浅水区域，采用隐蔽或半隐蔽的方式栖息于泥沙质沉积物中的海草床，白天主要埋于沉积物中，夜间在沉积物表面觅食，因此，参体表面常覆盖着一层薄薄的泥沙。在中西太平洋地区，该种可以见于沿海潟湖和内部礁滩，常见于沙泥底质。然而，在西印度和非洲海域，该种喜欢栖息在水深0～20m海域的礁石背面和沙底的海草床。该种在90g时达到性成熟，每年2～4月份进行繁殖。通常背面呈棕褐色，带有棕色的大斑块。腹面白色到奶油色。图纹白尼参是一种小型到中型的海参，身体圆柱状，腹面扁平两端逐渐变细，表面光滑，腹面有细长的管足，在身体侧缘很明显，肛门大，靠近背面。幼体浅橄榄绿色中杂有暗绿色斑点，借此伪装在海草床里，根据区域的不同，可能或不容易喷出居维叶管[17]。

（6）蛇目白尼参 蛇目白尼参是典型的珊瑚礁种，一般出现在水深2～10m水流清澈的礁滩和潟湖礁石后面，大多出现在珊瑚礁附近的粗沙中，有时半埋于沉积物中，种群通常以低密度状态存在。在中西太平洋，它们喜欢栖息于水深0～30m的大堡礁礁滩和斜坡的白沙底。在新喀里多尼亚，产卵期是12月份，而在大堡礁，产卵期为6月份。颜色各异，从棕色到米黄色、灰色或紫色不等。背面覆盖着数量众多的大的（约1cm）多边形或圆形斑点，颜色为褐色或白色，带有黑色薄边，有时带白色的环，在每个斑点的中心有一个疣足，腹面棕色到米黄色。这是一种中大型海参，身体为圆筒状，背面隆起、腹面扁平。口偏于腹面，由20个短的深棕色的触手包围。肛门偏于背面，没有肛门齿。当其受到干扰时，很容易将大的白色居维叶管喷出[17]。

（7）辐肛参 辐肛参常隐栖于泥沙底质，常与乌皱辐肛参共同出现在水深1～25m的其他沙质生境，如沙礁滩以及受保护的海湖和海湾的细沙中。颜色为淡棕至深棕色或棕黑色，整个身体两色均匀。身体近圆筒形，腹面略扁平，与该属其他种相比，相当细长。有20个深棕色的触手，背面疣足中等长度，但很细，数量比短的腹面管足少很多。肛门偏于背面，有5个突出的淡黄色结节状的肛门齿，没有居维叶管[17]。

（8）子安辐肛参 子安辐肛参生活在水深0.5～7m的珊瑚、珊瑚岩和礁岩上，喜欢隐蔽于硬底如珊瑚礁上，是一种主要夜间活动的物种，白天隐蔽在大石块下面和珊瑚礁的缝隙。在巴布亚新几内亚，它可见于20m深的水域。身体几乎是均匀的米黄色到巧克力棕色，带有一些颜色稍浅的点或细的暗斑，在肛门周围，通常是典型的白色。小个体的腹面通常是米黄色的，身体粗短，两端逐渐变细，背面明显隆起，而腹面平坦。少数几个疣足散落在背面区域。口偏于腹面，带有绿棕色或棕色的触手，肛门末端有五个坚固的淡黄色的肛门齿，没有居维叶管 [17]。

（9）乌皱辐肛参　乌皱辐肛参一般分布在0～10m水深的沙底和潮间带。在中西太平洋地区，通常见于0～12m水深的岸礁和潟湖岛礁礁滩，在非洲和印度洋地区，更喜欢栖息于水深20m的珊瑚基质的礁滩和海草床，并且不隐藏，在中国更倾向于分布在受强烈浪潮影响的区域。在新喀里多尼亚，其会在一些区域隐藏起来，每年繁殖两次，一次在5月，另一次在11月和12月。该物种有棕色或微黑的背面和浅棕色的腹面。体型粗壮，圆筒形，背面略隆起，腹面稍扁平。背面有长的管足，一般覆盖黏液，并可能有细颗粒泥沙。口偏于腹面，有20个粗壮的棕色到黑色的触手，肛门周围有5个坚硬的圆锥形或两头尖形黄色或橙色的肛门齿，没有居维叶管 [17]。

（10）黑海参　黑海参栖息于水深0～20m礁背、浅潟湖泥沙、碎石和海草床。在毛里求斯，见于长有钙化藻类和仙掌藻的地区，在干重达到80g时达到成熟规格，繁殖季节是2～4月。该种可以在自然条件下通过分裂进行无性繁殖，且无性繁殖呈季节性出现，在留尼汪岛，黑海参在温暖的季节产卵，在寒冷的季节分裂生殖。全身黑色，身体通常覆盖着中等颗粒的沙子，沿背面有两行特有的裸露的圆圈。该种有三个生活型：一个小的生活型（较常见）身体光滑并以沙覆盖；一个生活型生活在礁顶，背面具波纹；还有一个大的生活型身体上没有沙子，一般出现在深水水域。三个生活型从遗传学角度难以区分，背面管足小且稀疏，触手黑色。肛门位于末端，没有肛门齿或肛门疣，没有居维叶管，该种也可以从它的体壁摩擦释放的淡红色色素来加以区分 [17]。

（11）玉足海参　玉足海参生活在浅水生境中，最深可达10m，通常见于内外礁滩、礁后区和浅海潟湖，以及带有碎石或珊瑚礁的海草床和沙泥底质。玉足海参是一种很常见的种，其分布区延伸到暖温带，其分布密度可达每公顷5000头。在马达加斯加，它可以见于内坡海草床和微环礁，以较高的密度出现于内礁斜坡的碎屑边缘。该物种在体重180g时达到成熟规格，在枯水季节一年进行两次有性繁殖。小的个体可以通过横分裂进行无性繁殖。在大堡礁（澳大利亚），其有性繁殖发生在11月到翌年3月之间，而在北领地（澳大利亚）有性繁殖发生在4月，在中国台湾，它在6月和9月之间繁殖。其身体完全是黑色的，细长，在后半部稍宽，前后两端适度变窄。长的管足和疣足在背面随机分布，腹面管足数量众多。口位于腹面，带有20个大的黑色触手，肛门位于身体末端，可喷射细长的居维叶管，幼体有类似于成体的外观[17]。

（12）黑乳参　黑乳参生活在水深20m以内的浅水珊瑚礁栖息地。在非洲和西印度洋地区，可见于水深0～40m碎珊瑚的礁滩和礁坡上，在马达加斯加，它出现在内坡和海草床上，尤以内坡的种群丰度较高，在科摩罗，通常栖息于水深10～40m的粗沙上，该种在每年的寒冷季节进行繁殖。黑乳参背面黑色，两侧带有白斑和白点，并且侧面有突起围绕。身体近圆形，短粗，非常结实，背面隆起，腹面极度扁平，体壁厚，通常具有6～10个典型的大的侧面突起。背面管足稀疏且小，腹面管足很多且短，呈浅灰色。口在腹面，有20个短粗的触手，肛门周围有5个小的钙质肛门齿，没有居维叶管，幼体可能与成体颜色不同[17]。

（13）糙刺参　糙刺参发现于浅水区域，但偶尔可见于水深约20m的水域，常见于内部礁滩、潟湖礁、沿海沙坪和泥沙底质的海草床，以及红树林附近。在一些栖息地，成体和幼体都埋在沙或沙质泥中。在毛里求斯，该种在21cm时达到性成熟规格，在印度和澳大利亚北部，成熟规格约为25cm，在新喀里多尼亚为16cm。颜色可变，在太平洋和东南亚，是黑色到灰色或淡棕绿色，有时带有灰黑色的横线，在印度洋，通常呈深灰色，带有白色、米黄色或黄色横纹。腹面呈白色或浅灰色，带有细小的黑点。身体椭圆形，背面隆起，腹面适度扁平，背面带有深的皱褶和短的疣足。口在腹面，有20个小的灰色触手，肛门在末端，无肛门齿，没有居维叶管[17]。

1.5
我国海参的养殖情况

近年来，随着国民经济的增长与生活水平的提升，国内市场对海参的需求量不断增长。以往海参的消费主要以礼品为主，随着消费者对海参的营养价值和保健功能的认知度不断提高，海参消费已经进入家庭日常消费。目前海参的家庭消费和礼品消费各占50%，意味着海参消费群体在逐渐扩大[18]。

从养殖技术上看，国际上有关海参养殖的技术资料很少，日本具备刺参规模化养殖技术，除此之外，越南和韩国也有关于海参混养技术研究的相关尝试[16]。我国水产养殖业历史悠久，海参的人工育苗和养殖始于20世纪50年代，大规模养殖始于20世纪90年代中后期[19]。目前我国海参水产养殖业在世界居于首位，养殖技术水平、产业规模都领先国际，形成了池塘养殖、围堰养殖、浅海围网养殖、海上沉笼养殖、底播养殖、网箱养殖等多种养殖模式[16]。

从养殖规模上看，1995年我国海参产量仅为1万吨，主要为捕捞自然海区的野生海参。2000年以后，我国海参养殖业发展迅速，2013年海参养殖面积已经达到21.5万公顷，总产达到19.4万吨，由此带来的产值有近300亿元，这个份额足足占据了我国海水养殖产业产值的15%[16]。但2013年以后，由于供给过剩等原因，海参养殖面积增速下放缓，至2017年达到21.9万公顷。2019年我国海参养殖面积急剧扩大，达到24.7万公顷。海参养殖面积虽然呈逐年上升至稳定的趋势，但产量并不稳定，常常受到气候和价格的影响。2018年由于高温天气，在海参养殖面积急剧扩大的情况下，2018年和2019年产量却两连降，跌至17.2万吨，直到2020年才开始回升，根据《2023中国渔业统计年鉴》统计，截至2022年，全国海参养殖面积达25.0万公顷，总产量为24.85万吨[20]。

从养殖地区上看，全国海参养殖产量和面积分情况如图1-1所示，我国海参养殖主要集中在山东、辽宁、福建和河北等地，渤海湾是最重要的海参养殖基地。2020年，中国渤海湾辽宁省、山东省及河北省的海参养殖面积合计占中国海

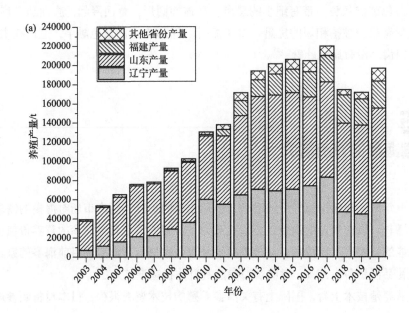

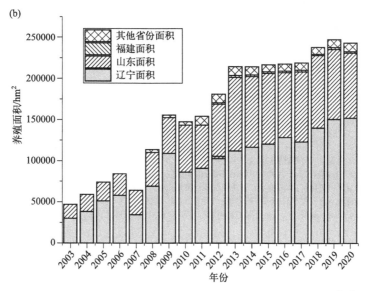

图1-1　2003—2020年全国海参养殖产量（a）和面积分布（b）[21]

参养殖总面积的约99%，其中，辽宁省养殖面积最大，占比达到64%，其次是山东省，占比32%。虽然辽宁省海参养殖面积大，但受气候等因素影响，辽宁省海参产量不及山东省，山东省海参产量占全国海参产量的近40.3%，辽宁次之，占比达34.7%，而福建以不足1%的养殖面积产出近18.4%的产量[20]。

从养殖品种上看，刺参是我国海参养殖业的支柱性经济品种之一，但由于自然分布的限制，传统的刺参增养殖区一直集中在辽东和山东半岛周边沿海地区，南方省份则以养殖或捕捞其他经济价值相对较低的海参品种（如梅花参、糙海参和花刺参等）为主。近年来，随着市场需求量增加和可观的养殖收益，我国东南沿海各省兴起了刺参"北参南养"的热潮。目前，辽宁省、山东省和福建省形成了国内刺参养殖"三足鼎立"之势[21]。

参考文献

[1]　沈天颖，夏苏东，张丹，等.明清御膳之海参饮食文化源流[J].美食研究，2022,39(03): 19-25.
[2]　谢肇淛.五杂俎[M].沈阳：辽宁教育出版社，2001.
[3]　沈莹.临海水土异物志[M].北京：农业出版社，1988.
[4]　邵雍.梦林玄解[M].北京：朝华出版社，1993.
[5]　刘若愚.明宫史·饮食好尚[M].北京：北京出版社，1963.
[6]　吴仪洛.本草从新[M].北京：人民卫生出版社，1990.
[7]　赵学敏.本草纲目拾遗[M].北京：中国中医药出版社，2007.

[8] 张凤瀛，吴宝铃.我国的刺参[J].生物学通报，1955, 32(06): 28-31.

[9] 柯亚夫.海参的研究[M].青岛：中国海洋大学出版社，2010.

[10] 廖玉麟.中国动物志·棘皮动物门·海参纲[M].北京：科学出版社，1997.

[11] 单媛.应用线粒体序列对几种海参的初步鉴定和系统分类的研究[D].青岛：中国海洋大学，2005.

[12] 薛长湖.海参精深加工的理论与技术[M].北京：科学出版社，2015.

[13] 常亚青.海参、海胆生物学研究与养殖[M].北京：海洋出版社，2004.

[14] Massin C, Mercier A, Hamel J F. Ossicle change in *Holothuria scabra* with a discussion of ossicle evolution within the Holothuriidae (Echinodermata)[J]. Acta Zoologica, 2000, 81(1):77-91.

[15] 刘淇.神奇的海参[M].北京：中国农业出版社，2019.

[16] 张春云，王印庚，荣小军，等.国内外海参自然资源、养殖状况及存在问题[J].海洋水产研究，2004, 25(03): 89-97.

[17] 斯蒂文·W.柏塞尔.世界重要经济海参种类[M].北京：中国农业出版社，2017.

[18] 刘旺.海参产业规模扩大产品趋向精细化发展[N].中国经营报，2023-06-12.

[19] 赵斌，李成林，周红学，等.海参产业绿色发展对策研究[J].中国海洋经济，2021, 6(01): 22-42.

[20] 农业农村部渔业渔政管理局.2023中国渔业统计年鉴[M].北京：中国农业出版社，2023.

[21] 姜森颢，任贻超，唐伯平，等.我国刺参养殖产业发展现状与对策研究[J].中国农业科技导报，2017, 19(09): 15-23.

第 2 章

海参的营养成分

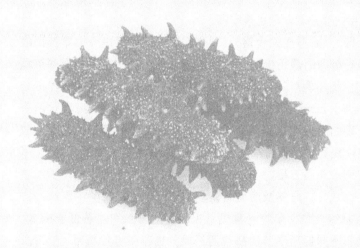

海参作为传统滋补品，是一种高蛋白、低脂肪、不含胆固醇的优质食品。海参的基本营养成分包括蛋白质、脂肪、糖类、灰分和水分等，除此之外，还含有多糖、皂苷、多肽以及多种稀有微量元素等特殊的活性成分。大量的科学研究表明，海参体壁的真皮结缔组织、内脏、内线管及体腔都含有生物活性物质。海参虽然营养丰富，但不同地域、不同品种间的海参基本营养成分含量差异较大。鲜海参的含水量约90%，干海参中蛋白质含量最高，一般高于50%，以胶原蛋白为主。脂质含量较低，占干海参的2.3%～5.2%[1]，但以富含二十碳五烯酸（EPA）和二十二碳六烯酸（DHA）的磷脂为主，胆固醇含量较低。海参多糖是海参中主要的功效成分之一，占干海参的8.1%～13.8%[1]，以富含硫酸基的酸性多糖为主。皂苷是海参主要的次生代谢产物，也是海参中一类重要的活性成分，另外，海参中的矿物质和微量元素含量也很丰富。

《食物本草》《药鉴》《随息居饮食谱》《现代实用中药》等古今书籍都记载了海参营养丰富且具有极高的药用价值[2]。海参为底栖生物，主要以海底沉积物为食，因此海参的生长环境对其营养品质影响显著，从而使海参的营养成分呈现一定的地域性差异。Feng等[3]研究了大连、青岛、烟台和威海春秋两季海参的生化变化，发现脂肪酸和氨基酸变化显著，春季海参的多不饱和脂肪酸和天冬氨酸、谷氨酸、亮氨酸、苯丙氨酸含量均高于秋季海参。肖宝华等[4]早期研究发现国产北方刺参与南方糙海参口感及营养成分之间差别较大，糙海参的粗蛋白高于刺参，而灰分、总糖及脂肪含量均低于刺参。糙海参中胶原蛋白含量更高，但必需氨基酸含量、矿物元素钙、铁和锌的含量均显著低于刺参。此外，不同养殖方式和不同捕捞季节的海参营养成分也存在明显差异。李丹彤等[5]对8月和11月獐子岛海域野生仿刺参体壁进行研究，发现必需氨基酸与总氨基酸比值之间存在较大差异，并且EPA和DHA含量有明显变化。赵艳芳等[6]对北方三种主要养殖方式的刺参进行研究，结果表明底播养殖刺参EPA和DHA含量最高，池塘养殖方式中K、Na、Mg、Ca和P含量较高。高磊等[7]对工厂化养殖、底播自然生长、池塘养殖和野生海捕的仿刺参进行对比发现，工厂化养殖海参煮后出皮率显著高于其他组，营养价值与池塘养殖模式接近。王哲平等[8]研究了养殖与野生刺参的营养成分，发现多糖、皂苷、灰分、粗蛋白和氨基酸含量存在明显差异。王鹤等[9]分别对福州地区以及烟台地区的两种养殖模式（围堰和底播）的海参营养成分和氨基酸进行分析，发现烟台组海参的粗蛋白含量和多糖含量显著高于福州组海参；烟台组必需氨基酸、药效氨基酸占氨基酸总量的比例高于福州组，整体营养价值优于福州组。烟台底播组粗蛋白和多糖含量显著高于围堰组，鲜味氨基酸、药效氨基酸、氨基酸总量绝对值高于围堰组，但围堰组必需氨基酸指数高于底播组，蛋白质组成更加全面。汤奎[10]比较了青色、紫色和白色仿刺参营养成分的差异，发现青色刺参粗蛋白、亚油酸和花生四烯酸（AA）含量较低，但是其EPA和DHA含量较高。海参营养品质受生长环境、季节、年龄和规格等多重因素影响，目前尚缺乏客观、可靠和完善的海参品质评价方法，亟需对海参的营养成分及加工、贮藏过程中海参营养品质的变化规律进行全面详细的研究与总结。

2.1
蛋白质

2.1.1　不同品种海参蛋白质含量

蛋白质是海参的主要营养成分，主要存在于海参体壁中，不同海参品种的蛋白质含量存在一定的种间特异性。如表2-1所示，不同品种海参蛋白质含量均超过了干重的45%，俄罗斯红参、仿刺参和糙海参体壁的蛋白质含量相对较高，占干重的70%以上，相对来说，刺参科的海参蛋白质含量偏低。

表2-1　不同品种海参总蛋白质含量 [11]

海参名称	总蛋白质含量 / （%/干重）
俄罗斯红参	74.24
仿刺参	75.03
梅花参	55.42
白乳参	56.24
黑乳参	46.50
糙海参	74.86
乌绉辐肛参	62.67
棘辐肛参	63.04
格皮氏海参	52.02
北极海参	53.76

2.1.2 不同产地海参蛋白质含量

如表2-2所示，不同产地刺参蛋白质含量存在显著差异。不同产地底播刺参蛋白质含量范围在（41.2 ～ 48.3）g/100g之间，平均值为44.7g/100g。其中，西部刺参蛋白质含量最高（48.3g/100g），小王家岛刺参蛋白质含量最低（41.2g/100g）[1]。此结果与高岳[12]研究结果一致，高于李丹彤等[5]测得的仿刺参的蛋白质含量（38.37% ～ 42.3%），与王际英等[13]测得的烟台刺参蛋白质的含量（46.67%）接近，但略低于苏秀榕等[14]测得的俄罗斯刺参和大连市长海县刺参的蛋白质含量（51.41%和49.44%）。

不同产地刺参胶原蛋白含量有明显差异，范围在111.2 ～ 210.2mg/g之间，平均为145.18mg/g。其中，西部刺参胶原蛋白含量最高（210.2mg/g），大长山刺参含量最低（111.2mg/g）[1]，这一结果与林研彤[15]的研究结果相似。不同产地和养殖方式刺参胶原蛋白含量为13.29% ～ 17.36%，高岳[12]和王贵滨等[16]也得到类似的结果。但低于红刺参[17]（20.8%）、刺参[18]（26.6%）和马来西亚白尼参[19]（65.0%）。

表2-2 不同产地刺参蛋白质及胶原蛋白含量分析

产地	蛋白质 / （g/100g）	胶原蛋白 / （mg/g）
广鹿岛	47.3±1.00[a]	205.7±0.19[a]
獐子岛	46.4±0.80[a]	126.9±0.26[e]
西部	48.3±0.90[a]	210.2±0.15[a]
川蹄沟	45.1±0.90[b]	114.6±0.07[f]
海洋岛	44.9±0.70[b]	132.8±0.13[de]
大长山	42.4±0.90[de]	111.2±0.16[f]
小长山	42.1±0.80[e]	113.7±0.19[f]
小王家岛	41.2±0.70[ef]	146.3±0.19[c]
平均	44.7	145.18

注：组间不同字母表示存在显著性差异（$P < 0.05$）。

2.1.3 不同养殖方式海参蛋白质含量

不同养殖方式刺参蛋白质含量有明显差异，结果如表2-3所示。四个产地圈养刺参的蛋白质含量范围为52.4% ～ 54.2%，平均含量为53.0%[15]，这一结果略高于宋志东等测定的烟台圈养刺参的蛋白质含量（49.6%）[20]；三个产地深海刺参的蛋白质含量范围为43.3% ~ 51.5%，平均含量为48.4%，这一研究结果与王际英等测定的烟台深海刺参的结果（46.7%）相近[13]，但远高于苏秀榕等[14]研究的大连长海县深海刺参蛋白质含量（34.6%）。此结果也表明，圈养刺参蛋白质含量明显高于深海刺参，这与王贵滨等[16]研究的结果相一致。

表2-3　不同养殖方式刺参蛋白质含量分析

产地	养殖方式	蛋白质/%
大连	圈养	53.0±0.5c
	深海	51.5±0.3b
烟台	圈养	52.4±0.3c
	深海	50.3±0.6b
青岛	圈养	52.4±0.4c
	深海	43.3±0.4a
莆田	圈养	54.2±0.2d

注：组间不同字母表示存在显著性差异（$P < 0.05$）。

2.2
脂质

2.2.1　不同品种海参脂质含量

海参被认为是一种高蛋白、低脂肪的食品，因此对海参脂质的研究相对较少，对海参脂质的研究主要集中在不同品种、不同季节海参脂质的脂肪酸组成及含量的变化上。不同品种海参所含脂肪酸的种类差异较大，但不饱和脂肪酸在总脂肪酸中的占比普遍较高。楼乔明[21]对不同季节刺参体壁的脂肪酸组成进行测定，结果如表2-4所示，发现春季和秋季刺参体壁均含有35种主要的脂肪酸，其中，饱和脂肪酸13种，单不饱和脂肪酸7种，多不饱和脂肪酸15种。海参脂质主要包括磷脂、胆固醇、甘油三酯和游离脂肪酸，其中以磷脂为主，约占总脂含量的1/3。

表2-4　9种海参体壁中脂质组成及含量 [21]　　　　　　　　单位：%

海参种类	总脂①	磷脂②	胆固醇②	甘油三酯②	游离脂肪酸②
海地瓜	0.80±0.06	28.12±1.78	0.94±0.06	17.12±1.57	3.17±0.45
墨西哥刺参	1.08±0.14	32.19±1.82	1.23±0.11	10.96±0.84	5.93±1.43
美国肉参	1.10±0.09	34.37±1.61	1.03±0.10	20.74±1.29	3.74±0.54
智利海参	1.49±0.03	35.04±1.83	0.84±0.05	16.40±1.25	5.81±0.84
红腹海参	1.46±0.17	32.32±1.57	0.97±0.04	12.23±1.14	5.30±1.27
黑海参	2.79±0.24	31.59±0.65	1.34±0.09	14.17±1.55	3.55±0.67
挪威红参	3.62±0.34	41.31±1.13	1.25±0.07	17.36±1.17	4.24±1.17
加拉帕戈斯刺参	7.08±0.25	33.80±1.12	0.92±0.12	24.79±2.17	3.28±0.51
北大西洋瓜参	13.51±0.09	30.76±0.86	1.43±0.12	25.46±1.59	4.67±0.54

① 占海参干重的比例。
② 占总脂的比例。

2.2.2　不同产地海参脂质含量

如表2-5所示，不同产地刺参粗脂肪含量存在显著差异。粗脂肪范围在（2.3 ～ 5.2）g/100g之间，平均值为3.6g/100g，其中大长山刺参脂肪含量最高（5.2g/100g），西部刺参脂肪含量最低（2.3g/100 g） [1]。此结果与王际英等 [13]（3.08%）、刘长勇等 [22]（2.37%）、苏秀榕等 [14]（3.5%）、王远红等 [23]（1.51% ～ 3.2%）和李丹彤等 [5]（2.53% ～ 3.95%）研究的刺参粗脂肪含量，以及Aydn [24]研究的大乌爪参、白斑海参、墨西哥海参和Chang-Lee [25]研究的美国红参、八刺参、大红海参粗脂肪含量结果相近，显著高于Salarzadeh等 [26]研究的沙海参、波斯湾海参。

表2-5　不同产地刺参粗脂肪含量分析

产地	粗脂肪/（g/100g）
广鹿岛	3.1±0.71[fg]
獐子岛	2.6±0.84[gh]
西部	2.3±0.93[h]
川蹄沟	2.5±0.67[gh]
海洋岛	4.4±0.89[bc]
大长山	5.2±0.82[a]

产地	粗脂肪/（g/100g）
小长山	3.8±0.73[de]
小王家岛	5.1±0.91[a]
平均	3.6

注：组间不同字母表示存在显著性差异（$P < 0.05$）。

2.2.3　不同养殖方式海参粗脂肪含量

不同养殖方式刺参粗脂肪含量存在显著性差异，结果如表2-6所示。圈养刺参粗脂肪含量范围为2.2%～4.1%，平均含量2.8%，深海刺参粗脂肪含量范围为1.7%～2.8%，平均含量为2.2%，圈养刺参粗脂肪含量明显高于深海[15]，此结果与王贵滨等[16]的研究结果一致；而且，大连和烟台两个产地圈养刺参的粗脂肪含量明显高于深海刺参，而青岛产两种养殖方式的刺参粗脂肪含量无显著性差异。烟台圈养刺参脂肪含量最高，大连深海刺参脂肪含量最低；在圈养刺参中，烟台圈养刺参脂肪含量最高（4.1%），福建莆田圈养刺参脂肪含量最低（2.2%），烟台圈养刺参脂肪含量明显高于其他三个产地圈养刺参，而其他三个产地之间圈养刺参脂肪含量无显著性差异；在深海刺参中，烟台深海刺参脂肪含量最高（2.8%），大连深海刺参脂肪含量最低（1.7%），而且，大连深海刺参脂肪含量也明显低于青岛深海刺参。烟台深海和圈养刺参的脂肪含量都明显高于其他产地。王贵滨等的研究结果也表明，浅海的脂肪含量介于深海和圈养之间[16]。

表2-6　不同养殖方式刺参粗脂肪含量

产地	养殖方式	粗脂肪/%
大连	圈养	2.3±0.1[b]
	深海	1.7±0.1[a]
烟台	圈养	4.1±0.3[c]
	深海	2.8±0.6[b]
青岛	圈养	2.6±0.5[b]
	深海	2.2±0.2[b]
莆田	圈养	2.2±0.1[b]

注：组间不同字母表示存在显著性差异（$P < 0.05$）。

2.3
多糖

2.3.1 不同品种海参多糖含量

海参多糖是海参体壁中的重要活性成分之一，其含量约占海参干重的8.1%～13.8%[1]，海参体壁含有中性多糖和酸性多糖，以酸性多糖为主。酸性多糖主要分为岩藻糖基化硫酸软骨素和岩藻聚糖硫酸酯两种。岩藻糖基化硫酸软骨素是一种带有硫酸岩藻糖支链的类硫酸软骨素，主链由D-N-乙酰氨基半乳糖和D-葡萄糖醛酸组成，含有L-岩藻糖支链；岩藻聚糖硫酸酯是一种主要由L-岩藻糖组成的硫酸多糖[27]。2种酸性多糖均具有硫酸取代度高的特点，硫酸基团含量高达20%～30%，氨基糖含量介于4.92%～10.18%，糖醛酸含量介于9.85%～13.38%。不同海参品种中多糖的含量差异较大，如表2-7所示，北极海参中多糖含量仅为4.87%，而菲律宾刺参、仿刺参、冰岛刺参及墨西哥刺参中多糖含量超过了10%[28]。刘小芳[29]发现不同产地养殖仿刺参体壁硫酸多糖含量存在差异，总体呈现北方仿刺参中硫酸多糖含量高于南方仿刺参的趋势。

表2-7　10种海参多糖含量[30]　　　　　　单位：%

海参名称	多糖含量	氨基糖含量	糖醛酸含量	硫酸根含量	氨基糖：糖醛酸：岩藻糖：硫酸根
菲律宾刺参	10.46	7.36	13.27	25.77	1.00：1.67：2.43：6.57
仿刺参	10.98	5.40	9.92	19.54	1.00：1.71：2.57：6.79
糙海参	7.98	7.05	11.92	29.95	1.00：1.57：2.58：7.97
黑乳海参	7.03	10.18	12.67	24.78	1.00：1.16：1.85：4.57
北极海参	4.87	8.63	10.34	24.16	1.00：1.12：1.98：5.25
冰岛刺参	10.16	8.74	13.38	22.73	1.00：1.42：1.38：4.88
挪威红参	6.34	7.63	12.18	24.09	1.00：1.48：2.37：5.93
美国肉参	8.91	4.92	10.22	26.78	1.00：1.93：4.52：10.21
墨西哥刺参	10.60	5.19	10.23	29.28	1.00：1.83：3.90：10.59
日本刺参	8.91	6.02	9.85	20.13	1.00：1.52：2.60：6.28

2.3.2　不同产地海参多糖含量

不同产地刺参的多糖含量存在明显差异，结果如表2-8所示。多糖含量的范围为（8.1～13.8）g/100g，平均为10.0g/100g，其中，小长山刺参的多糖含量最低（8.1g/100g），川蹄沟刺参的多糖含量最高（13.8g/100g）[1]。这一结果高于高岳[12]的研究结果，但低于日本仿刺参（14.88%）、美国肉参（14.88%）和墨西哥刺参（19.04%）多糖含量[31, 32]。王哲平等[33]测定了青岛圈养仿刺参、底播仿刺参和冰岛刺参的多糖含量，分别为10.19%、9.27%和12.11%。

表2-8　不同产地刺参多糖组分分析　　　　单位：g/100g

产地	氨基糖	岩藻糖	硫酸根	糖醛酸	多糖
广鹿岛	6.1±0.20[h]	4.9±0.10[e]	0.2±0.01[bc]	4.9±0.10[g]	8.5±0.50[cd]
獐子岛	6.4±0.10[cde]	3.3±0.10[e]	0.4±0.06[e]	6.8±0.20[de]	9.1±0.30[cd]
西部	8.3±0.10[h]	3.8±0.10[bc]	0.3±0.02[de]	7.1±0.10[cde]	8.7±0.10[de]
川蹄沟	10.8±0.30[cdef]	3.4±0.20[a]	0.3±0.06[de]	6.9±0.10[de]	13.8±0.40[a]
海洋岛	8.7±0.40[def]	3.7±0.20[b]	0.3±0.02[de]	7.2±0.10[bc]	10.9±0.30[b]
大长山	7.5±0.90[ef]	4.4±0.20[bc]	0.4±0.05[cde]	9.1±0.10[a]	11.4±0.30[b]
小长山	7.8±0.20[a]	4.6±0.50[bc]	0.4±0.04[bcd]	6.6±0.01[d]	8.1±0.20[de]
小王家岛	8.3±0.40[b]	3.9±0.10[b]	0.4±0.06[cde]	5.8±0.01[f]	9.7±0.30[bc]
平均值	8.0	4.0	0.3	6.8	10.0

注：组间不同字母表示存在显著性差异（$P < 0.05$）。

不同产地底播刺参多糖组分含量均存在明显差异，氨基糖含量范围为（6.1～10.8）g/100g，平均为8.0g/100g，其中，川蹄沟刺参氨基糖含量最高（10.8g/100g），广鹿岛刺参氨基糖含量最低（6.1g/100g）；岩藻糖含量范围为（3.3～4.9）g/100g，平均为4.0g/100g，其中，广鹿岛刺参岩藻糖含量最高（4.9g/100g），獐子岛刺参岩藻糖含量最低（3.3g/100g）；糖醛酸含量范围在（4.9～9.1）g/100g，平均为6.8g/100g，其中，大长山刺参糖醛酸含量最高（9.1g/100g），广鹿岛刺参糖醛酸含量最低（4.9g/100g）[1]。王贵滨等[16]测定浅海和深海刺参氨基糖含量范围为0.31%～0.43%，低于此实验结果；糖醛酸含量范围为7.76%～9.63%，硫酸根含量范围为3.08%～3.38%，均远高于此实验结果；岩藻糖范围为3.76%～4.51%，和此实验结果相近。

不同产地刺参粗多糖的单糖组成如表2-9和图2-1所示。不同产地刺参多糖均测出7种单糖，分别为甘露糖、氨基葡萄糖、葡萄糖醛酸、半乳糖醛酸、葡萄糖、半乳糖和岩藻糖。但不同产地刺参单糖含量存在明显差异，甘露糖含量范围为（0.07～1.40）g/100g，其中，小长山刺参甘露糖含量最高（1.40g/100g），西部刺参甘露糖含量最低（0.07g/100g）；氨基葡萄糖含量范围为（0.23～1.64）g/100g，其中，小长山刺参氨基葡萄糖含量最高（1.64g/100g），西部刺参氨基葡萄糖含量最低（0.23g/100g）；葡萄糖醛酸含量范围为（0.08～0.57）g/100g，其中，小长山刺参葡萄糖醛酸含量最高（0.57g/100g），西部刺参葡萄糖醛酸含量最低（0.08g/100g）；半乳糖醛酸含量范围在（0.08～0.44）g/100g，其中，小长山刺参半乳糖醛酸含量最高（0.44g/100g），西部刺参半乳糖醛酸含量最低（0.08g/100g）；葡萄糖含量范围在（0.05～2.24）g/100g，其中，小长山刺参葡萄糖含量最高（2.24g/100g），西部和川蹄沟刺参葡萄糖含量最低（0.05g/100g）；半乳糖含量范围为（0.07～0.93）g/100g，其中，海洋岛刺参半乳糖含量最高（0.93g/100g），川蹄沟刺参半乳糖含量最低（0.07g/100g）；岩藻糖含量范围为（0.20～6.42）g/100g，其中，小长山刺参岩藻糖含量最高（6.42g/100g），西部和川蹄沟刺参岩藻糖含量最低（0.20g/100g）[1]。此结果与高岳[12]研究的不同产地刺参多糖研究结果相似。

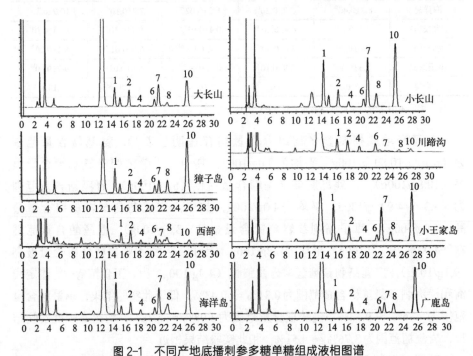

图 2-1　不同产地底播刺参多糖单糖组成液相图谱

1—甘露糖；2—氨基葡萄糖；3—鼠李糖；4—葡萄糖醛酸；5—氨基半乳糖；
6—半乳糖醛酸；7—葡萄糖；8—半乳糖；9—阿拉伯糖；10—岩藻糖

表2-9　不同产地刺参粗多糖的单糖组成分析　　　单位：g/100g

单糖	广鹿岛	獐子岛	西部	川蹄沟	海洋岛	大长山	小长山	小王家岛
甘露糖	0.63±0.01[j]	0.68±0.01[i]	0.07±0.01[m]	0.11±0.03[l]	0.91±0.11[h]	0.57±0.03[k]	1.40±0.03[c]	1.09±0.25[e]
氨基葡萄糖	0.94±0.09[l]	1.19±0.07[g]	0.23±0.05[n]	0.33±0.07[m]	1.11±0.05[i]	1.63±0.08[c]	1.64±0.07[b]	1.35±0.03[e]
葡萄糖醛酸	0.29±0.05[i]	0.49±0.14[e]	0.08±0.02[l]	0.16±0.05[k]	0.46±0.08[f]	0.28±0.05[j]	0.57±0.05[c]	0.52±0.21[d]
半乳糖醛酸	0.29±0.14[h]	0.37±0.13[c]	0.08±0.01[l]	0.15±0.03[k]	0.34±0.09[f]	0.36±0.13[d]	0.44±0.13[b]	0.34±0.03[e]
葡萄糖	0.42±0.13[l]	0.54±0.22[k]	0.05±0.01[m]	0.05±0.01[m]	1.15±0.02[i]	0.93±0.15[j]	2.24±0.04[c]	1.56±0.02[g]
半乳糖	0.54±0.15[h]	0.76±0.08[d]	0.11±0.03[k]	0.07±0.01[l]	0.93±0.05[b]	0.33±0.05[j]	0.91±0.02[bc]	0.65±0.07[c]
岩藻糖	4.60±0.19[e]	5.14±0.05[d]	0.20±0.03[m]	0.20±0.02[m]	4.37±0.14[f]	2.65±0.09[k]	6.42±0.11[b]	5.30±0.09[c]

注：组间不同字母表示存在显著性差异（$P<0.05$）。

不同产地底播刺参多糖的单糖组成中，含量较高的单糖分别为氨基葡萄糖、葡萄糖、岩藻糖（西部、川蹄沟除外）。以葡萄糖为1，计算氨基葡萄糖、葡萄糖、岩藻糖的比例，广鹿岛、獐子岛、西部、川蹄沟，海洋岛，大长山，小长山和小王家岛刺参多糖中单糖的比例分别为2.23：1.00：10.88、2.21：1.00：9.58、4.67：1.00：4.00、6.67：1.00：4.00、0.96：1.00：3.79、1.75：1.00：2.86、0.73：1.00：2.86、0.86：1.00：3.40。

对不同产地底播刺参多糖的红外光谱结果进行分析，结果如图2-2、表2-10和表2-11所示，图2-2为不同产地刺参多糖的红外光谱图，表2-10和表2-11为糖类部分官能团与几种吡喃糖环的特征吸收波数对比。不同产地刺参多糖的红外光谱图中都出现了几个明显的特征吸收峰。所有产地刺参多糖在3351～3424cm⁻¹出现一个吸收峰，均在3700～3200cm⁻¹范围内，属于O—H伸缩振动和N—H伸缩振动所产生的一个特征吸收峰，这对多糖来说，共有的特征是羟基，糖胺聚糖所产生的特征峰为氨基；所有产地多糖均在2943～2961cm⁻¹和2874～2882cm⁻¹各出现一个吸收峰，在3000～2800cm⁻¹范围内，属于C—H伸缩振动（—CH₂—）所产生的峰，这是由于甲基—CH₂—的C—H伸缩振动产生的峰，由岩藻糖甲基引起；所有产地刺参多糖均在1651～1662cm⁻¹出现了一个明显的吸收峰，是由于C=O伸缩振动（—CHO）和（—CONH₂）引起的峰，这是乙酰氨基的特有吸收峰；各产地多糖均在1555～1568cm⁻¹出现了一个吸收峰，是由C=O非对称伸缩振动（—COOH）产生的峰；各产地多糖均在1337～1414cm⁻¹出现两个吸收峰，这是由于O—H变角振动（—COOH）所产生的峰；各产地多糖均在1247～1257cm⁻¹

出现一个吸收峰，这是由于S═O伸缩振动所产生的峰，说明了刺参多糖富含硫酸基取代基；各产地刺参多糖均在1026～1032cm⁻¹出现一个吸收峰，这是由于C—O伸缩振动（C—O—H、C—O—C）所引起的峰；各产地刺参多糖均在846～851cm⁻¹出现一个吸收峰，这是由于C—O—S伸缩振动（轴向配位）所引起的峰，说明均存在α-端基差向异构C—H变角振动的糖环，含有α-D-葡萄吡喃糖环。有研究发现，岩藻聚糖硫酸酯中存在C-2和C-4位双硫酸基取代的岩藻糖残基时会在837cm⁻¹处出现较强的吸收峰，不同产地刺参多糖均在840～850cm⁻¹附近有吸收峰，说明不同产地刺参多糖均含有C-2和C-4位双硫酸基取代的岩藻糖残基。通过C—O—S伸缩振动的波数，可以确定氨基半乳糖和岩藻糖上的硫酸基取代是轴向取代还是横向取代。在1200～950cm⁻¹的波长范围内被称为分子的指纹识别，通过它可以鉴定多糖里的主要化学基团，吸收峰的位置和强弱是每个多糖所特有的。另外，各产地刺参多糖均在961～965cm⁻¹和925～933cm⁻¹各出现一

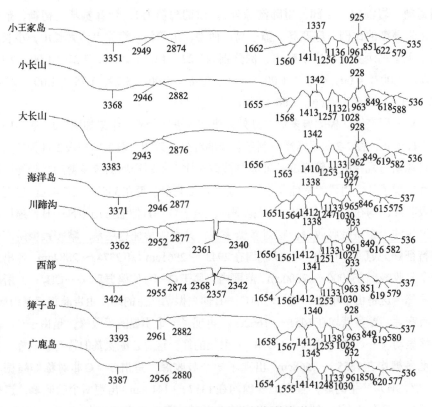

图 2-2　不同产地刺参粗多糖红外光谱图

个吸收峰，也均在535～629cm⁻¹出现三个小的吸收峰。特殊的是，川蹄沟和西部刺参多糖在2340～2368cm⁻¹出现了明显的吸收峰，是三键和累积双键（如—N＝C＝O，—N＝C＝O等）的伸缩振动区所引起的峰。以上结果表明，大连不同产地刺参多糖特征基团基本相同[1]。

表2-10　糖类部分官能团吸收波数[34]

振动方式		红外吸收波数/cm⁻¹
O—H 伸缩振动（—OH）		3700～3200
N—H 伸缩振动（—NH）		3700～3200
C—H 伸缩振动（—CH₂—）		3000～2800
C＝O 伸缩振动	（—CHO）	1740～1600
	（—CONH₂）	1650
C＝O 非对称伸缩振动（—COOH）		1600～1550
O—H 变角振动（—COOH）		1500～1300
S＝O 伸缩振动		1240～1250
C—O 伸缩振动（C—O—H、C—O—C）		1200～1000
C—O—S 伸缩振动（轴向配位）		845
C—O—S 伸缩振动（赤道配位）		820

表2-11　几种吡喃糖环的特征吸收波数[34]

糖环	红外吸收波数/cm⁻¹
α-端基差向异构 C—H 变角振动	844±8
β-端基差向异构 C—H 变角振动	891±7
α-D-葡萄吡喃糖	855～833
β-D-葡萄吡喃糖	905～876
α-D-半乳吡喃糖	839～810
β-D-半乳吡喃糖	914～886

通过对不同产地刺参多糖红外光谱图的分析，表明不同产地刺参多糖具有相同的特征基团，含有岩藻糖、氨基糖、糖醛酸以及硫酸基取代基；所有刺参多糖均存在α-端基差向异构C—H变角振动的糖环，都含有α-D-葡萄吡喃糖环。另外，川蹄沟和西部刺参多糖在2340～2368cm⁻¹出现了明显的吸收峰，表明其有不同的特征基团。

对不同产地刺参多糖进行差示扫描量热分析，从表2-12中可以看出，西部、小长山、小王家岛三个产地刺参粗多糖只有一个吸热峰和一个放热峰。吸热峰的峰值温度范围为127.3～131.3℃，热焓值在252.6～353.0J/g范围内，其中，西部刺参粗多糖峰值温度最高，为131.3℃，小长山刺参粗多糖的峰值温度最低（127.3℃）；小长山刺参粗多糖热焓值最大（353.0J/g），西部刺参粗多糖热焓值最小（252.6J/g）；三个产地刺参粗多糖放热峰的峰值温度范围为275.3～278.6℃，热焓值在102.0～120.3J/g范围内，其中，西部刺参粗多糖峰值温度最高（278.6℃），小长山刺参粗多糖的峰值温度最低（275.3℃）；西部刺参粗多糖热焓值最大（120.3J/g），小长山刺参粗多糖热焓值最小（102.0J/g）。广鹿岛、獐子岛、川蹄沟、大长山四个产地刺参有两个吸热峰和一个放热峰，第一个吸热峰的峰值温度范围为125.6～128.1℃，热焓值在278.2～399.6J/g范围内，其中，大长山刺参粗多糖峰值温度最高（128.1℃），川蹄沟刺参粗多糖的峰值温度最低（125.6℃）；川蹄沟刺参粗多糖热焓值最大（399.6J/g），广鹿岛刺参粗多糖热焓值最小（278.2J/g）；第二个吸热峰的峰值温度范围为224.5～226.7℃，热焓值在7.2～13.1J/g范围内，其中，大长山刺参粗多糖峰值温度最高（226.7℃），川蹄沟刺参粗多糖的峰值温度最低（224.5℃）；川蹄沟刺参粗多糖热焓值最大（13.1J/g），大长山刺参粗多糖热焓值最小（7.2J/g）；放热峰的峰值温度范围为275.5～286.2℃，热焓值在66.4～131.2J/g范围内，其中，广鹿岛刺参粗多糖峰值温度最高（286.2℃），大长山刺参粗多糖的峰值温度最低（275.5℃）；川蹄沟刺参粗多糖热焓值最大（131.2J/g），广鹿岛刺参粗多糖热焓值最小（66.4J/g）。

表2-12　不同产地刺参粗多糖热学性质分析

产地	吸热峰1		吸热峰2		吸热峰3		放热峰1		放热峰2	
	温度/℃	热焓值/（J/g）	温度/℃	热焓值/（J/g）	温度/℃	热焓值/（J/g）	温度/℃	热焓值/（J/g）	温度/℃	热焓值/（J/g）
广鹿岛	—	—	127.7	278.2	225.4	8.1	286.2	66.4	—	—
獐子岛	—	—	127.4	282.9	225.3	10.4	279.1	78.2	—	—
西部	—	—	131.3	252.6	—	—	278.6	120.3	—	—
川蹄沟	—	—	125.6	399.6	224.5	13.1	278.2	131.2	—	—
海洋岛	—	—	128.3	272.5	—	—	217.0	5.2	274.2	102.8
大长山	—	—	128.1	279.6	226.7	7.2	275.5	75.5	—	—
小长山	—	—	127.3	353.0	—	—	275.3	102.0	—	—
小王家岛	—	—	131.1	288.1	—	—	277.1	113.8	—	—
平均值			128.4	300.8	225.5	9.7	270.9	86.6	274.2	102.8

与其他产地不同，海洋岛刺参多糖有一个吸热峰和两个放热峰。吸热峰峰值温度为128.3℃，热熔值为272.5J/g，与上述各产地的吸热峰相似；两个放热峰的峰值温度分别为217.0℃和274.2℃，热熔值为5.2J/g和102.8J/g，第二个放热峰与上述各产地的放热峰相似。从刺参粗多糖的两个吸热峰来看，第一个吸热峰热熔值较大，第二个吸热峰的热熔值较小；与放热峰比较，第一个吸热峰热熔值明显高于放热峰，第二个吸热峰的热熔值明显低于放热峰[1]。

Xu等[35]研究了三种刺参岩藻聚糖硫酸酯的差示扫描量热谱图，结果表明，三种刺参岩藻多糖峰形图谱与本研究的结果相似，也有一个明显的吸热峰和放热峰，但吸收峰和放热峰的峰值温度差异较大。刺参岩藻聚糖硫酸酯峰值温度为117.0℃，低于海地瓜（144.5℃），高于美国肉参的峰值温度（102.1℃），此结果粗多糖的峰值温度范围为125.6～131.3℃[1]，明显高于Xu等[35]研究的刺参峰值温度，低于海地瓜的峰值温度。从放热峰来看，Xu研究的刺参岩藻糖的峰值温度为187.0℃，远低于海地瓜（238℃），与美国肉参（187.1℃）相近，表明刺参岩藻聚糖硫酸酯热稳定性低于海地瓜岩藻聚糖硫酸酯。此结果刺参粗多糖的峰值温度范围为217.0～286.2℃[1]，明显高于Xu等[35]研究的刺参峰值温度，与海地瓜相似。

Xu等[36]研究了刺参岩藻糖基化硫酸软骨素的差示扫描量热谱图，与此结果的刺参粗多糖差示扫描量热谱图相似，都有一个明显的吸热峰和放热峰。吸热峰的峰值温度为104℃，低于刺参岩藻聚糖硫酸酯的峰值温度（117.0℃），也低于此结果刺参粗多糖的峰值温度（125.6～131.3℃）；刺参岩藻糖基化硫酸软骨素放热峰的峰值温度为221℃，高于刺参岩藻聚糖硫酸酯的峰值温度（187.0℃），表明刺参岩藻糖基化硫酸软骨素的热稳定性高于岩藻聚糖硫酸酯，刺参粗多糖的热稳定性较稳定。从放热峰峰值温度来看，可以初步推断此结果粗多糖图谱更接近于刺参岩藻糖基化硫酸软骨素的图谱。

2.3.3　不同养殖方式海参多糖含量

不同养殖方式刺参多糖的化学组成如表2-13所示。不同养殖方式刺参多糖含量有显著性差异。四个产地圈养刺参多糖含量范围为7.2%～10.6%，平均含量为9.8%；三个产地深海刺参多糖含量范围为7.2%～8.4%，平均含量为7.9%，显然，圈养刺参的多糖含量明显高于深海刺参，而且，同一产地圈养刺参的多糖含量明显高于深海刺参，且差异性显著[15]，此结果与王贵滨等[16]研究的结果基本一致。烟台圈养刺参多糖含量最高，烟台深海刺参多糖含量最低；在圈养刺参中，烟台圈养刺参多糖含量最高（10.6%），莆田圈养刺参多糖含量最低（9.2%），大连和烟台圈养刺参的多糖含量显著高于莆田，大连、烟台和青岛圈养刺参的多糖含量无显著性差异，青岛和莆田圈养刺参的多糖含量也无显著性差异；在深海刺参中，大连、烟台和青岛刺参多糖含量无显著性差异。

表2-13　不同养殖方式刺参多糖的化学组成　　　　单位：%

产地	养殖方式	还原糖	多糖	氨基糖	糖醛酸	岩藻糖	硫酸根
大连	圈养	9.4±0.3^b	9.8±0.4^{de}	0.3±0.10^a	9.5±0.4^b	4.2±0.1^{bc}	3.0±0.1^a
	深海	8.2±0.7^b	8.0±0.5^{ab}	0.4±0.10^a	8.0±0.4^a	4.5±0.3^c	3.5±0.1^a
烟台	圈养	8.2±0.9^b	10.6±0.2^e	0.3±0.06^a	9.8±0.7^b	3.7±0.4^b	3.1±0.1^a
	深海	5.2±0.2^a	7.2±0.3^a	0.4±0.04^a	8.7±0.2^{ab}	2.7±0.3^a	3.1±0.3^a
青岛	圈养	7.8±0.5^b	9.6±0.4^{cde}	0.4±0.03^a	8.4±0.4^a	3.4±0.3^{ab}	3.4±0.1^a
	深海	8.7±0.7^b	8.4±1.0^{abc}	0.3±0.10^a	8.5±0.6^{ab}	2.7±0.4^a	3.4±0.2^a
莆田	圈养	8.8±0.4^b	9.2±0.3^{bc}	0.3±0.02^a	11.4±0.3^e	3.5±0.3^b	3.3±0.3^a

注：组间不同字母表示存在显著性差异（$P < 0.05$）。

　　刺参多糖的化学组成主要有岩藻糖、糖醛酸、氨基糖和硫酸根，含量范围分别为2.7%～4.5%、8.0%～11.4%、0.3%～0.4%和3.0%～3.5%；不同产地刺参多糖的化学组成含量有一定差异，其中，大连深海刺参岩藻糖含量最高（4.5%），烟台和青岛深海刺参的岩藻糖含量最低，大连深海刺参岩藻糖含量高于其他三个产地，且差异性显著；莆田圈养刺参糖醛酸含量最高（11.4%），明显高于其他三个产地，且差异性显著；氨基糖和硫酸根含量产地间没有显著性差异[12]。

　　不同养殖方式刺参多糖的化学组成含量有明显差异。四个产地圈养刺参岩藻糖含量范围为3.4%～4.2%，平均含量为3.7%，三个产地深海刺参岩藻糖含量范围为2.7%～4.5%，平均含量为3.3%，圈养刺参的岩藻糖含量高于深海刺参，此结果与王贵滨等[16]研究的结果一致；四个产地圈养刺参的糖醛酸含量范围为8.4%～11.4%，平均含量为9.8%，三个产地深海刺参糖醛酸含量范围为8.0%～8.7%，平均含量为8.4%，圈养刺参的糖醛酸含量高于深海刺参。

　　对不同养殖方式刺参粗多糖进行分析，提取率和提取效率如表2-14所示。提取率为粗多糖中多糖质量与刺参干粉质量之比，以衡量提取方法可行性；提取效率则为粗多糖中多糖质量与刺参干粉中多糖含量之比，以衡量提取方法的有效性。

表2-14 不同养殖方式的刺参多糖的提取率

产地	养殖方式	提取率/%	提取效率/%
大连	圈养	8.74	55.16
	深海	8.32	60.94
烟台	圈养	4.10	25.16
	深海	5.37	46.11
青岛	圈养	4.82	32.68
	深海	4.21	28.54
莆田	圈养	3.95	27.07

注：提取率为粗多糖中多糖质量与刺参干粉质量之比；提取效率为粗多糖中多糖质量与刺参干粉中的多糖含量之比。

从多糖提取率看，四个产地刺参多糖提取率范围为3.95%～8.74%，平均为5.64%，此结果与盛文静采用相同的提取方法得到的10种不同种类海参的多糖提取率（1.31%～7.16%）相似[28]。其中，大连圈养刺参的多糖提取率最高，莆田圈养刺参多糖提取率最低；四个产地圈养刺参多糖提取率范围为3.95%～8.74%，平均为5.40%，其中，大连圈养刺参多糖提取率最高，福建莆田最低；三个产地深海刺参多糖提取率范围为4.21%～8.32%，平均为6.00%，其中，大连深海刺参多糖提取率最高，青岛深海刺参最低。

从多糖提取效率看，四个产地刺参多糖提取效率范围为25.16%～60.94%，平均为39.38%，此结果与盛文静采用相同提取方法得到的10种不同种类海参多糖的提取效率（14.72%～76.79%）结果相似[28]。其中，大连深海刺参的多糖提取效率最高，烟台圈养刺参多糖提取效率最低。四个产地圈养刺参多糖提取效率范围为25.16%～55.16%，平均为35.02%，其中，大连圈养刺参多糖提取效率最高，烟台最低；三个产地深海刺参多糖提取效率范围为28.54%～60.94%，平均为45.20%，其中，大连深海刺参多糖提取效率最高，青岛深海刺参最低。

综上所述，深海刺参多糖平均提取率和提取效率高于圈养刺参，大连刺参多糖提取率和提取效率远高于其他产地。

不同养殖方式刺参提取的粗多糖的多糖纯度见表2-15。从多糖含量看，四个产地刺参粗多糖中的多糖含量范围为57.28%～64.67%，青岛圈养刺参的多糖含量最高，青岛深海刺参多糖含量最低。四个产地圈养刺参的粗多糖含量范围为61.33%～64.67%，青岛圈养刺参的多糖含量最高，福建莆田最低；三个产地深海刺参的粗多糖中的多糖含量范围为57.28% ～ 63.55%，烟台深海刺参最高，青岛深海刺参最低。

表2-15　不同养殖方式的刺参粗多糖中的蛋白质和多糖含量

产地	养殖方式	蛋白质/%	多糖/%
大连	圈养	14.27	62.30
	深海	15.10	58.36
烟台	圈养	14.83	64.11
	深海	15.53	63.55
青岛	圈养	14.52	64.67
	深海	16.13	57.28
莆田	圈养	14.94	61.33

从蛋白质含量看，四个产地刺参粗多糖中的蛋白质含量范围为14.27% ～ 16.13%，平均为15.05%，其中，大连圈养刺参的蛋白质含量最低，青岛深海刺参最高；四个产地圈养刺参的蛋白质含量范围为14.27% ～ 14.94%，平均为14.64%，其中，大连圈养刺参的蛋白质含量最低，福建莆田最高；三个产地深海刺参的粗多糖中的蛋白质含量范围为15.10% ～ 16.13%，平均为15.59%，其中，大连深海刺参蛋白质含量最低，青岛深海刺参最高。

2.4
皂苷

2.4.1　不同品种海参皂苷含量

海参皂苷是一种由β-糖苷键将苷元和糖链连接的三萜皂苷，是海参的主要次生代谢产物和海参用于化学防御的物质基础。海参受到天敌攻击时，居维叶管便从体腔伸出并放出具有鱼毒性和溶血性的白色黏稠物质，有的放出酒红色液体作为防御工具，其中含有皂苷。海参体壁表面也分泌出毒素，其毒素的主要成分也是皂苷。董平[11]测定了10种干海参样品的皂苷含量，结果如表2-16所示，皂苷含量在0.205% ～ 3.514%之间，不同海参品种间皂苷含量差别较大。

表2-16　不同海参样品中的皂苷含量 [11]

海参名称	总蛋白含量/%	皂苷含量/%	皂蛋比[①]/%
市售生鲜仿刺参	4.60	0.096	2.096
草木灰干制海参	34.62	0.474	1.369
日本关西参	75.03	1.418	1.890
澳大利亚刺参	65.70	1.112	1.693
梅花参	55.42	2.466	4.450
黑乳参	46.50	0.334	0.718
糙海参	74.86	0.205	0.274
乌绉辐肛参	62.67	1.456	2.323
棘辐肛参	63.04	1.448	2.297
格皮氏海参	52.02	3.514	6.755
墨西哥海参	53.76	0.574	1.068

① 海参中皂苷含量相对蛋白质含量的比例。

2.4.2　不同产地海参皂苷含量

对不同产地刺参皂苷含量进行分析，结果如表2-17所示。不同产地刺参皂苷含量在（1.15～1.81）g/100g之间，平均为1.47g/100g，其中，小长山刺参皂苷含量最高（1.81g/100g），西部刺参皂苷含量最低（1.15g/100g）[1]。此结果与井君 [37] 的研究相近，高于阮伟达等 [38] 测定的海地瓜中皂苷含量。研究表明，不同产地刺参体壁皂苷含量在0.0261%～0.0480%之间 [39]，远低于此结果；美洲不同品种刺参皂苷含量在（0.40～3.70）g/100g之间 [40]，与此结果相近；高子阳等 [41] 采用紫外分光光度法测定不同种类刺参中的皂苷含量，最高的含量为3.22%，远高于此结果；袁文鹏等 [42] 对仿刺参酶解提取物进行检测，得到皂苷含量为0.78%，略低于此结果，这可能是刺参品种不同和季节等因素所造成的。

表2-17　不同产地刺参皂苷含量

产地	皂苷/（g/100g）
广鹿岛	1.19±0.03[bc]
獐子岛	1.42±0.05[i]
西部	1.15±0.02[a]
川蹄沟	1.22±0.03[gh]
海洋岛	1.74±0.05[i]

产地	皂苷/（g/100g）
大长山	1.64±0.04^{ab}
小长山	1.81±0.01^{fg}
小王家岛	1.59±0.02^{bc}
平均	1.47

注：组间不同字母表示存在显著性差异（$P<0.05$）。

2.5
氨基酸

2.5.1 不同产地海参氨基酸含量

从表2-18可以看出，不同产地刺参均测出7种必需氨基酸，氨基酸总量范围为31.50%～43.75%，平均为39.12%，其中，西部刺参氨基酸总量最高（43.75%），小长山刺参氨基酸总量最低（31.50%）[1]。此结果低于王永辉等[43]和袁文鹏等[42]测定的刺参中氨基酸总量（65.75%和56.05%），与Wen等[44]和王际英等[13]测得的刺参氨基酸总量（34.73%～54.13%和37.41%）以及高岳[12]的研究结果相近，高于李丹彤等[5]测得的刺参氨基酸总量（31.3%）。

不同产地刺参必需氨基酸占氨基酸总量比例范围为25.62%～30.79%，平均值28.04%，其中，大长山和小长山刺参必需氨基酸占氨基酸总量最高（30.79%），川蹄沟刺参必需氨基酸占氨基酸总量最低（25.62%）。此结果略低于李丹彤等[5]测得野生刺参的结果（30%），可能是因为在水解过程中色氨酸的水解造成必需氨基酸含量偏低。此结果与Wen等[44]研究的八种刺参花刺参、梅花参、巨梅花参、黄乳海参、象牙参、白底辐肛参、辐肛参、蛇目白尼参和袁文鹏等[42]研究仿刺参酶解提取物的必需氨基酸含量范围（25%～45%和24.2%）相似，王远红等[23]对花刺参、梅花参和绿刺参体壁氨基酸含量进行了分析，结果表明梅花参和绿刺参必需氨基酸与氨基酸总量比值相差不大，约为34%，而花刺参较低为27.72%，略高于王永辉等[43]研究的刺参体壁中必需氨基酸含量（13.44%）。

不同产地刺参呈味氨基酸占氨基酸总量比例范围为50.48%～55.53%，平均值为53.53%，其中，川蹄沟刺参呈味氨基酸占氨基酸总量比例最高（55.53%），

表2-18　大连不同产地刺参氨基酸含量

单位：%

氨基酸种类	广鹿岛	獐子岛	西部	川蟑沟	海洋岛	大长山	小长山	小王家岛
天冬氨酸	4.14±0.03[c]	4.66±0.08[c]	4.65±0.03[c]	4.51±0.06[d]	4.26±0.05[c]	3.99±0.06[c]	3.51±0.06[e]	4.45±0.04[c]
苏氨酸	2.13±0.05[f]	2.39±0.06[e]	2.34±0.04[e]	2.31±0.06[d]	2.26±0.04[g]	2.16±0.04[e]	1.92±0.06[de]	2.37±0.05[f]
丝氨酸	2.00±0.07[f]	2.26±0.07[e]	2.26±0.04[f]	2.20±0.07[e]	1.95±0.04[h]	1.82±0.06[f]	1.59±0.06[fg]	2.13±0.05[g]
谷氨酸	5.88±0.05[a]	6.78±0.09[a]	6.76±0.05[a]	6.54±0.04[a]	5.85±0.03[a]	5.38±0.05[a]	4.66±0.05[a]	6.25±0.03[a]
甘氨酸	5.26±0.08[b]	6.37±0.10[b]	6.65±0.11[b]	6.56±0.04[a]	4.67±0.05[b]	4.40±0.07[b]	3.63±0.05[b]	5.91±0.06[b]
丙氨酸	2.77±0.05[e]	3.22±0.08[d]	3.39±0.06[d]	3.20±0.07[c]	2.28±0.05[g]	2.20±0.07[e]	1.83±0.05[e]	3.08±0.05[d]
半胱氨酸	—	—	—	—	0.11±0.06[m]	0.21±0.07[k]	0.18±0.06[l]	—
缬氨酸	1.69±0.07[g]	1.88±0.13[f]	1.90±0.07[g]	1.80±0.07[f]	1.80±0.07[hi]	1.74±0.04[f]	1.49±0.03[g]	1.84±0.03[h]
甲硫氨酸	0.72±0.05[j]	0.79±0.14[i]	0.81±0.06[j]	0.78±0.05[h]	0.82±0.06[l]	0.90±0.07[l]	0.65±0.04[j]	0.83±0.05[k]
异亮氨酸	1.35±0.03[h]	1.52±0.09[g]	1.52±0.06[h]	1.44±0.04[f]	1.71±0.06[i]	1.83±0.05[f]	1.55±0.04[f]	1.47±0.05[i]
亮氨酸	2.01±0.06[f]	2.24±0.02[e]	2.27±0.05[f]	2.09±0.07[e]	2.36±0.03[f]	2.29±0.06[e]	2.06±0.10[d]	2.16±0.04[g]
酪氨酸	1.24±0.04[h]	1.42±0.09[gh]	1.50±0.07[h]	1.35±0.03[f]	1.48±0.05[j]	1.43±0.05[g]	1.34±0.05[h]	1.41±0.06[i]
苯丙氨酸	1.19±0.06[i]	1.24±0.03[h]	1.32±0.05[i]	1.18±0.06[g]	1.09±0.06[k]	1.00±0.07[i]	0.93±0.07[i]	1.25±0.03[j]
赖氨酸	1.19±0.06[i]	1.29±0.06[h]	1.29±0.07[j]	1.17±0.05[g]	1.34±0.04[j]	1.21±0.07[h]	1.10±0.04[i]	1.21±0.06[j]
脯氨酸	2.69±0.06[e]	3.14±0.03[d]	3.21±0.06[d]	3.17±0.05[c]	2.62±0.05[e]	2.51±0.06[d]	2.36±0.04[c]	2.96±0.04[e]
组氨酸	0.50±0.07[k]	0.55±0.03[i]	0.55±0.03[k]	0.51±0.07[i]	0.49±0.06[m]	0.48±0.06[j]	0.45±0.03[k]	0.51±0.06[i]
精氨酸	2.82±0.06[d]	3.29±0.06[d]	3.33±0.05[d]	3.22±0.09[d]	2.83±0.05[d]	2.60±0.07[d]	2.25±0.06[e]	3.11±0.08[d]
必需氨基酸总量	10.28	11.35	11.45	10.77	11.38	11.13	9.7	11.13
氨基酸总量	37.58	43.04	43.75	42.03	37.92	36.15	31.50	40.94
呈味氨基酸/氨基酸总量	54.50	55.04	55.47	55.53	51.77	50.90	50.48	54.59
必需氨基酸/氨基酸总量	27.35	26.37	26.17	25.62	30.01	30.79	30.79	27.19
谷氨酸+甘氨酸+天冬氨酸	15.28	17.81	18.06	17.61	14.78	13.77	11.80	16.61

注：组间不同字母表示存在显著性差异（$P<0.05$）。

小长山刺参最低（50.48%）。此结果略高于王际英等[13]研究的刺参体壁鲜味氨基酸占氨基酸总量比例（45.46%），与袁文鹏等[42]研究仿刺参酶解提取物鲜味氨基酸占氨基酸总量比例相似（55.6%）。

不同产地刺参氨基酸均以谷氨酸、甘氨酸、天冬氨酸为主，三种主要氨基酸占氨基酸总量的比值范围为37.46%～41.90%，其中，川蹄沟刺参谷氨酸、甘氨酸、天冬氨酸占氨基酸总量最高，小长山刺参谷氨酸、甘氨酸、天冬氨酸占氨基酸总量最低。与白沙参、象牙参、白底辐肛参、辐肛参主要氨基酸含量及组成不同，其主要氨基酸分别为甘氨酸、谷氨酸和丙氨酸[44]，各地底播刺参氨基酸含量有其独有的特点。

2.5.2 不同养殖方式海参氨基酸含量

从表2-19可以看出，大连、烟台以及青岛地区的深海和圈养刺参均测出18种氨基酸和8种必需氨基酸，氨基酸平均含量为41.60%，福建圈养刺参氨基酸总量最高，大连深海刺参氨基酸总量最低。必需氨基酸占氨基酸总量的范围为32.10%～35.20%，平均值为33.98%[15]，与李丹彤等[5]测得大连獐子岛野生刺参的结果（30%）相近，与Wen等[44]研究的八种刺参花刺参、梅花参、巨梅花参、黄乳海参、象牙参、白底辐肛参、辐肛参、蛇目白尼参的必需氨基酸含量范围（25%～45%）相似。

氨基酸以谷氨酸、甘氨酸、天冬氨酸含量为主要氨基酸，三种氨基酸占氨基酸总量的比值为35.85%～37.43%，与李丹彤等[5]的研究结果相近。但此结果与花刺参、梅花参、北极刺参和白尼参四种海参主要氨基酸含量及组成不同，它们的主要氨基酸依次为甘氨酸、谷氨酸和天冬氨酸。与其他水产品主要氨基酸含量及组分不同，如银鲳主要氨基酸分别是谷氨酸、赖氨酸和天冬氨酸，海蜇主要氨基酸是谷氨酸、甘氨酸、胱氨酸，天冬氨酸含量也较高。可见，刺参氨基酸总量及其主要氨基酸有其独特的特点。

表2-19　不同养殖方式刺参的氨基酸含量　　　　单位：%

氨基酸种类	大连圈养	大连深海	烟台圈养	烟台深海	青岛圈养	青岛深海	福建圈养
天冬氨酸	5±0.11[b]	3.95±0.12[a]	5.02±0.09[b]	4.9±0.08[b]	5.01±0.08[b]	4.86±0.09[b]	5.59±0.07[c]
苏氨酸	2.53±0.09[ab]	2.3±0.1[a]	2.49±0.05[a]	2.35±0.08[a]	2.52±0.07[a]	2.33±0.09[a]	2.7±0.11[b]
丝氨酸	2.26±0.12[ab]	2.03±0.12[a]	2.36±0.08[ab]	2.2±0.12[ab]	2.37±0.14[ab]	2.22±0.15[ab]	2.39±0.08[b]
谷氨酸	6.81±0.09[cd]	5.01±0.11[a]	6.69±0.09[bc]	6.5±0.13[bc]	6.85±0.1[cd]	6.33±0.13[b]	7.16±0.21[d]

氨基酸种类	大连圈养	大连深海	烟台圈养	烟台深海	青岛圈养	青岛深海	福建圈养
脯氨酸	2.63±0.12[b]	1.79±0.11[a]	2.52±0.1[a]	2.49±0.1[a]	2.61±0.11[b]	2.53±0.08[b]	2.66±0.05[b]
甘氨酸	5.43±0.11[b]	5.06±0.19[a]	5.61±0.11[bc]	5.34±0.12[b]	5.89±0.09[c]	5.49±0.11[b]	5.48±0.13[b]
丙氨酸	3.22±0.11[a]	2.98±0.13[a]	3.16±0.12[a]	3.02±0.12[a]	3.3±0.15[a]	2.99±0.12[a]	3.11±0.11[a]
胱氨酸	0.7±0.06[a]	0.77±0.08[a]	0.64±0.05[a]	0.71±0.1[a]	0.61±0.1[a]	0.72±0.09[a]	1.2±0.06[a]
缬氨酸	2.57±0.07[b]	1.66±0.13[a]	2.42±0.11[b]	2.43±0.11[b]	2.43±0.1[b]	2.34±0.11[b]	2.48±0.09[b]
甲硫氨酸	1.25±0.11[b]	1.14±0.12[b]	1.22±0.06[b]	1.12±0.11[b]	0.67±0.06[a]	1.13±0.13[b]	1.11±0.1[b]
异亮氨酸	2.22±0.08[b]	1.2±0.15[a]	2.32±0.07[b]	2.24±0.16[b]	2.22±0.08[b]	2.23±0.13[b]	2.37±0.08[b]
亮氨酸	3.14±0.1[c]	1.78±0.06[a]	2.92±0.15[bc]	2.92±0.07[bc]	2.95±0.12[bcd]	2.83±0.14[b]	3.24±0.16[d]
酪氨酸	1.17±0.09[ab]	0.92±0.14[a]	1.18±0.15[ab]	1.14±0.12[ab]	1.17±0.12[ab]	1.12±0.14[ab]	1.25±0.15[b]
苯丙氨酸	2.01±0.1[a]	1.74±0.15[a]	2.04±0.17[a]	1.87±0.14[a]	1.94±0.2[a]	1.93±0.11[a]	2.16±0.18[a]
赖氨酸	2.49±0.14[b]	1.71±0.13[a]	2.44±0.12[b]	2.29±0.13[b]	2.28±0.16[b]	2.22±0.13[b]	2.58±0.16[b]
组氨酸	0.62±0.11[a]	0.62±0.12[a]	0.55±0.07[a]	0.66±0.14[a]	0.61±0.1[a]	0.64±0.07[a]	0.62±0.11[a]
色氨酸	0.72±0.05[ab]	0.5±0.06[a]	0.66±0.1[ab]	0.61±0.11[ab]	0.56±0.07[ab]	0.6±0.08[ab]	0.75±0.14[b]
精氨酸	3.32±0.12[b]	2.32±0.12[a]	3.35±0.1[b]	3.23±0.14[b]	3.43±0.08[b]	3.26±0.13[b]	3.49±0.05[b]
必需氨基酸	16.93	12.03	16.51	15.83	15.57	15.61	17.39
谷氨酸＋甘氨酸＋天冬氨酸	17.24	14.02	17.32	16.74	17.75	16.68	18.23
氨基酸总量	48.09	37.48	47.59	46.02	47.42	45.77	50.34
必需氨基酸／氨基酸总量	35.20	32.10	34.69	34.40	32.83	34.11	34.55

注：组间不同字母表示存在显著性差异（$P < 0.05$）。

2.6
脂肪酸

2.6.1　不同品种海参脂肪酸组成

楼乔明[21]采用气相色谱-质谱方法对9种海参体壁中脂肪酸组成进行分析，结果如表2-20所示。9种海参体壁总脂中饱和脂肪酸占9.29%～24.98%，以C16:0和C18:0为主；单不饱和脂肪酸占总脂肪酸含量的27.23%～34.25%，主要为C16:1、C18:1和C20:1，同时还有较高含量的C23:1，且此单烯酸为海参特征脂肪酸；多不饱和脂肪酸含量占27.29%～43.38%，且以C20:4n-6和C20:5n-3为主，C22:2n-6含量相对较低。

表2-20 9种海参体壁中的脂肪酸组成（占总脂肪酸的百分比）[21]

单位：%

脂肪酸	海地瓜	墨西哥刺参	美国肉参	智利海参	红腚海参	黑海参	挪威红参	加拉帕戈斯刺参	北大西洋瓜参
C16:0 DMA	1.41±0.09	0.47±0.06	—	1.19±0.03	0.60±0.05	0.20±0.03	1.70±0.11	2.46±025	—
C17:0 DMA	1.01±0.14	0.67±0.13	0.18±0.06	0.34±0.02	0.49±0.03	0.91±0.04	0.46±0.03	0.81±0.07	—
C18:0 DMA	4.51±0.34	4.48±0.34	9.19±0.39	8.70±0.20	4.32±0.26	4.19±0.52	9.06±0.21	6.22±0.25	5.94±0.38
C19:0 DMA	1.60±0.13	1.99±0.14	1.59±0.04	1.00±0.16	1.53±0.23	2.18±0.08	0.72±0.05	1.10±0.20	0.32±0.11
C20:1 DMA	1.83±0.11	3.37±0.17	3.28±0.09	1.68±0.13	3.69±0.12	2.74±0.15	1.30±0.09	1.42±0.10	—
C14:0	1.46±0.09	3.58±0.26	1.08±0.07	2.53±0.13	2.64±0.23	1.03±0.09	1.31±0.08	5.12±0.39	3.79±0.27
C16:0	7.87±0.27	9.47±0.26	6.43±0.24	2.69±0.11	9.66±0.83	5.49±0.32	3.42±0.22	4.02±0.23	3.24±0.22
C18:0	7.16±0.26	8.17±0.53	5.85±0.15	5.76±0.28	10.54±0.77	4.38±0.37	3.6910.37	5.95±22	4.21±0.15
C22:0	1.88±0.12	1.76±0.15	2.90±0.18	1.11±0.03	2.14±0.07	1.97±0.21	0.87±0.12	0.93±0.04	2.67±0.12
C16:1n-9	5.59±0.23	6.64±0.35	3.95±0.12	2.64±0.13	3.61±0.14	2.55±0.24	3.27±0.14	4.99±0.39	7.00±0.33
C18:1n-9	7.00±0.33	4.11±0.17	1.91±0.12	1.55±0.17	1.75±0.13	2.00±0.19	1.13±0.07	1.67±0.07	1.75±0.14
C18:1n-7	4.79±0.14	4.16±0.20	2.32±0.16	3.58±0.10	2.40±0.16	3.77±0.16	3.21±0.13	5.38±0.13	2.55±0.18
C20:1n-9	5.61±0.23	9.65±0.47	10.36±0.34	12.30±0.09	12.90±1.03	15.90±0.52	7.80±0.25	10.04±0.34	5.10±0.39
C20:1	2.07±0.17	0.74±0.05	0.56±0.04	0.50±0.07	0.92±0.18	0.39±0.05	0.58±0.03	0.49±0.03	0.81±0.09
C22:1	1.43±0.16	0.92±0.08	1.87±0.14	1.22±0.09	0.86±0.12	1.89±0.12	1.20±0.07	1.45±0.07	2.41±0.14
C23:1	6.08±0.24	6.48±0.56	6.15±0.37	7.23±0.10	4.34±0.17	3.83±0.29	16.05±0.49	5.56±0.39	8.10±0.35

续表

脂肪酸	海地瓜	墨西哥刺参	美国肉参	智利海参	红腹海参	黑海参	挪威红参	加拉帕戈斯刺参	北大西洋瓜参
C24:1	1.67±0.09	0.33±0.09	0.83±0.05	1.09±0.01	0.45±0.09	3.92±0.37	0.65±0.04	1.08±0.06	3.42±0.19
C18:2n-6	4.04±0.15	3.52±0.22	2.07±0.05	2.81±0.06	2.95±0.14	2.74±0.15	1.30±0.11	1.68±0.08	0.70±0.13
C20:2n-6	2.09±0.12	1.34±0.09	1.45±0.08	1.23±0.11	1.47±0.07	2.09±0.11	0.94±0.13	0.93±0.07	1.04±0.12
C20:3n-6	1.62±0.13	2.07±0.13	2.53±0.13	1.20±0.08	1.71±0.10	2.05±0.13	2.48±0.18	0.82±0.04	0.27±0.04
C20:4n-6	9.04±0.35	12.56±0.59	22.83±0.43	11.08±0.43	12.50±0.57	19.57±0.68	7.99±0.22	7.65±0.25	5.19±0.24
C20:5n-3	8.06±0.26	2.80±0.14	2.78±0.12	17.49±0.46	6.87±0.63	5.86±0.17	23.69±0.46	17.70±0.93	32.39±1.54
C22:2n-6	2.28±0.09	2.17±0.13	1.28±0.09	1.73±0.20	2.47±0.15	2.27±0.13	2.32±0.16	1.54±0.15	2.03±0.11
C22:6n-3	4.49±0.17	2.83±0.12	3.55±0.27	5.13±0.22	2.64±0.17	0.68±0.05	1.60±0.11	5.16±0.35	1.76±0.28
$\sum$DMA	10.36	10.98	14.24	12.91	10.63	10.22	13.24	12.01	6.26
$\sum$SFA	18.37	22.98	16.26	12.09	24.98	12.87	9.29	16.02	13.91
$\sum$MUFA	34.24	33.03	27.95	30.11	27.23	34.25	33.89	30.66	31.14
$\sum$PUFA	31.62	27.29	36.49	40.67	30.61	35.26	40.32	35.48	43.38
合计	94.59	94.28	94.94	95.78	93.45	92.6	96.74	94.17	94.69
AA+EPA	17.10	15.36	25.61	28.57	19.37	25.43	31.68	25.35	37.58
EPA/AA	0.89	0.22	0.12	1.58	0.55	0.30	2.96	2.31	6.24

注：DMA—脂肪醛二甲基缩醛；SFA—饱和脂肪酸；MUFA—单不饱和脂肪酸；PUFA—多不饱和脂肪酸。

2.6.2 不同产地海参脂肪酸组成

不同产地刺参脂肪酸组成差异明显，结果如表2-21所示，共检测出24种脂肪酸，包括9种饱和脂肪酸、6种单不饱和脂肪酸和9种多不饱和脂肪酸，其中主要以C16:0、C18:0、C16:1和C20:5n-3为主[45]，与汤奎等[46]和曲亚男[47]测定的刺参结果类似。瓦房店刺参饱和脂肪酸（32.84%）、单不饱和脂肪酸（33.31%）和多不饱和脂肪酸（33.84%）分布较为均匀，海洋岛刺参饱和脂肪酸高达45.73%，而单不饱和脂肪酸占比仅为17.37%，棒棰岛刺参不饱和脂肪酸占比达到74.08%显著高于其他产地刺参。EPA（C20:5n-3）和DHA（C22:6n-3）同属于n-3系列的长链多不饱和脂肪酸，可保护心脑血管[48,49]并具有调节机体脂质代谢和糖代谢[50,51]等功效。刺参中EPA占比显著高于DHA，棒棰岛刺参EPA占比最高为18.55%，但DHA占比仅为5.01%，而海洋岛刺参DHA占比达到7.98%，瓦房店刺参EPA占比较低仅为12.08%。海洋岛刺参中ARA（C20:4n-6）占比显著高于其他产地，此脂肪酸为细胞膜重要组成部分，能够促进伤口愈合[52]。

表2-21 不同产地刺参脂肪酸组成　　　　　　单位：%

	棒棰岛	海洋岛	瓦房店
C14:0	1.92±0.09[c]	4.53±0.04[a]	3.39±0.29[b]
C15:0	0.13±0.01[c]	0.65±0.02[a]	0.33±0.03[b]
C16:0	10.33±0.92[c]	15.83±0.62[a]	13.40±1.11[b]
C17:0	0.58±0.03[c]	2.24±0.12[a]	1.05±0.09[b]
C18:0	10.50±0.18[b]	16.29±0.57[a]	11.04±0.82[b]
C20:0	1.21±0.11[c]	2.98±0.18[a]	1.85±0.13[b]
C21:0	0.18±0.01[c]	1.05±0.13[a]	0.39±0.02[b]
C22:0	0.50±0.12[c]	1.16±0.10[a]	0.80±0.03[b]
C24:0	0.72±0.06[ab]	1.02±0.10[a]	0.60±0.14[b]
饱和脂肪酸总量	26.04±0.58[c]	45.73±1.87[a]	32.84±1.84[b]
C14:1	0.93±0.07[a]	0.81±0.01[a]	0.87±0.21[a]
C16:1	28.27±0.67[a]	9.97±0.94[c]	17.78±1.25[b]
C18:1n-9c	4.61±0.18[b]	2.18±0.07[c]	7.94±0.63[a]
C20:1	3.69±0.38[a]	2.35±0.00[b]	4.25±0.28[a]
C22:1n-9	0.99±0.10[a]	0.89±0.06[a]	1.11±0.11[a]

续表

	棒棰岛	海洋岛	瓦房店
C24:1n-9	1.73±0.35[a]	1.18±0.07[b]	1.36±0.14[ab]
单不饱和脂肪酸总量	40.21±0.71[a]	17.37±0.74[c]	33.31±1.34[b]
C18:2n-6c	2.10±0.19[b]	0.73±0.01[c]	5.17±0.57[a]
C18:3n-6	1.32±0.31[b]	1.80±0.11[a]	0.83±0.03[c]
C18:3n-3	0.68±0.03[b]	0.44±0.05[c]	1.62±0.03[a]
C20:2	0.79±0.05[c]	0.98±0.02[b]	1.33±0.08[a]
C20:3n-6	0.31±0.00[b]	0.19±0.01[c]	0.43±0.04[a]
C20:4n-6	5.01±0.04[c]	10.71±0.06[a]	6.98±0.37[b]
C20:3n-3	0.11±0.01[b]	0.13±0.01[b]	0.22±0.03[a]
C20:5n-3	18.55±1.10[a]	13.98±0.60[b]	12.08±0.31[c]
C22:6n-3	5.01±0.11[b]	7.98±0.59[a]	5.19±0.43[b]
多不饱和脂肪酸总量	33.87±1.08[a]	36.92±1.14[a]	33.84±1.63[a]

注：组间不同字母表示存在显著性差异（$P < 0.05$）。

2.6.3　不同养殖方式海参脂肪酸组成

　　测定大连圈养、浅海及深海养殖的刺参体壁脂肪酸含量，结果如表2-22所示，三种养殖方式的刺参体壁中均检出25种脂肪酸，包括9种饱和脂肪酸和16种不饱和脂肪酸，而且，不饱和脂肪酸含量均明显高于饱和脂肪酸含量，多不饱和脂肪酸含量高于单不饱和脂肪酸[16]。

　　三种养殖方式刺参脂肪酸组成及含量有一定差异。深海刺参的多不饱和脂肪酸含量最高（3.05g/100g），浅海次之（2.61g/100g），圈养刺参最低（2.27g/100g），而饱和脂肪酸以圈养刺参为最高（1.44g/100g），深海刺参最低（1.13g/100g）；三种养殖方式刺参的单不饱和脂肪酸含量相似。从多不饱和脂肪酸来看，深海刺参的EPA（0.95g/100g）含量高于浅海（0.66g/100g）和圈养（0.56g/100g）刺参，圈养刺参为最低；深海刺参的DHA含量（0.57g/100g）也高于浅海（0.33g/100g）和圈养（0.22g/100g）刺参，圈养刺参为最低。

　　三种养殖方式的刺参EPA含量均高于DHA和AA，这与温带海参的研究结果一致，而墨西哥海参、花刺参、绿刺参、巨梅花参等8种海参的多不饱和脂肪酸中以AA含量最高[44, 53]。三种养殖方式刺参的多不饱和脂肪酸占脂肪酸的比例高于墨西哥海参、花刺参、绿刺参、巨梅花参等8种其他海参，而饱和脂肪酸占脂肪酸的比例低于其他种类海参。

表2-22　不同养殖方式刺参脂肪酸组成及其含量　单位：g/100g

脂肪酸组成	圈养	浅海	深海
C14:0	0.11	0.13	0.11
C15:0	0.02	0.02	—
C16:0	0.67	0.55	0.38
C17:0	0.09	0.04	0.04
C18:0	0.34	0.44	0.38
C20:0	0.09	0.09	0.09
C21:0	0.04	0.04	0.04
C22:0	0.06	0.06	0.06
C24:0	0.02	0.02	0.02
SFA	1.44	1.40	1.13
C14:1n-5	0.06	0.06	0.06
C16:1n-7	0.56	0.44	0.57
C18:1n-9	0.22	0.33	0.19
C18:2n-6	0.11	0.13	0.11
C18:3n-6	0.59	0.59	0.59
C18:3n-3	0.05	0.05	0.05
C20:1n-9	0.15	0.14	0.19
C20:2n-6	0.09	0.09	0.19
C20:3n-6	0.03	0.03	0.03
C22:1n-9	0.04	0.04	0.04
C20:3n-3	0.14	0.14	0.14
C20:4n-6(AA)	0.34	0.44	0.29
C22:2n-6	0.14	0.15	0.13
C20:5n-3（EPA）	0.56	0.66	0.95
C22:6n-3(DHA)	0.22	0.33	0.57
C24:1n-9	0.13	0.11	0.11
n-3/n-6	0.75	0.83	1.28
MUFA	1.16	1.12	1.16
PUFA	2.27	2.61	3.05

2.7
灰分

2.7.1　不同产地海参灰分含量

不同产地刺参的灰分含量结果如表2-23所示，含量范围为（24.0～29.7）g/100g之间，平均值为26.5g/100g，其中，小长山刺参灰分含量最高（29.7g/100g），广鹿岛刺参灰分含量最低（24.0g/100g）[1]。此结果与高岳[12]的研究结果相一致，与李丹彤等[5]测得野生仿刺参灰分含量（27.5%～28.36%）、刘长勇等[22]测得大连交流岛海域刺参的灰分（27.0%）及王际英等[13]测得的烟台野生刺参灰分含量（31.38%）接近，高于苏秀榕等[14]测得大连长海县刺参的灰分含量（19.04%）；底播刺参灰分平均含量为26.5g/100g，其中，广鹿岛刺参灰分低于其他底播刺参。粗脂肪范围在（2.3～5.2）g/100g之间，平均值为3.6g/100g，其中大长山刺参脂肪最高（5.2g/100g），西部刺参脂肪最低（2.3g/100g）。

表2-23　不同产地刺参灰分含量

产地	灰分/（g/100g）
广鹿岛	24.0±0.72[d]
獐子岛	26.3±0.92[abcd]
西部	25.5±0.42[bcd]
川蹄沟	24.3±0.92[d]
海洋岛	25.3±0.82[bcd]
大长山	29.3±0.71[ab]
小长山	29.7±0.62[a]
小王家岛	27.7±0.74[abcd]
平均	26.5

注：组间不同字母表示存在显著性差异（$P < 0.05$）。

2.7.2　不同养殖方式海参灰分含量

不同养殖方式刺参灰分含量有显著性差异，结果如表2-24所示。四个产地圈养刺参灰分含量范围为23.9%～29.5%，平均含量为25.8%；三个产地深海刺参的灰分含量范围为28.0% ～ 30.8%，平均含量为29.5%，显然，深海刺参的灰分含量明显高于圈养刺参，而且，同一产地深海刺参的灰分含量明显高于圈养刺参，差异性显著。这与王贵滨等[16]的研究结果相一致，而且王贵滨的研究结果也表明，浅海的脂肪含量介于深海和圈养之间。青岛深海刺参的灰分含量最高，大连圈养刺参的灰分含量最低；在圈养刺参中，青岛圈养刺参的灰分含量最高（29.5%），大连圈养刺参的灰分含量最低（23.9%），大连和烟台圈养刺参的灰分含量低于青岛和莆田圈养刺参，且差异性显著，大连和烟台刺参的灰分含量没有显著性差异，青岛圈养刺参灰分含量明显高于莆田刺参；在深海刺参中，青岛深海刺参灰分含量（30.8%）明显高于大连和烟台深海刺参，差异性显著，而大连和烟台深海刺参的灰分含量没显著性差异。

表2-24　不同养殖方式刺参的灰分含量

产地	养殖方式	灰分/%
大连	圈养	23.9±0.4[a]
大连	深海	28.0±0.4[c]
烟台	圈养	24.0±0.7[a]
烟台	深海	29.6±0.4[c]
青岛	圈养	29.5±0.5[e]
青岛	深海	30.8±0.4[d]
莆田	圈养	25.9±0.3[b]

注：组间不同字母表示存在显著性差异（$P < 0.05$）。

2.8
微量元素

2.8.1　不同产地海参微量元素含量

海参属于沉积食性生物，摄食主要靠触手扫取海床表面海泥，因此体壁的微量元素含量易受到海洋环境影响，可呈现出明显的海域分布差异性特点[54]。如表2-25所示，不同产地刺参中，5种常量元素中只有Ca含量不存在显著性差异，海洋岛刺参Na、Mg和Ca含量最高，棒棰岛刺参K和P含量最高，瓦房店刺参3

种常量金属元素（Na、Mg 和 K）含量均为最低。6 种微量元素中，Zn、Mn 和 Se 存在显著性差异，棒棰岛刺参 Cu 含量最高为 1.59mg/kg，但是 Fe、Se 和 V 含量均为最低。海洋岛刺参 Zn 和 Se 含量丰富，Mn 含量较低。瓦房店刺参 Fe、Mn 和 V 含量最高，分别为 144.57mg/kg、22.864mg/kg 和 0.212mg/kg，而 Cu 和 Zn 含量最低 [45]。

表 2-25　大连不同产地刺参矿物质元素含量　　　单位：mg/kg

矿物质元素	棒棰岛	海洋岛	瓦房店
Na	88572.72±3577.46[b]	99304.67±3564.25[a]	83570.38±2581.88[b]
Mg	13455.36±514.97[b]	14975.96±670.43[a]	12228.72±390.72[c]
Ca	10194.54±811.82[a]	11584.37±481.04[a]	10468.83±1252.57[a]
K	11918.69±282.76[a]	11533.92±112.46[a]	10536.63±174.62[b]
P	5079.54±72.65[a]	4150.19±194.21[c]	4422.60±89.47[b]
Fe	40.13±6.40[a]	64.73±8.76[a]	145.77±61.88[a]
Cu	1.59±0.05[a]	1.58±0.04[a]	1.55±0.13[a]
Zn	20.81±1.47[a]	21.93±1.24[a]	18.16±0.59[b]
Mn	8.141±0.19[b]	7.275±1.18[b]	22.864±4.84[a]
Se	1.827±0.01[c]	4.758±0.66[a]	2.849±0.34[b]
V	0.149±0.01[a]	0.200±0.01[a]	0.212±0.06[a]

注：组间不同字母表示存在显著性差异（$P < 0.05$）。

2.8.2　不同养殖方式海参微量元素含量

测定不同养殖方式刺参的微量元素含量，结果见表 2-26。四个产地刺参微量元素中 Al 含量最高，其次是 B、Mn、Cr 和 Cu。铝是一种具有神经毒性的元素，与某些神经系统疾病的发生有关，因此测定海参中铝的含量具有重要的意义。四个产地 Al 含量范围为 56.2 ～ 224.7mg/kg，高于海胆 Al 含量 [55]。其中，烟台圈养刺参 Al 含量最高，大连圈养刺参最低。

锰是人类必需的微量元素之一，缺少锰容易引起营养代谢性疾病，过量的锰进入人体可引起中毒。四个产地刺参 Mn 含量范围为 16.1 ～ 29.2 mg/kg，与 Liu 等研究的结果相近 [56]，低于大红海参 Mn 含量 [57]，其中，大连圈养刺参 Mn 含量显著高于深海和其他产地刺参。

四个产地刺参B含量范围在25.5～44.8mg/kg之间，与Lee等[58]研究结果相近，高于韩国超市售卖海参B含量[59]。其中，烟台深海刺参B含量最高，显著高于烟台圈养和其他产地刺参，青岛深海刺参B含量显著高于大连和烟台圈养刺参，略高于青岛圈养刺参。

铬是人体必需的微量元素，可参与糖代谢过程，通过增加胰岛素的活性或减少胰岛素的用量去控制血糖，也可参与脂类代谢，维持血液中正常胆固醇水平。四个产地刺参Cr含量范围在5.8～9.5mg/kg之间，该结果与大红海参体壁的Cr含量相近[57]，其中，福建圈养刺参Cr含量显著高于大连和烟台刺参。

铜是人体必需的微量元素，成人每天推荐摄入量为0.8mg，铜缺乏会导致贫血、关节肿大、生长不良等，铜过量则会出现溶血性贫血、黄疸、组织坏死、发育不良等。四个产地刺参Cu含量范围在1.5～4.0mg/kg之间，低于大红海参[57]，其中，烟台深海刺参Cu含量最高，显著高于其他产地；青岛深海刺参Cu含量明显高于大连刺参，略高于圈养刺参。

四个产地刺参体壁Zn含量范围为62.8～98.8mg/kg，低于大红海参体壁中Zn含量[57]。烟台深海刺参Zn含量最高，为98.8mg/kg。除烟台外，圈养刺参的Zn含量高于深海刺参。烟台深海刺参体壁Zn含量最高，为98.8mg/kg，青岛深海刺参体壁Zn含量最低，仅为62.8mg/kg。

表2-26　不同养殖方式刺参体壁微量元素含量　　单位：mg/kg

产地	养殖方式	B	Al	Cr	Mn	Cu	Zn
大连	圈养	25.5±3.2[a]	56.2±4.1[a]	5.8±0.1[a]	29.2±2.5[b]	1.5±0.4[a]	95.0
	深海	30.8±2.2[a]	92.0±2.4[b]	6.0±1.6[a]	17.0±4.9[a]	1.6±0.8[a]	83.7
烟台	圈养	26.8±2.9[a]	224.7±9.9[f]	6.0±0.9[a]	16.1±4.4[a]	2.1±0.2[ab]	77.0
	深海	44.8±8.0[c]	180.1±2.7[d]	6.3±0.8[a]	20.9±1.1[a]	4.0±2.5[c]	98.8
青岛	圈养	32.4±4.1[ab]	164.0±6.2[c]	6.4±1.2[ab]	17.6±4.0[a]	2.3±0.7[ab]	85.3
	深海	35.3±2.9[b]	166.4±1.6[c]	7.0±1.1[ab]	20.0±4.0[a]	2.7±0.4[b]	62.8
福建	圈养	29.6±3.5[ab]	202.8±6.5[e]	9.5±1.8[b]	18.7±3.0[a]	2.1±0.3[ab]	88.0

注：组间不同字母表示存在显著性差异（$P < 0.05$）。

参考文献

[1] 李帅.大连不同产地底播刺参营养成分分析及粗多糖性质研究[D].大连：大连海洋大学，2019.

[2] 员璐.海参复水工艺优化及品质研究[D].重庆：西南大学，2016.

[3] Feng J, Zhang L, Tang X, et al. Season and geography induced variation in sea cucumber (*Stichopus japonicus*)

nutritional composition and gut microbiota[J]. J Food Compost Anal, 2021, 101(16): 103838.

[4] 肖宝华, 杨小东, 劳赞, 等. 北方刺参与南方糙海参口感及营养成分比较分析[J]. 水产科技情报, 2014, 41(06): 280-283+289.

[5] 李丹彤, 常亚青, 陈炜, 等. 獐子岛野生刺参体壁营养成分的分析[J]. 大连水产学院学报, 2006, (03): 278-282.

[6] 赵艳芳, 盛晓风, 宁劲松, 等. 我国北方3种主要养殖模式刺参的营养组成与功能性成分差异研究[J]. 食品安全质量检测学报, 2018, 9(08): 1795-1801.

[7] 高磊, 赫崇波, 鲍相渤, 等. 工厂化养殖仿刺参营养品质分析与评价[J]. 水产学报, 2016, 40(02): 243-254.

[8] 王哲平, 刘淇, 曹荣, 等. 野生与养殖刺参营养成分的比较分析[J]. 南方水产科学, 2012, 8(02): 64-70.

[9] 王鹤, 姜作真, 高雁, 等. 不同地域及不同养殖模式刺参营养品质的分析比较[J]. 水产科技情报, 2017, 44(03): 123-127.

[10] 汤奎. 不同色型刺参 (Stichopus japonicas) 营养成分分析及多糖的生物活性研究[D]. 杨凌: 西北农林科技大学, 2021.

[11] 董平. 革皮氏海参皂苷化合物的分离简单、结构修饰及活性研究[D]. 青岛: 中国海洋大学, 2008.

[12] 高岳. 不同产地刺参多糖的分离纯化及其组分含量的研究[D]. 大连: 大连海洋大学, 2015.

[13] 王际英, 宋志东, 王世信, 等. 刺参体壁的营养成分分析[J]. 中国水产科学, 2009, 5(05): 60-61.

[14] 苏秀榕, 娄永江, 常亚青, 等. 海参的营养成分及海参多糖的抗肿瘤活性的研究[J]. 营养学报, 2003, (02): 181-182.

[15] 林研彤. 产地和养殖方式对刺参营养成分和功能成分的影响[D]. 大连: 大连海洋大学, 2015.

[16] 王贵滨, 郭振宇, 高岳, 等. 3种养殖方式下刺参营养成分和功能成分的研究[J]. 大连海洋大学学报, 2015, 30(02): 185-189.

[17] Oliveira A C M, Liu Z, Su Y C. Purification and characterization of pepsin-solubilized collagen from skin and connective tissue of giant red sea cucumber (Parastichopus californicus)[J]. J Agric Food Chem, 2010 58(2): 1270-1274.

[18] Park S Y, Lim H K, Lee S, et al. Pepsin-solubilised collagen (PSC) from red sea cucumber (Stichopus japonicus) regulates cell cycle and the fibronectin synthesis in HaCaT cell migration[J]. Food Chem, 2012, 132(1): 487-492.

[19] Siddiqui Y D, Arief E M, Yusoff A, et al. Isolation of pepsin-solubilized collagen (PSC) from crude collagen extracted from body wall of sea cucumber (Bohadschia spp.)[J]. Int J Pharm Pharm Sci, 2013, 5: 555-559.

[20] 宋志东, 王际英, 王世信, 等. 不同生长发育阶段刺参体壁营养成分及氨基酸组成比较分析[J]. 水产科技情报, 2009, 36(01): 11-13.

[21] 楼乔明. 几种海洋动物脂质分析及海参EPA磷脂生物活性研究[D]. 青岛: 中国海洋大学, 2011.

[22] 刘长勇, 彭润玲, 徐成海, 等. 冻干法加工海参与海参粉的实验研究[C]. 第九届全国冷冻干燥学术交流会论文集, 上海, 2008.

[23] 王远红, 王聪, 郭丽萍, 等. 海参科 (Holothuriidae) 中4种海参的营养成分分析[J]. 中国海洋大学学报 (自然科学版), 2010, 40(07): 111-114.

[24] Aydn M, Sevgili H, Tufan B, et al. Proximate composition and fatty acid profile of three different fresh and dried commercial sea cucumbers from Turkey[J]. Int J Food Sci Technol, 2015, 46(3): 500-508.

[25] Chang-Lee M V, Price R J, Lampila L E. Effect of processing on proximate composition and mineral content of sea cucumbers (Parastichopus spp.)[J]. J Food Sci, 2010, 54(3): 567-568.

[26] Salarzadeh A, Afkhami M, Bastami K, et al. Proximate composition of two sea cucumber species Holothuria pavra and Holothuria arenicola in persian gulf[J]. Ann Biol Res, 2012, 3: 1305-1311.

[27] 顾兴宇, 白光辉, 刘璐, 等. 海参多糖结构表征的研究进展[J]. 中国海洋药物, 2023, 42(01): 66-75.

[28] 盛文静. 不同海参多糖提取分离及化学组成分析比较[D]. 青岛: 中国海洋大学, 2007.

[29] 刘小芳. 刺参营养成分的地域性差异分析及其磷脂的活性研究[D]. 青岛: 中国海洋大学, 2014.

[30] 薛长湖. 海参精深加工的理论与技术[M]. 北京: 科学出版社, 2015.

[31] 李晓林, 王静凤, 田守生, 等. 海参和鱼翅的营养成分以及对免疫功能调节作用的比较[J]. 中国海洋大学学报 (自然科学版), 2011, 41(Z1): 65-70.

[32] 赵芹, 王静凤, 薛勇, 等. 3种海参的主要活性成分和免疫调节作用的比较研究[J]. 中国水产科学, 2008, 15(01): 154-159.

[33] 王哲平, 刘淇, 曹荣, 等. 野生与养殖刺参营养成分的比较分析[J]. 南方水产科学, 2012, 8(02): 64-70.

[34] 杨洁. 仿刺参多糖的提取分离及初步结构分析[D]. 青岛: 中国海洋大学: 2012.

[35] Xu X, Xue C, Chang Y, et al. Chain conformational and physicochemical properties of fucoidans from sea cucumber[J]. Carbohydr Polym, 2016, 152: 433-440.

[36] Xu X, Xue C, Chang Y, et al. Conformational and physicochemical properties of fucosylated chondroitin sulfate from sea cucumber *Apostichopus japonicus*[J]. Carbohydr Polym, 2016, 152: 26-32.

[37] 井君. 七种美洲海参品质特性及其主要化学成分的研究[D]. 上海: 上海海洋大学: 2018.

[38] 阮伟达, 刘秋凤, 苏永昌. 大孔吸附树脂纯化海地瓜总皂苷的研究[J]. 渔业研究, 2017, 39(05): 357-364.

[39] 蔡彬新, 吴成业. 海参多糖的分离纯化方法及其主要生物活性[J]. 福建水产, 2008, (03): 70-74.

[40] 董平, 薛长湖, 盛文静, 等. 海参中总皂苷含量测定方法的研究[J]. 中国海洋药物, 2008, 23(01): 28-32.

[41] 高子阳, 王瑞, 郭夫江, 等. 不同种类市售海参的总皂苷含量测定[J]. 中国实验方剂学杂志, 2014, 20(15): 89-92.

[42] 袁文鹏, 刘昌衡, 王小军, 等. 仿刺参不同部位营养成分的分析及综合评价[J]. 食品工业科技, 2010, 31(05): 348-350.

[43] 王永辉, 李培兵, 李天, 等. 刺参的营养成分分析[J]. 氨基酸和生物资源, 2010, 32(04): 35-37.

[44] Wen J, Hu C, Fan S. Chemical composition and nutritional quality of sea cucumbers[J]. J Sci Food Agric, 2010, 90(14): 2469-2474.

[45] 王义轩. 海参加工、贮藏过程中品质变化及消化产物蛋白质组学研究[D]. 大连: 大连海洋大学, 2022.

[46] 汤奎, 刘小林, 张帅, 等. 3种不同体色刺参体壁营养成分的比较研究[J]. 渔业科学进展, 2021, 42(03): 155-162.

[47] 曲亚男. 青刺参和紫刺参生理生化成分和营养价值的研究[D]. 烟台: 烟台大学, 2020.

[48] Miller, Leslie R, Jorgensen, et al. Alterations in levels and ratios of n-3 and n-6 polyunsaturated fatty acids in the temporal cortex and liver of vervet monkeys from birth to early adulthood[J]. Physiol Behav, 2016, 156: 71-78.

[49] Wu F, Wang D D, Wen M, et al. comparative analyses of dha-phosphatidylcholine and recombination of dha-triglyceride with egg-phosphatidylcholine or glycerylphosphorylcholine on dha repletion in n-3 deficient mice[J]. Lipids Health Dis, 2018, 16(1): 234.

[50] Mazur D J, Kohn T P, Perez-Orozco A, et al. Mp85-06 toremifene citrate improves high-density lipoprotein levels in men on testosterone replacement therapy[J]. J Urology, 2018, 199(4): e1171.

[51] Liu X, Xue Y, Liu C, et al. Eicosapentaenoic acid-enriched phospholipid ameliorates insulin resistance and lipid metabolism in diet-induced-obese mice[J]. Lipids Health Dis, 2013, 12: 109.

[52] 董晓弟, 潘如佳, 王长海. 海地瓜, 黑乳参和乌皱辐肛参营养成分对比[J]. 现代食品科技, 2013, 29(12): 2986-2990.

[53] Li M, Gao Y, Qi Y, et al. Assessment of the nutritional value of cultured sea cucumber *Apostichopus japonicus*[J]. J Aquat Food Prod T, 2021, 23(9): 1-12.

[54] Yuan X M, Du Y, Widdicombe S, et al. Physiological and behavioral plasticity of the sea cucumber *Holothuria forskali* (Echinodermata, Holothuroidea) to acidified seawater[J]. Front Physiol, 2018, 25(9): 522-527.

[55] Guérin T, Chekri R, Vastel C, et al. Determination of 20 trace elements in fish and other seafood from the French market[J]. food Chem, 2011, 127(3): 934-942.

[56] Liu X, Xue C, Wang Y, et al. The classification of sea cucumber (*Apostichopus japonicus*) according to region of origin using multi-element analysis and pattern recognition techniques[J]. Food Control, 2012, 23(2): 522-527.

[57] Bechtel P J, Oliveira A C, Demir N, et al. Chemical composition of the giant red sea cucumber, *Parastichopus californicus*, commercially harvested in Alaska[J]. Food Sci Nutr, 2013, 1(1): 63-73.

[58] Lee H W, Lim N L, Cho K, et al. Characterisation of inorganic elements and volatile organic compounds in the dried sea cucumber *Stichopus japonicus*[J]. Food Chem, 2014, 147(mar.15): 34-41.

[59] Choi M K, Jun Y S. Analysis of boron content in frequently consumed foods in Korea[J]. Biol Trace Elem Res, 2008, 126(1-3): 13-26.

第 3 章

海参营养的消化特性

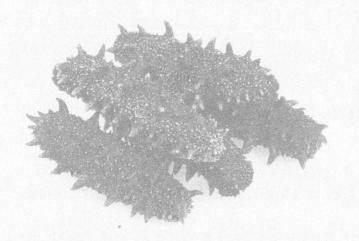

消化是人体内一项较为复杂的代谢活动，消化系统主要由口腔、胃部、小肠和大肠组成，可将食物中的大分子物质转化成能够被人体吸收的小分子物质，是人体吸收营养物质的重要步骤。海参中哪些活性成分通过消化在胃肠道可以有效地释放，释放后其结构和功效将发生何种变化，小肠吸收前活性成分的状态如何，是否有可能有效地被人体利用，肠道环境如pH、离子强度、酶的活性、温度等这些因素会对活性物质的释放产生怎样的影响，海参的这些消化特性对海参的营养效价具有重要的影响。体外消化模型是代替体内研究食物消化的一种重要手段，具有简单易行、可复制等优点，本章采用体外消化模型对海参中两种重要的生物大分子—蛋白质和多糖的消化特性进行研究，为海参的营养评价、消化吸收、生物活性、保健产品开发和药物研发等相关领域和应用研究提供一定的支持。

3.1
海参蛋白质的消化特性

刺参作为市场上常见的高端海参品种，深受消费者青睐，但其以蛋白质为主的营养组分，在消化过程中的变化规律及其如何能够被人体有效吸收和利用尚未有相关报道。

蛋白质组学相关技术最早可追溯至20世纪70年代末，使用二维凝胶电泳技术，能够对分离的蛋白质进行鉴定分类，创建表达蛋白质数据库，但是由于当时蛋白质分离的相关技术十分落后，对蛋白质鉴定发展依然缓慢[1]。直至20世纪90年代生物质谱的出现快速推动了蛋白质鉴定工作的发展。澳大利亚学者威尔金斯和威廉姆斯于1994年在一次科学会议上第一次提出蛋白质组学概念，其基本理念是以高通量水平研究蛋白质的基础特征，包括蛋白质翻译后的修饰、表达水平以及蛋白与蛋白之间的相互作用等。蛋白质是生命活动的物质基础，因此从蛋白质水平研究疾病发生、细胞代谢等过程可以对疾病机理有一个系统全面的认识。蛋白质组学关键步骤是将样品制备后进行分离最后进入质谱仪中检测，获得质荷比谱图，与数据库中的谱图进行比对最后推断蛋白质信息。高通量蛋白质组学的发展离不开质谱仪，1919年英国科学家发明了第一台质谱仪用于同位素的研究，随后应用到无机元素和有机物分析，直到1988年电喷雾质谱仪才应用于蛋白质分析。目前蛋白质组学定量技术主要包括两类：第一种非标记定量技术，主要包括无标记定量技术（label-free）和DIA定量技术，样品处理简单，成本较低，适合大量样品检测；另一种是标记定量技术，主要包括同位素标记相对和绝对定量（iTRAQ）、同位素标记等，此法灵敏度高、重复性好但是价格昂贵[2]。蛋白质组学分析主要包括两种模式："自上而下"法，此法检测的样品不需要进行酶解，直接进行电离质谱检测，但是由于气态下蛋白质分馏、电离和裂解的困难性导致此法目前仍然不够成熟；另一种"自下而上"法即为鸟枪法，将样品进行酶解后获得特异性肽段进行质谱分析，获得的谱图与数据库进行匹配由此推断蛋白质，此法样品用量少，灵敏度高[3]。

蛋白质降解是海参在贮藏过程中品质变化的主要原因之一，此过程极其复杂，但蛋白质组学技术可以对品质变化机制研究提供一定帮助[4]。目前，蛋白质组学技术已经广泛应用到水产品加工和贮藏过程中的蛋白质变化研究中。本节基于蛋白质组学技术研究刺参的蛋白质在消化过程中（不同消化部位和不同肠消化时间）的变化规律，为刺参中营养和功能因子的甄别及个性化刺参产品的创制提供理论依据。

3.1.1　口腔-胃部-小肠连续消化过程中pH的变化

模拟口腔-胃部-小肠连续消化刺参蛋白质。刺参匀浆至粒径2 ～ 10mm，取200g加40mL唾液模拟液，37℃下混合1min后，采用动态人胃肠消化系统进行胃肠消化，消化产物取样如图3-1所示。每30min从胃内（取样点1）取10 ～ 15mL样品，同时在小肠末端（取样点3）取10 ～ 15mL样品，连续消化240min；实验结束后从取样点1和取样点3分别收集胃内剩余物和小肠内剩余物15 ～ 50mL。分别沸水浴10min灭酶。在胃内插入pH检测探头，实时监测胃内pH的变化（每30s测定一次）[5]。

如图3-2所示，由于刺参匀浆液缓冲能力较弱，食物进入胃部后pH快速升高又迅速降低，消化30min后pH稳定在2.0左右。随着消化和胃部排空的进行，食物减少、胃液持续分泌，致使胃内pH缓慢降低，消化3h时接近空腹状态（pH为1.6左右）[5]。与Malagelada等[6]研究结果一致，即进食后pH会骤升并在2 ～ 4 h内降至空腹状态。随后对胃肠消化产物进行pH检测，如图3-3所示，胃消化产物与胃内pH监测的趋势基本一致；小肠消化产物pH在6.8 ～ 8.0波动。

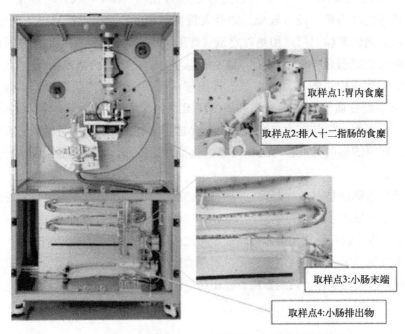

图 3-1　刺参口腔－胃部－小肠连续消化产物取样示意图

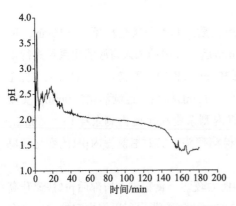

图 3-2　刺参口腔－胃部－小肠连续消化
过程中的胃内 pH 变化

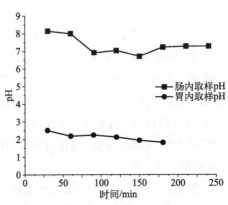

图 3-3　刺参口腔－胃部－小肠连续消化
产物的 pH 变化

3.1.2 口腔-胃部-小肠连续消化过程中的胃排空率

Elashoff幂指数模型已经被广泛用于描述固体和液体的胃排空率。刺参胃排空曲线及其拟合曲线如图3-4所示，排空参数如表3-1所示。胃排空具有双相性，表现为胃排空在初始阶段会出现延迟或排空停滞期（t_{lag}），随后会进入恒定流速的平衡排空阶段[7]。排空停滞期的存在主要是因为胃窦需要消耗一定的时间将固体食物研磨成可以通过幽门的小颗粒。滞留期的时间长短很大程度上取决于固体食物的组成、质构、颗粒大小等理化性质[8]。即食刺参虽然含水量较高，但仍有明显的排空停滞期（63.234min），其半排空时间为80.700min，消化3h就可接近空腹状态[5]。

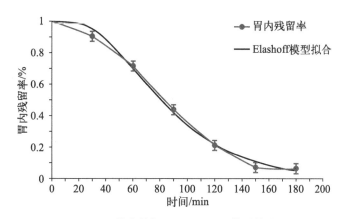

图 3-4　胃排空数据图及 Elashoff 模型拟合图

表3-1　Elashoff 模型胃排空参数

参数	k	β	$t_{1/2}$	t_{lag}
数值	0.025	4.864	80.700	63.234

3.1.3 口腔-胃部-小肠连续消化产物蛋白质组学分析

如表3-2所示，非标记蛋白质组定量分析不同消化部位及肠消化时间分别得到总谱图数为1102503张和1342595张。经数据库搜索和筛选，最终分别定量到1880和1729种蛋白质。在定量时一个蛋白质对应多个特异性肽段（或对应多张谱图）有利于增加定量结果的精确性和可信性，刺参消化产物大部分蛋白质对应两个及以上肽段。同时大部分蛋白质覆盖度在30%以上，蛋白质覆盖度是指特异性肽段序列占蛋白质总序列的比例。因此，刺参消化产物蛋白质定性定量结果较为准确（图3-5）[5]。

表3-2　质谱数据结果基本统计

项目	不同消化部位	不同肠消化时间
总谱图数/张	1102503	1342595
有效谱图数/张	61534	42192
鉴定肽段数/个	10824	9788
鉴定特异性肽段数/个	9776	8850
鉴定蛋白质数/种	2701	2615
定量蛋白质数/种	1880	1729

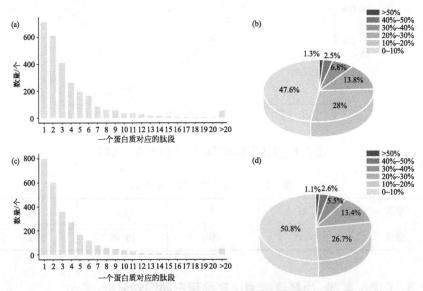

图3-5　不同消化部位及不同小肠消化时间产物肽段数量及蛋白质覆盖度分布情况

如图3-6所示，不同消化部位和肠消化时间蛋白质分子量分布情况基本一致，分子量在不同阶段均有且分布均匀，主要为10～20kDa、20～30kDa以及30～40kDa之间。其中837种蛋白质同时存在于原料、口腔消化后、胃部消化后和小肠消化后。口腔消化产物与原料差异不大，但经过胃部和小肠消化后蛋白质种类差异显著。刺参开始小肠消化时已有210种蛋白质被分解代谢，伴随小肠消化时间的延长，蛋白质种类逐渐减少[5]。

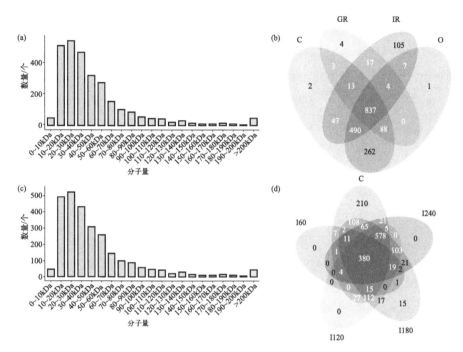

图 3-6　不同消化部位及不同小肠消化时间产物蛋白质分子量及蛋白质数量分布情况

C—原料；O—口腔；GR—胃部；IR—小肠；I60—消化60min；I120—消化120min；I180—消化180min；
I240—消化240min；以下同

　　皮尔森相关系数热图可用于样本之间两两比较，度量两组数据的线性相关程度，皮尔森相关系数接近−1为负相关，接近1为正相关，接近0为不相关。主成分分析图中，样本间的聚集程度代表样本的差异性大小。如图3-7所示，同种样品之间差异较小说明重复性良好。口腔消化与原料之间呈显著正相关，表明刺参在口腔中未能被消化；胃肠消化与原料之间呈显著负相关，同时胃部消化和小肠消化之间差异也较为显著，因此刺参主要消化部位是胃部和小肠。同样从主成分分析图中明显看出口腔消化产物与原料极为类似，胃肠消化与原料具有显著差异；小肠消化120min后在主成分分析图中不能完全分离，并且不同小肠消化时间的皮尔森相关系数热图中显示，小肠消化120min后颜色深浅已无明显变化，因此刺参消化主要集中在胃消化至肠消化120min之间[5]。

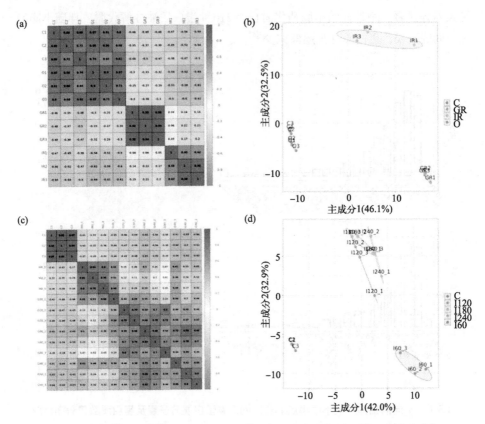

图 3-7　不同消化部位及不同小肠消化时间产物皮尔森相关系数及主成分分析

　　如图3-8所示，不同消化部位差异蛋白数量变化显著，口腔消化、胃部消化和小肠消化差异蛋白分别为95个、594个和648个。其中口腔消化产物差异蛋白数量最少，上调差异蛋白只有32个，下调差异蛋白为63个。胃部消化下调差异蛋白数量最多达到455个，而小肠消化上调差异蛋白数量最多为236个。同样，不同小肠消化时间差异蛋白数量差别也十分显著，小肠消化60min、120min、180min和240min差异蛋白数量分别为180个、476个、576个和433个。伴随小肠消化上调差异蛋白和下调差异蛋白数量均为先增加后减少。小肠消化60min上调和下调差异蛋白数量最少分别为56个和124个，而小肠消化180min上调和下调差异蛋白数量最多分别为190个和386个[5]。

　　gene ontology分析（GO分析），是一种能够将基因与基因产物（如蛋白质）的各项信息有机联系在一起，进而提供统计学信息的生物信息学分析方法。GO

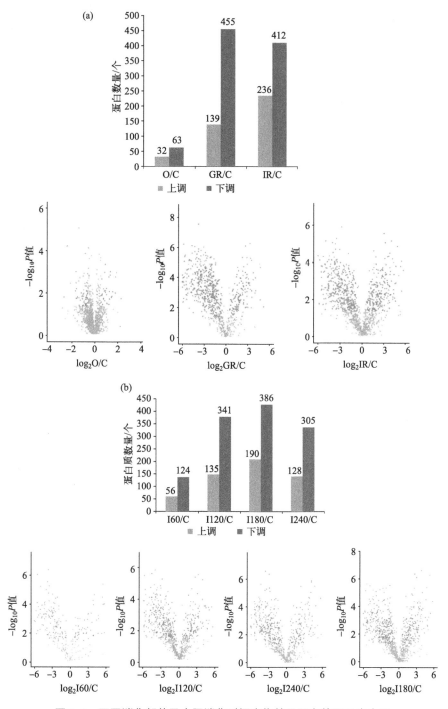

图 3-8　不同消化部位及小肠消化时间产物差异蛋白数量及火山图

分析主要包括三个方面：细胞组分，指细胞的特定成分；分子功能，主要描述分子的化学活性，比如能够在分子层面表现出来的催化活性或结合活性；生物过程，生物体内一系列分子有序地执行某项特定功能。如图3-9所示，口腔消化、

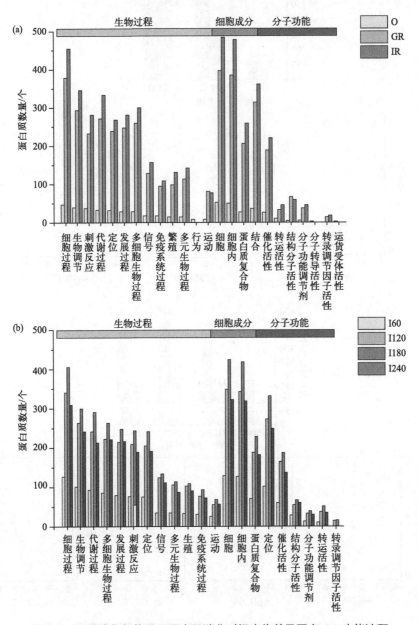

图3-9　不同消化部位及不同小肠消化时间产物差异蛋白GO功能注释

胃部消化和小肠消化差异蛋白中主要参与的生物进程为细胞过程、生物调节、应激反应、代谢过程以及定位等。细胞组分中差异蛋白主要分布在细胞、细胞内以及蛋白质复合物中。主要具有结合、催化活性和转运活性等分子功能[5]。

不同肠消化时间消化产物差异蛋白主要参与细胞过程、生物调节、代谢过程、多细胞生物过程以及发展过程等生物进程。细胞组分中差异蛋白主要分布在细胞、细胞内以及蛋白质复合物中。主要具有定位、催化活性和结构分子活性等分子功能。

OPLS-DA 是一种有监督的判别分析统计方法，运用偏最小二乘回归建立代谢物表达量与样品类别之间的关系模型，来实现对样品类别的预测；经正交矫正后假阳性降低，数据更加准确。利用 OPLS-DA 将原料与刺参消化产物进行两两对比筛选出功能蛋白，如图 3-10 所示，红色区域 VIP 值大于 2 的蛋白质被认为是

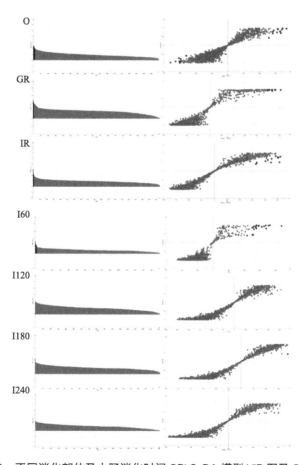

图 3-10　不同消化部位及小肠消化时间 OPLS-DA 模型 VIP 图及 S-Plot 图

功能蛋白，在S-Plot图中大多位于高信任度区间。最终刺参消化产物共筛选出57个功能蛋白，其中包含10个未知蛋白质。小肠消化120min和240min中未筛选出功能蛋白，小肠消化180min中只筛选出一个功能蛋白[5]。57种功能蛋白生物学信息如表3-3所示。

表3-3　消化产物功能蛋白信息统计表

序号	蛋白质检索号	KEGG检索号	蛋白质名称
1	A0A2G8LMA8	K06560	假定的C型凝集素结构域家族19成员A
2	A0A2G8JS41	—	未鉴定的蛋白质
3	A0A2G8JEW3	K23087	分泌蛋白
4	A0A2G8KYI0	K22076	线粒体分裂因子
5	A0A2G8L9T8	—	未鉴定的蛋白质
6	A0A2G8K4G4	—	Apple结构域蛋白
7	A0A2G8L0X4	K17513	假定的ladderlectin样异构体X4
8	A0A2G8LCF4	K07763	基质金属蛋白酶-16
9	A0A2G8KY65	K07953	假定的GTP结合蛋白SAR1b样异构体X2
10	A0A2G8L7B9	K10401	GLIPR1蛋白1
11	A0A2G8K7P1	K06233	假定的低密度脂蛋白受体相关蛋白2
12	A0A2G8JJE5	—	未鉴定的蛋白质
13	A0A2G8JL57	—	未鉴定的蛋白质
14	A0A2G8K2I1	—	α-2胶原蛋白
15	A0A2G8K9R4	K17943	假定的puilio样2异构体X9
16	A0A2G8L8X6	K03232	假定的伸长因子样1-β
17	A0A2G8KSV5	K07152	未鉴定的蛋白质
18	A0A2G8LNZ0	K00721	dolichol（多萜醇）磷酸甘露糖基转移酶亚基1
19	A0A2G8KTQ9	K01363	Pept_C1结构域蛋白
20	A0A2G8L9F9	K15290	突触蛋白
21	A0A2G8LE34	K06569	黑色素转铁蛋白

续表

序号	蛋白质检索号	KEGG 检索号	蛋白质名称
22	A0A2G8KKN9	K19476	IST1 同源物
23	A0A2G8KB90	K06255	未鉴定的蛋白质
24	A0A2G8LNM0	—	皂苷 B 型结构域蛋白
25	A0A2G8JW94	K00011	假定的乙醇脱氢酶
26	A0A2G8LMG2	K01785	变旋酶
27	A0A2G8KXS9	K02137	兔抗 ATP5PO 多克隆抗体
28	A0A2G8KFA7	—	未鉴定的蛋白质
29	A0A2G8KB97	K06255	假定的基底膜特异性硫酸乙酰肝素蛋白聚糖核心蛋白
30	A0A2G8K2N7	K17495	假定的 Sushi 血管性血友病因子 A 型
31	A0A2G8L465	K06254	未鉴定的蛋白质
32	A0A2G8LGD3	K14735	假定的血红素样蛋白 1
33	A0A2G8KAB0	K05694	5α 原纤维胶原
34	A0A2G8KV59	K00058	假定的 D-3- 磷酸甘油酸脱氢酶
35	A0A2G8K8U1	K17095	膜联蛋白
36	A0A2G8KJU7	K17265	假定的 Ras gtpase 激活蛋白结合蛋白 2 异构体 X2
37	A0A2G8LH09	—	假定的 IgGFc 结合蛋白
38	A0A2G8K8M6	K10956	Plug_ 转运体结构域蛋白
39	A0A2G8JV06	K10258	超长链烯酰基辅酶 A 还原酶
40	A0A2G8LMV3	—	未鉴定的蛋白质
41	A0A2G8KLC5	K11142	半胱氨酸甘氨酸 -S- 结合二肽酶
42	A0A2G8KPQ3	—	假定的硫氧还蛋白结构域蛋白
43	A0A2G8KEZ0	K00383	假定的谷胱甘肽还原酶，线粒体样
44	A0A2G8LGE7	—	未鉴定的蛋白质
45	A0A2G8KX10	K19788	Obg 样 ATP 酶 1

续表

序号	蛋白质检索号	KEGG 检索号	蛋白质名称
46	A0A2G8LLU4	K05030	假定的钙激活氯离子通道调节子 1 样
47	A0A2G8LCM9	K00382	假定的二氢硫酰基脱氢酶，线粒体
48	A0A2G8K949	K12351	假定的中性鞘磷脂酶异构体 X3
49	A0A2G8KRR3	K13431	假定的信号识别颗粒受体亚基 α 异构体 X2
50	A0A2G8K240	K02951	40S 核糖体蛋白 S12
51	A0A2G8K5V6	K10601	E3 泛素连接酶
52	A0A2G8L3X5	K12323	鸟苷酸环化酶
53	A0A2G8LCF1	K18405	假定的 tudor 结构域蛋白 7B 异构体 X5
54	A0A2G8L155	K10352	假定的肌球蛋白 10
55	A0A2G8JW08	K07151	多萜长醇二磷酸寡糖蛋白环糊精糖基转移酶
56	A0A2G8KQ34	K01229	假定的胞质 β- 葡萄糖苷酶
57	A0A2G8KX24	K00030	异柠檬酸脱氢酶 [NAD] 亚基，线粒体

人类黑色素瘤协同抗原 P97 又称作黑色素转铁蛋白，分子质量为 75kDa 属于转铁糖蛋白，由单链组成。主要通过糖基磷脂酰肌醇锚定结合至细胞膜上，并通过单个高亲和力 Fe^{3+} 结合位点结合铁，维持细胞内铁平衡[9-12]。并参与多种细胞生物过程如铁代谢、肿瘤发生和肿瘤细胞的增殖与迁移等[13]，其异常表达与黑色素瘤、阿尔茨海默病等相关，但具体发病机制尚不清楚。

Obg 家族样 ATP 酶属于 Obg 家族和 YchF 亚家族 p-loop GTP 酶，并隶属于翻译因子相关类。其与多种细胞功能有关，例如蛋白质合成、氧化应激反应、热休克反应、细胞基质黏附和中心体调节。与其他 Obg 家族成员不同，Obg 家族样 ATP 酶具有更高的保守性以及更高效 GTP 结合和 ATP 水解能力[14,15]。

如图 3-11 所示，57 个功能蛋白共显著富集到 72 条 KEGG 路径主要包括细胞过程、环境信息过程、遗传信息过程、人类疾病、代谢以及生物系统六大类。21 条 KEGG 路径包含两个及以上功能蛋白，其中代谢路径上包含 13 个功能蛋白，数量最多，差异显著，且被 KEGG 注释到的功能蛋白个数比例为 41.94%。代谢路径中又包含众多路径，例如糖类代谢、核苷酸代谢以及脂质代谢等。其次内质网中的蛋白质加工路径共富集到 4 个功能蛋白，其属于遗传信息过程[5]。

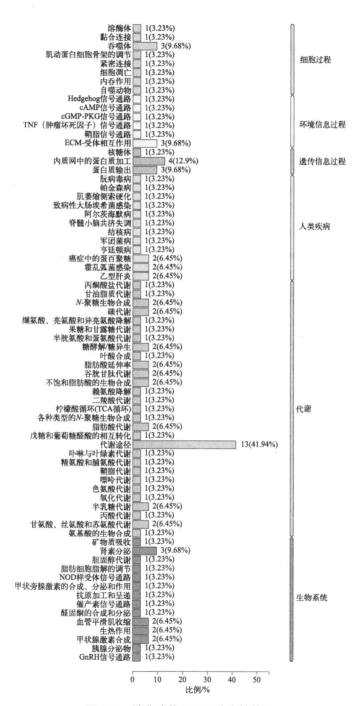

图 3-11　消化产物 KEGG 分类柱状图

如图3-12所示，内质网中的蛋白质加工KEGG路径图，内质网是一种亚细胞器，其中蛋白质在腔伴侣的帮助下折叠。新合成的肽通过Sec61孔进入内质网并被糖基化。正确折叠的蛋白质被包装在运输囊泡中，运送到高尔基复合体；错误折叠的蛋白质与分子伴侣复合保留在内质网腔内；末端错误折叠的蛋白质与结合蛋白结合，并在内质网相关降解的过程中通过蛋白酶体定向降解。内质网中错误折叠蛋白的积累会导致内质网应激，并激活一种称为未折叠蛋白反应（VPR）的信号通路。然而在某些严重情况下，UPR激活的保护机制不足以恢复正常的内质网功能，细胞会因凋亡而死亡。图中深色物质代表即食刺参消化过程中显著上调功能蛋白，主要参与蛋白质的包装和运输。而吞噬体、ECM-受体相互作用、蛋白质分泌以及肾素分泌共富集到3个功能蛋白[5]。

基于蛋白质组学技术对刺参在口腔-胃部-小肠连续消化过程中（不同消化部位和不同肠消化时间）的变化规律及进行研究，发现刺参排空停滞期为63.234min，半排空时间为80.700min，消化3h就接近空腹状态，消化主要集中在胃消化至肠消化120min之间，胃排空率曲线方程为：$y(t)=(1-e^{-0.025t})^{4.864}$。不同消化部位和小肠消化时间产物分别定量到1880种和1729种蛋白质；大部分蛋白质的蛋白覆盖度在30%以上并且对应两个及以上肽段；分子质量大多处于10～40kDa之间。口腔消化产物差异蛋白数量最少而胃部消化产物差异蛋白数量最多。伴随小肠消化的进行，上调和下调差异蛋白数量均呈现出先增加后减少的变化趋势。差异蛋白主要参与细胞过程、生物调节以及代谢过程等，大多具有结合和催化活性，主要分布在细胞、细胞内以及蛋白质复合物中。OPLS-DA共筛选出57个功能蛋白，其中包含10个未知蛋白，主要参与了代谢、内质网中的蛋白质加工、吞噬体、ECM-受体相互作用、蛋白质分泌以及肾素分泌等路径[5]。

3.2
海参多糖的消化特性

模拟消化通常以还原糖含量、单糖组成和分子量的变化，来判断多糖是否在体内发生降解。陈光静[16]在模拟方竹笋多糖PCPS-2消化中发现，PCPS-2经过口腔、胃部和小肠后稳定性较好，没有还原糖含量与分子量的变化，也无新增游离单糖；在核磁共振图中也未观察到糖苷键的变化，认为PCPS-2无法被人体消

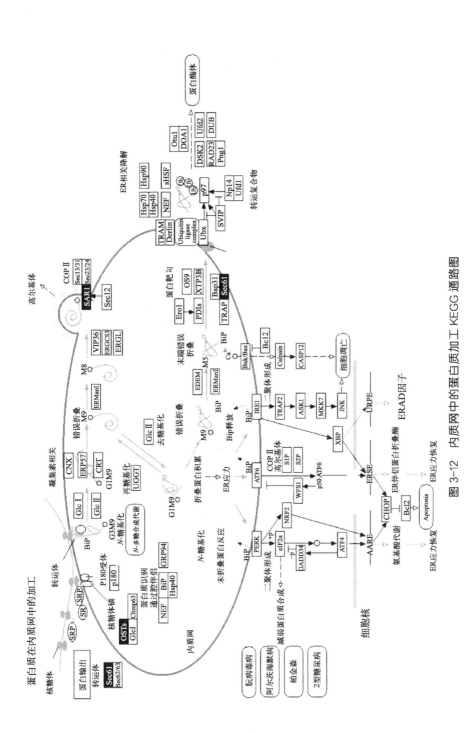

图 3-12　内质网中的蛋白质加工 KEGG 通路图

化。汪磊[17]在刺梨多糖RTFP-3的模拟消化实验中发现，RTFP-3在口腔和小肠中无变化，在胃部分子量降低，还原糖含量增加，没有新增游离单糖，表明刺梨多糖在上消化道可被部分消化。在武苏凤[18]的消化酵解模拟研究中，海带岩藻聚糖硫酸酯未发生还原糖、单糖组成以及分子量的变化，说明其在人体消化道内完全不被消化。由于多糖的来源不同，消化结果存在差异，总体上非淀粉多糖在人体上消化系统中不易被消化，在下消化系统中可被部分降解。

肠道微生物是关乎肠道乃至人体健康的关键因素，一方面有益菌消耗机体的能源物质，从而抑制有害菌的生长，另一方面有益菌产生对人体有益的代谢产物，促进机体健康[19]。多糖可以作为肠道微生物的底物，被肠道微生物发酵利用[20]，同时多糖也会对肠道微生物的组成及丰度产生一定影响，从而改善机体肠道健康[21]。

多糖的酵解研究通常以粪便菌群为模型，通过酵解过程中总糖、还原糖、pH、分子量和短链脂肪酸（SCFA）的变化，分析肠道微生物对多糖的利用情况及多糖对肠道微生物的影响。有机酸可促进肠道对钙离子的吸收，刘祎帆[22]在兜唇石斛多糖的体外酵解实验中发现，多糖分子量显著降低，还原糖含量先增后减，并产生多种有机酸，说明肠道微生物利用多糖后对人体吸收有益。陈春[23]以肥胖型糖尿病小鼠为模型，发现在桑葚多糖的作用下，肠道微生物群的丰度与多样性显著提高，且有效控制了小鼠体重，表明桑葚多糖通过肠道微生物群起到降低血糖的作用。Ma等[24]研究表明，牡蛎多糖不能被上消化道降解，可到达结肠被肠道微生物群降解和利用，并增加了拟杆菌、普氏杆菌和粪杆菌等有益菌的丰度，经24h酵解后产生乙酸、丙酸和正丁酸等短链脂肪酸，证明牡蛎多糖可作为一种潜在的益生元，预防肠道疾病。

近年来，众多研究揭示了多糖、肠道微生物群及机体健康三者之间复杂的联系，已成为多糖研究的热点方向之一[25]。因此，在膳食中补充多糖被认为是调节肠道微生物和改善机体健康的有效策略。

消化可以将大分子物质转化为易于被人体吸收的小分子物质，进而被吸收进入血液，发挥生理功能，人体的消化和酵解对食物中的功能成分活性的发挥至关重要。食物中的天然大分子多糖一般难以在胃肠道降解，但是可以被肠道微生物分解利用，同时对肠道菌群的结构产生一定影响[26]。多糖在消化和酵解过程中的变化与其生物活性密切相关，因此，本节利用体外模拟试验，研究口腔、胃部和小肠对发酵前后刺参多糖的消化特性，以及肠道微生物对发酵前后刺参多糖的酵解特性，进一步研究发酵对刺参多糖的影响。

3.2.1　海参多糖模拟口腔消化

唾液中的消化酶主要是淀粉酶，能够水解淀粉等多糖中葡萄糖的 α-1, 4- 糖苷键[27]。刺参多糖经模拟口腔消化后，测定反应体系中多糖的分子量、还原糖含量及游离单糖组成。如图 3-13 所示，在不同时间点的保留时间没有变化，结果说明刺参多糖经模拟口腔消化后分子量没有发生变化。如图 3-14 所示，在模拟口腔消化过程中，体系几乎不含还原糖，不同时间点还原糖的含量并无显著性差异，说明刺参多糖在口腔中不产生单糖。测定 2h 时反应体系的游离单糖组成，结果如图 3-15 所示，与空白对照组相比，刺参多糖经过模拟口腔消化后，没有新增游离单糖，与还原糖含量测定结果一致[28]。以上结果说明，模拟口腔消化对刺参多糖的消化几乎没有影响。根据刺参多糖的单糖组成的结果

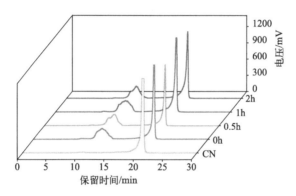

图 3-13　刺参多糖模拟口腔消化后的分子量变化

CN—对照组；以下同

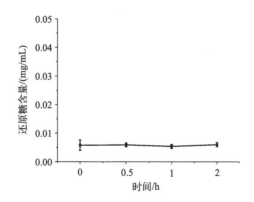

图 3-14　刺参多糖模拟口腔消化时不同时间点的还原糖含量

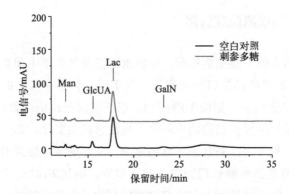

图3-15　刺参多糖经口腔消化后的游离单糖组成

Man—甘露糖；GlcUA—葡萄糖醛酸；Lac—乳糖；GalN—氨基半乳糖；以下同

可知，刺参多糖主要由岩藻糖组成，葡萄糖含量较低，因此唾液对发酵前后刺参多糖没有降解作用，这与武苏凤对海带岩藻聚糖硫酸酯的模拟唾液消化结果一致[18]。

3.2.2　海参多糖模拟胃液消化

食物经过口腔咀嚼和吞咽后进入胃部，胃液中的酸性环境和胃蛋白酶进一步对食物进行消化，同时胃内的酸性条件会使淀粉酶失活，从而结束口腔消化。发酵前后刺参多糖经模拟胃液消化后，测定反应体系中多糖的分子量、还原糖含量及游离单糖组成。如图3-16所示，在不同时间点多糖的保留时间没有变化，结果说明刺参多糖经模拟胃部消化后分子量没有发生变化。如图3-17所示，体系还原糖含量增加，刺参多糖的还原糖含量由0.009mg/mL增加至0.0144mg/mL。体系中还原糖含量的变化代表糖苷键的变化，说明在模拟胃部消化的过程中刺参多糖发生了糖苷键的断裂，产生了游离的单糖。测定6h时反应体系的游离单糖组成，结果如图3-18所示，与空白对照组相比，有游离葡萄糖醛酸的生成，这与还原糖含量增加结果一致，推测刺参多糖中葡萄糖醛酸具有酸不稳定性[28]。多糖与酸性介质接触时，其空间构象会发生改变，引起多糖水解出游离单糖[22]。闫芳芳等[29]在对青钱柳多糖进行体外胃部模拟消化时，发现青钱柳多糖不能被胃液所消化，但会改变多青钱柳多糖的稳定性和空间构象。以上结果说明，模拟胃液不能消化刺参多糖，但能使刺参多糖中的少量葡萄糖醛酸水解。

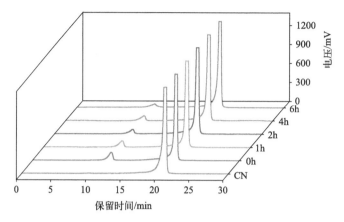

图 3-16　刺参多糖模拟胃部消化后的分子量变化

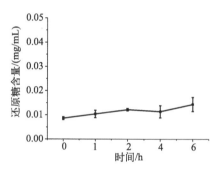

图 3-17　刺参多糖模拟胃部消化时不同时间点的还原糖含量

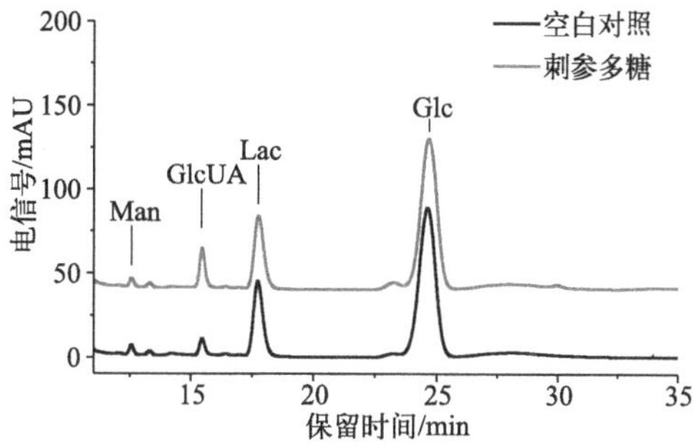

图 3-18　刺参多糖经胃部消化后的游离单糖组成

Glc—葡萄糖；Man—甘露糖；GlcUA—葡萄糖醛酸；Lac—乳糖

3.2.3　海参多糖模拟小肠消化

经过胃部消化后，食物变成食糜来到小肠中，在胰脂肪酶的作用下进一步被消化。刺参多糖经模拟小肠消化后，测定反应体系分子量、还原糖含量及游离单糖组成。如图 3-19 所示，0.5h 后刺参多糖分子量变小，说明刺参多糖在小肠消化液中发生降解。如图 3-20 所示，在模拟小肠消化过程中，不同时间点还原糖的含量并无显著性差异，说明刺参多糖在口腔中均不产生单糖。测定 2h 时反应体系的游离单糖组成，结果如图 3-21 所示，与空白对照组相比，刺参多糖经过模拟小肠消化后，没有新增游离单糖，与还原糖含量测定结果一致。以上结果说明小肠对刺参多糖有一定降解作用，但不能产生游离的单糖[28]。

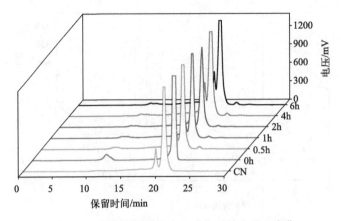

图 3-19 刺参多糖模拟小肠消化后的分子量变化

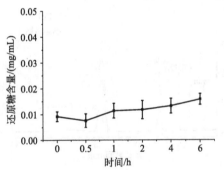

图 3-20 刺参多糖模拟小肠消化时不同
时间点的还原糖含量

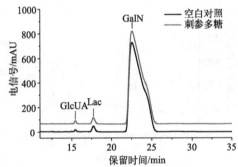

图 3-21 刺参多糖经小肠消化后的游离
单糖组成

3.2.4 海参多糖模拟体外酵解

将肠道微生物在仅以多糖为唯一碳源的基础培养基中进行培养，测定酵解液的pH、总糖含量、还原糖含量和分子量。刺参多糖经肠道微生物酵解后pH的变化如图3-22所示，空白对照组的pH呈现先降低后升高的趋势，而刺参多糖的pH先降低后趋于稳定，pH从7.18降低至6.52，说明加入多糖可以使pH处于相对稳定的弱酸环境，令肠道菌群始终处于较为稳定的状态[30]。研究表明，肠道微生物群通过一系列代谢活动为宿主带来许多益处，例如增强宿主肠黏膜屏障、抵御病原微生物、提供必需维生素等，肠道微生物群的稳定对宿主健康至关重要，而肠道微生物群的生态失调也被发现是各种代谢疾病的风险因素[31]。

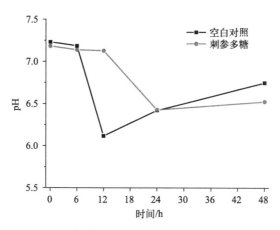

图 3-22 刺参多糖经肠道微生物酵解后 pH 的变化

总糖和还原糖含量的变化可以直观地反映出刺参多糖的酵解特性。如图 3-23 所示，刺参多糖经肠道微生物酵解 48h 后，总糖含量从 1.585mg/mL 降低至 1.157mg/mL，说明肠道微生物能部分降解刺参多糖。在 0 ～ 12h，刺参多糖的还原糖含量从 0.105mg/mL 增加至 0.765mg/mL，在酵解 24h 时，降低至 0.215mg/mL，还原糖在酵解过程中呈先升高后降低趋势。刺参多糖不断被肠道微生物酵解利用，总糖含量逐渐减少，肠道微生物降解多糖导致糖苷键被破坏，因此有还原糖生成。在 12h 后，产生的还原糖被微生物直接利用，含量又呈降低趋势。以上结果说明，刺参多糖能被肠道微生物部分降解[30]。

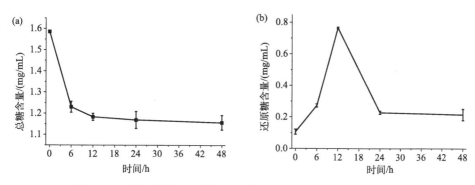

图 3-23 刺参多糖经肠道微生物酵解后总糖和还原糖含量的变化

（a）总糖含量；（b）还原糖含量

测定刺参多糖经肠道微生物酵解后的分子量，结果如图 3-24 和表 3-4 所示，刺参多糖的分子质量由 $7.95×10^5$ Da 降至 $4.81×10^5$ Da，说明发酵前后刺参多糖被肠道微生物降解，这一结果与总糖含量结果一致[30]。

在人体肠道中生活着数以万亿的共生菌群，它们的种类繁多，可达上千种，数量也很惊人，是人体细胞总量的10倍以上，被认为是人体的"第二套基因库"[32]。复杂的大分子多糖大部分难以被人体自身的消化酶所降解，但是可以被肠道微生物降解利用，并因此改变了肠道菌群的组成[33]，肠道微生物是多糖在体内代谢的核心"器官"。

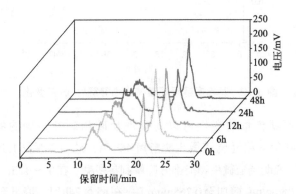

图3-24　刺参多糖经肠道微生物酵解后的分子量变化

表3-4　刺参多糖经大肠酵解后的分子量变化

时间	刺参多糖分子质量/Da
0h	7.95×10^5
6h	7.39×10^5
12h	7.27×10^5
24h	5.36×10^5
48h	4.81×10^5

肠道微生物能够部分降解利用刺参多糖，意味着刺参多糖可能对肠道微生物具有调节功能，采用16S rDNA扩增子测序对肠道微生物物种多样性进行分析，探究刺参多糖对肠道菌群的影响。肠道微生物群多样性测序由北京诺禾致源科技股份有限公司完成。选择细菌16S rRNA基因的V3～V4区域进行扩增，然后对16S扩增子进行细菌群落的测序和分析。UParse用于聚类样本的有效标签，Qiime软件用于计算Chao1、Simpson和Shannon指数，采用R软件分析组间β多样性指数的差异。α多样性通过Chao1、Simpson和Shannon指数评估，β多样性通过基于未加权UniFrac距离的主坐标分析（PCoA）评估。线性判别分析（LEfSe）由LEfSe软件进行分析，LEfSe得分的过滤值默认设置为4。

α多样性指数组间差异分析中，箱形图可以直观反映组内物种多样性的最大值、最小值、离散程度和中位数，是反映组内物种丰度和均匀性的综合指标。从图3-25（a）、（b）和（c）中可以看出，各组间的Chao1、Shannon和Simpson指数无显著性差异，说明刺参多糖没有改变肠道微生物群的物种丰度和均匀性。β多样性是对不同样本的微生物群落构成进行比较分析，如果样品距离越接近，表示物种组成结构越相似，因此群落结构相似度高的样品倾向于聚集在一起，群落差异很大的样品则会远远分开。从图3-25（d）主坐标分析结果可以看出，同组样本聚类在一起，不同组的菌群相互分离，说明刺参多糖均能改变肠道微生物群的结构[30]。

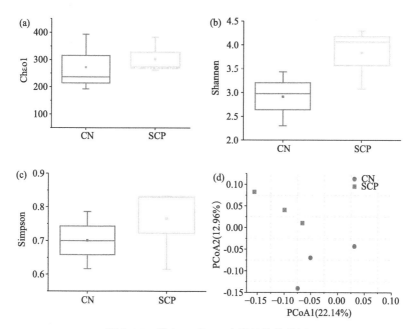

图 3-25　样本 α 和 β 多样性指数分析

（a）Chao1 指数；（b）Shannon 指数；（c）Simpson 指数；（d）主坐标分析

对各组之间物种多样性和菌群结构比较分析后，利用LEfSe进行多级物种差异判别分析。图3-26为从门（phylum）到属（genus）水平的进化分支图。不同颜色节点表示在对应组别中显著富集，且对组间差异存在显著影响的微生物类群；淡黄色节点表示在不同分组中均无显著差异，或对组间差异无显著影响的微生物类群。在LDA阈值大于3.6时，CN组（对照组）和SCP组（刺参多糖组）相比，在属水平上，对照组富集了肠球菌属（*Enterococcus*）和大肠埃希菌-志贺菌属（*Escherichia-Shigella*），SCP组富集了假单胞菌属（*Pseudomonas*）、甲烷球形菌属（*Methanosphaera*）、Candidatus_Saccharimonas、毛螺菌科VCG-010（Lachnospiraceae_UCG_010）和毛螺菌属（*Lachnospira*）[30]。

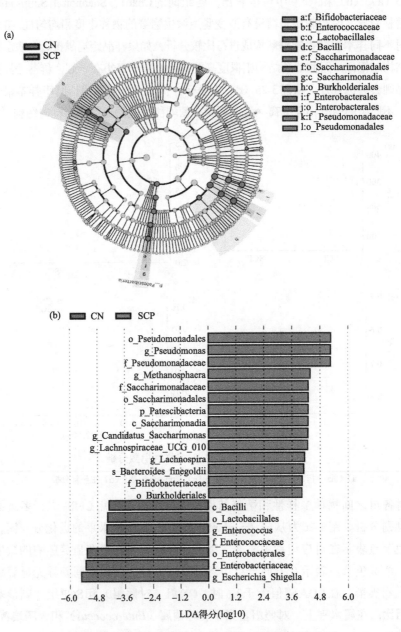

图3-26 进化分支图（a）和 LEfSe 判别结果表（b）

在模拟口腔消化过程中，多糖分子量和还原糖含量均没有变化，消化终点也没有游离单糖产生；在模拟胃部消化过程中，多糖分子量没有变化，但是还原糖含量增加，消化终点检测出少量游离的葡萄糖醛酸；在模拟小肠消化过程中，多糖分子量变小，还原糖含量没有变化，消化终点也没有游离单糖产生。发酵前后刺参多糖具有相似的消化和酵解特性，两者均不受唾液和胃液的影响，但葡萄糖醛酸在胃液中不稳定。在小肠和大肠消化后两者的分子量降低。

通过体外模拟试验研究肠道微生物对发酵前后刺参多糖的酵解特性，分子量和总糖含量均降低。采用 16S rDNA 扩增子测序研究发酵前后刺参多糖对肠道微生物的影响，发酵前后刺参多糖没有改变肠道微生物群的物种丰度和均匀性，但能改变肠道微生物群的组成。刺参多糖组中，多糖降解微生物毛螺菌属（*Lachnospira*）、细金拟杆菌（*Bacteroides finegoldii*）和双歧杆菌科（Bifidobacteriaceae）显著增加，说明刺参多糖能够被肠道微生物利用[30]。

3.3
海参蒸煮液多糖的消化特性

为了探究饮食与健康之间复杂的关系，本节采用体外模拟消化模型，研究刺参蒸煮液多糖在人体不同部位（口腔、胃部、小肠）的消化行为，明确刺参蒸煮液多糖在体内的消化特性，利用小鼠粪便酵解刺参蒸煮液多糖，分析菌群变化，并通过非靶向代谢组学分析产生的差异代谢物，揭示刺参蒸煮液粗多糖对肠道菌群和粪便代谢物的影响，为刺参蒸煮液多糖的活性机制研究奠定理论基础。

3.3.1　海参蒸煮液粗多糖模拟口腔消化

食物在口腔中被物理加工，其中α-淀粉酶与食物接触参与初步消化，将刺参蒸煮液粗多糖经模拟口腔消化，测定还原糖含量、单糖组成及分子量，结果如图 3-27 ～图 3-29 所示。在 0min、5min 和 15min 时，还原糖含量没有显著性差异，说明刺参蒸煮液粗多糖在模拟口腔消化过程中不产生单糖，这与体系中无游离单糖测定结果一致。同时分子量结果中，各个时间点保留时间相同，说明刺参蒸煮液粗多糖未被口腔中的α-淀粉酶降解。从刺参蒸煮液粗多糖的基本成分可以看出，刺参蒸煮液粗多糖富含硫酸根[34]，这与于双的研究结果一致[35]，说明刺参蒸煮液粗多糖是一种杂多糖，属于非淀粉多糖，因此不能被口腔中的α-淀粉酶降解。综上所述，模拟口腔消化对刺参蒸煮液多糖几乎没有影响，这与大多数天然非淀粉碳水化合物不能被人类唾液消化结果一致[36]。

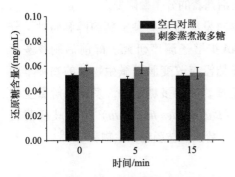

图 3-27　刺参蒸煮液粗多糖模拟口腔消化　　图 3-28　刺参蒸煮液粗多糖模拟口腔
时不同时间点的还原糖含量　　　　　　　消化时不同时间点的单糖组成

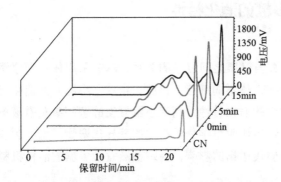

图 3-29　刺参蒸煮液粗多糖模拟口腔消化时不同时间点的分子量

3.3.2 海参蒸煮液粗多糖模拟胃部消化

口腔消化结束后食物通过食道进入胃部，酸性环境和胃蛋白酶促使食品被进一步消化，将刺参蒸煮液粗多糖经模拟胃液消化，测定还原糖含量、单糖组成及分子量，结果如图3-30～图3-32所示。0h、0.5h、1h、2h、3h和4h时，还原糖含量基本没有发生变化，体系的单糖组成中也没有新增游离单糖，说明刺参蒸煮液粗多糖在胃中不产生单糖，并且各个时间点保留时间基本相同，表明刺参蒸煮液粗多糖在各时间点分子量基本一致[34]。对比刺参蒸煮液多糖模拟口腔消化，模拟胃部消化时，刺参蒸煮液粗多糖在0h时，分子量就变小，说明不是由于胃部酸性环境导致刺参蒸煮液粗多糖发生降解，推测可能是由于多糖与酸性胃介质接触，其空间构象发生改变[29]，从而使分子量减少。Chen等通过体外模拟消化对褐藻糖胶在胃肠中链构象和黏附性进行探究，发现在胃环境中多糖的分子量降低但并不产生游离单糖，其表现出更灵活的线圈构象，具有更多的卷绕和弯曲[37]。Hu等分别在pH为1.5和6.8条件下对车前草种子多糖进行体外消化，发现在酸性条件下多糖的分子量明显减少，中性条件下多糖分子量没有变化，由此推断pH值是影响多糖分子量的因素之一[38]。综上所述，胃部酸环境不能使刺参蒸煮液粗多糖降解。

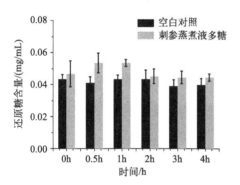

图3-30　刺参蒸煮液粗多糖模拟胃部消化时不同时间点的还原糖含量

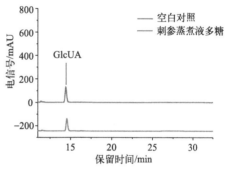

图3-31　刺参蒸煮液粗多糖模拟胃部消化时不同时间点的单糖组成

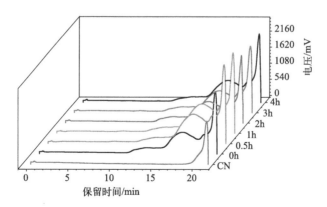

图3-32　刺参蒸煮液粗多糖模拟胃部消化时不同时间点的分子量

3.3.3 海参蒸煮液粗多糖模拟小肠消化

胃部消化后食糜蠕动进入小肠，其在胰蛋白酶的作用下进一步被消化，将刺参蒸煮液粗多糖经模拟小肠消化，测定还原糖含量、单糖组成及分子量，结果如图3-33～图3-35所示。空白对照组还原糖始终没有增加，而刺参蒸煮液粗多糖组在0～1h内，还原糖含量由0.13mg/mL上升至0.19mg/mL，单糖组成中氨基葡萄糖、葡萄糖醛酸和氨基半乳糖含量显著增高。在分子量结果中，小肠消化的各个时间点保留时间基本相同（表3-5），表明在小肠消化过程中，刺参蒸煮液粗多糖的分子量没有变化[34]。与刺参蒸煮液多糖模拟胃部消化相比，模拟小肠消化时，刺参蒸煮液粗多糖在0h时，分子量就变小，同

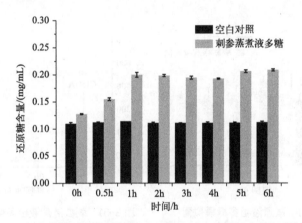

图 3-33　刺参蒸煮液粗多糖模拟小肠消化时不同时间点的还原糖含量

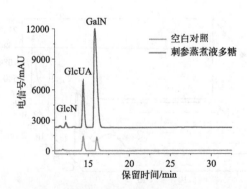

图 3-34　刺参蒸煮液粗多糖模拟小肠消化时不同时间点的单糖组成

GlcN—氨基葡萄糖；GlcUA—葡萄糖醛酸；GalN—氨基半乳糖

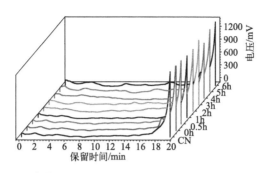

图 3-35　刺参蒸煮液粗多糖模拟小肠消化时不同时间点的分子量

样说明不是由于小肠消化导致刺参蒸煮液粗多糖分子量发生变化,推测缓冲溶液的改变导致多糖空间构象发生改变[29]。综上所述,小肠消化使刺参蒸煮液粗多糖产生游离的氨基葡萄糖、葡萄糖醛酸和氨基半乳糖,但分子量没有变化。

表3-5　刺参蒸煮液粗多糖模拟小肠消化时不同时间点的分子质量

消化时间 /h	刺参蒸煮液粗多糖分子质量 /Da
0	6.12×10^3
0.5	5.88×10^3
1	5.97×10^3
2	6.07×10^3
3	6.28×10^3
4	6.17×10^3
5	5.92×10^3
6	6.12×10^3

3.3.4　海参蒸煮液粗多糖对肠道微生物的影响

通过16S rRNA基因扩增子测序分析了刺参蒸煮液粗多糖酶解液的菌群结构。α多样性分析显示 [图3-36(a)、(b)、(c)] CL-SCP组(刺参蒸煮液粗多糖组)与CN组的Chao1指数有显著性差异,但Shannon指数和Simpson指数均无显著性差异,说明刺参蒸煮液粗多糖减少了群落中低丰度物种,但群落内物种多样性和均匀度没有变化。β多样性是对不同样本的微生物群落构成进行比较分析，通过图3-36（d）的主坐标分析发现，同组样本聚类在一起，不同组的菌群相互分离，说明刺参蒸煮液粗多糖能改变肠道微生物群的结构[34]。

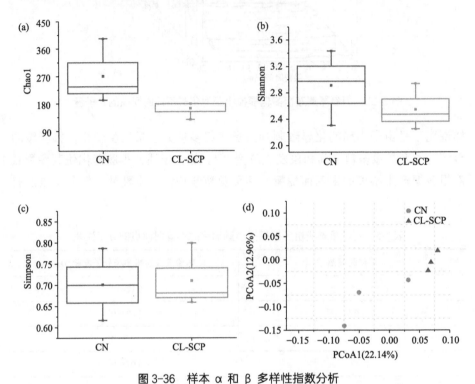

图 3-36　样本 α 和 β 多样性指数分析

（a）Chao1指数；（b）Shannon指数；（c）Simpson指数；（d）β多样性

各组之间物种多样性和菌群结构比较分析后，利用 t 检验分析两组间具有显著性差异的物种（图3-37）。和CN组相比，CL-SCP组在科水平上，肠球菌科（Enterococcaceae）、丹毒杆菌科（Erysipelatoclostridiaceae）和文肯菌科（Rikenellaceae）显著减少，Paludibacteraceae显著增加。在属水平上，CL-SCP组的肠球菌属（*Enterococcus*）和丹毒荚膜菌属（*Erysipelatoclostridium*）显著减少，厌氧菌科（Anaerovoracaceae）的Family_ⅩⅢ_AD3011_group显著增加。肠球菌是人和哺乳动物肠道中正常菌群之一，但近来的研究也证实了肠球菌与结直肠癌等多种疾病相关[34]。丹毒荚膜菌属可以促进色氨酸分泌，在帕金森病中显著增加[39]。Paludibacteraceae中的典型菌株 *Paludibacter propionicigenes* 是一种丙酸生产菌[40]，丙酸是肠道微生物发酵非消化性多糖产生的一种短链脂肪酸，对机体健康有重要作用[41]。因此，刺参蒸煮液粗多糖显著减少了有害菌的丰度，增加了短链脂肪酸产生菌的丰度，从而影响肠道菌群结构。

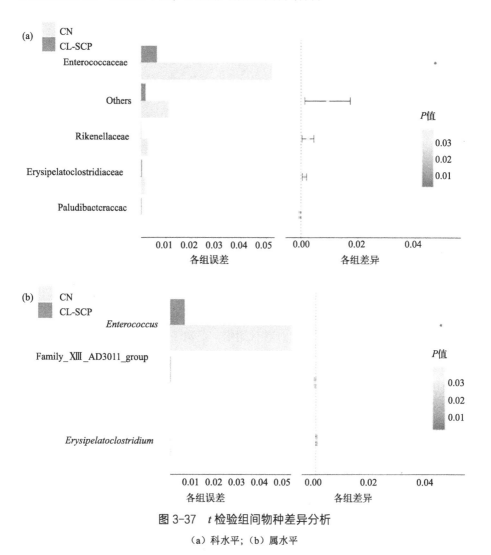

图 3-37　*t* 检验组间物种差异分析

（a）科水平；（b）属水平

3.3.5　海参蒸煮液粗多糖对粪便代谢物的影响

采用皮尔森相关性分析法对刺参蒸煮液粗多糖的QC样本进行分析，QC样本的相关性可以直观反映出检测系统的稳定性。如图3-38所示，在正离子模式下，QC样本相关系数均高于0.987；在负离子模式下，QC样本相关系数均高于0.979，两种模式下，QC样本相关系数均接近1，表明本次实验稳定性强，重复性好[34]。

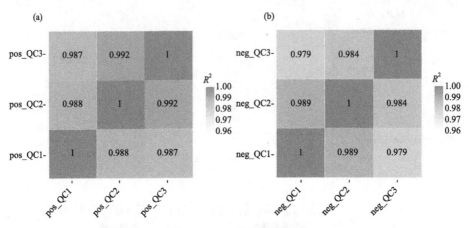

图 3-38　QC 样本相关性图
（a）正离子模式；（b）负离子模式

　　基于数据库对差异代谢物进行定性和相对定量分析，结果如表3-6所示，刺参蒸煮液粗多糖样品共鉴定出1231种代谢物，正离子模式下鉴定到202种差异代谢物，其中54个显著上调，148个显著下调；负离子模式下鉴定到229种差异代谢物，其中73个显著上调，156个显著下调。两种模式下，下调差异代谢物较多，分别占差异显著代谢物总数的73.27%和68.12%。如图3-39所示，可直观看出差异代谢物的分布情况[34]。

表3-6　差异代谢物鉴定结果

模式	代谢物总数/个	差异显著性代谢物总数/个	显著上调代谢物总数/个	显著下调代谢物总数/个
正离子	595	202	54	148
负离子	636	229	73	156

　　采用偏最小二乘法判别分析（PLS-DA）建立代谢物与样品类别的关系进行样品类别的预测。建立PLS-DA模型，得到的模型评价参数R^2和Q^2，对于两者的判别标准是：与1越接近模型越稳定。结果如图3-40所示，在正负离子模式下，模型均未过拟合且稳定性较高。为进一步验证PLS-DA模型是否在建模过程中出

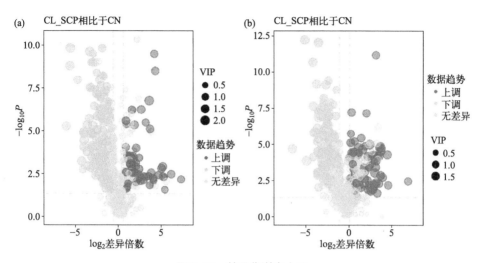

图 3-39 差异代谢火山图

（a）正离子模式；（b）负离子模式

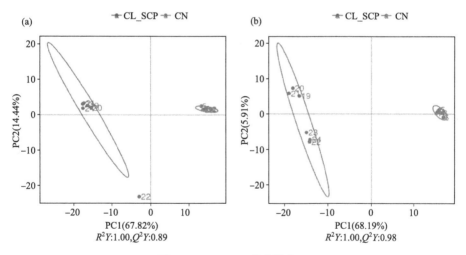

图 3-40 PLS-DA 得分散点图

（a）正离子模式；（b）负离子模式

现过拟合，通过置换检验的方式对PLS-DA模型进行评价。本研究进行了200次置换模拟，结果如图3-41所示，R^2大于Q^2，且Q^2回归线与Y轴截距小于0，表明模型没有发生过拟合，说明模型具有良好的稳定性[34]。

差异代谢物间存在协同或者互斥，通过这种关系可以一定程度上补充差异代谢物作用机制，同时反映不同差异代谢物间的密切程度，探查代谢物与代谢物变

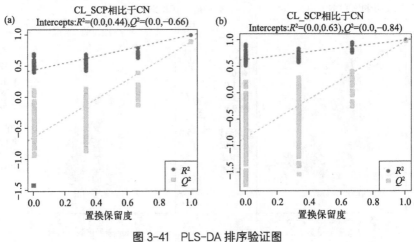

图 3-41　PLS-DA 排序验证图

（a）正离子模式；（b）负离子模式

化趋势的一致性。采用皮尔森相关系数来揭示刺参蒸煮液粗多糖差异代谢物之间的相关性，结果如图 3-42 所示。正离子模式下，二氢胸腺嘧啶和邻十五碳二烯柳酸与其他代谢物呈显著负相关，说明二氢胸腺嘧啶可能被分解为 3- 氨基异丁酸或者 5- 羟甲基脲嘧啶参与其他代谢途径，邻十五碳二烯柳酸可能被分解为漆酚

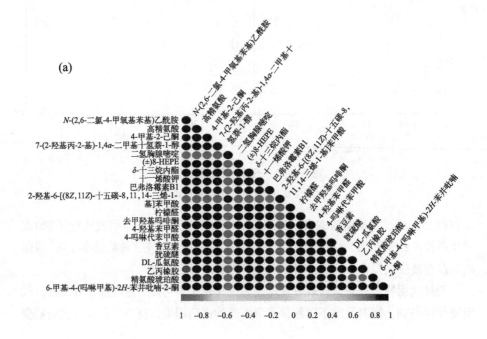

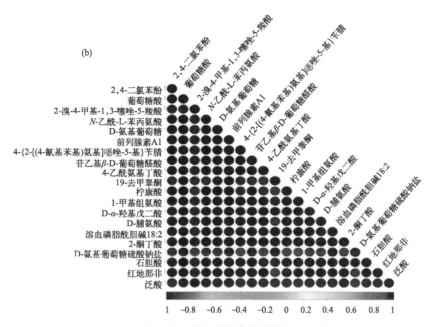

图 3-42　差异代谢物相关性图

（a）正离子模式；（b）负离子模式

和黄酮类物质参与其他代谢途径。负离子模式下，2- 溴 -4- 甲基 -5- 噻唑甲酸和泛酸与其他代谢物呈显著负相关，推测 2- 溴 -4- 甲基 -5- 噻唑甲酸可能被分解为 2- 氨基 -4- 甲基噻唑 -5- 羧酸、2- 溴 -4- 甲基噻唑 -5- 甲酸乙酯或 2- 氨基 -4- 甲基噻唑 -5- 甲酸乙酯参与其他代谢途径，泛酸可能被分解为辅酶 A 参与其他代谢途径[34]。

　　KEGG 是现代研究中所有可追溯代谢物的数据库，该数据库中不仅包含了生物体中的大量生化代谢途径，还包含了各代谢信号转导途径，收录了多方面的通路信息。通过 KEGG 可以快速确定差异代谢物的代谢路径，精准分析差异代谢物的功能，取前 20 条 KEGG 通路绘制富集气泡图，结果如图 3-43 所示。正离子模式下显著富集的代谢途径为 1 条（不同环境中的微生物代谢），参与代谢物为 9 种；负离子模式下显著富集的代谢途径为 3 条（次级胆汁酸生物合成、咖啡因代谢、不同环境中的微生物代谢），参与代谢物为 25 种（表 3-7 和表 3-8）[34]。

　　值得关注的是，差异代谢物可以显著富集到次级胆汁酸生物合成途径，且其中的差异代谢物含量除脱氧胆酸外都显著增加。胆汁酸是在肝脏中合成的，并通过肠道微生物转化为次级胆汁酸，胆汁酸可以与肠道微生物互作，通过激活不同的受体信号调节糖脂代谢、能量代谢以及免疫炎症反应等[42]。

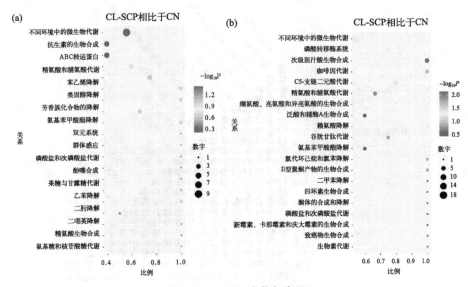

图 3-43 KEGG 富集气泡图

（a）正离子模式；（b）负离子模式

表3-7 差异代谢物鉴定结果（正离子模式）

代谢物	分子式	P	KEGG编码	通路
β-羟基-4-雄烯-3-酮	$C_{19}H_{28}O_2$	0.0372	C00535	map01120 不同环境中的微生物代谢
4-羟基苯甲醛	$C_7H_6O_2$	0.0351	C00633	map01120 不同环境中的微生物代谢
雄烯二酮	$C_{19}H_{26}O_2$	0.0352	C00280	map01120 不同环境中的微生物代谢
α-苯基乙酰胺	C_8H_9NO	0.0336	C02505	map01120 不同环境中的微生物代谢
尿囊酸	$C_4H_8N_4O_4$	0.0345	C00499	map01120 不同环境中的微生物代谢
吡哆醇	$C_8H_{11}NO_3$	0.0358	C00314	map01120 不同环境中的微生物代谢
苯基乙烯	C_8H_8	0.0302	C07083	map01120 不同环境中的微生物代谢
L-岩藻糖	$C_6H_{12}O_5$	0.0311	C01019	map01120 不同环境中的微生物代谢
对氨基苯甲酸	$C_7H_7NO_2$	0.0309	C00108	map01120 不同环境中的微生物代谢

表 3-8　差异代谢物鉴定结果（负离子模式）

代谢物	分子式	P	KEGG 编码	通路
胆酸	$C_{24}H_{40}O_5$	0.0074	C00695	map00121 次级胆汁酸生物合成
石胆酸	$C_{24}H_{40}O_3$	0.0071	C03990	map00121 次级胆汁酸生物合成
5β- 胆酸 -3α,6β,7β- 三醇	$C_{24}H_{40}O_5$	0.0076	C07726	map00121 次级胆汁酸生物合成
脱氧胆酸	$C_{24}H_{40}O_4$	0.0071	C04483	map00121 次级胆汁酸生物合成
脱氧胆酸钠	$C_{24}H_{39}NaO_4$	0.0065	C02528	map00121 次级胆汁酸生物合成
1,3,7- 三甲基尿酸	$C_8H_{10}N_4O_3$	0.0206	C16361	map00232 咖啡因代谢
黄嘌呤	$C_5H_4N_4O_2$	0.0199	C01762	map00232 咖啡因代谢
1-甲基黄嘌呤	$C_6H_6N_4O_2$	0.0202	C16358	map00232 咖啡因代谢
1-甲基尿酸	$C_6H_6N_4O_3$	0.0194	C16359	map00232 咖啡因代谢
抗坏血酸	$C_6H_8O_6$	0.0487	C00072	map01120 不同环境中的微生物代谢
D-赤藓糖-4-磷酸	$C_4H_9O_7P$	0.0479	C00279	map01120 不同环境中的微生物代谢
磷酸烯醇丙酮酸	$C_3H_5O_6P$	0.0481	C00074	map01120 不同环境中的微生物代谢
邻苯二甲酸酯	$C_8H_4O_4$	0.0489	C06337	map01120 不同环境中的微生物代谢
邻甲苯酸	$C_8H_8O_2$	0.0492	C07215	map01120 不同环境中的微生物代谢
苯乙醛酸	$C_8H_5O_3$	0.0488	C02137	map01120 不同环境中的微生物代谢
邻氨基苯磺酸	$C_6H_7NO_3S$	0.0491	C06333	map01120 不同环境中的微生物代谢
2,5-二羟基苯乙酸	$C_8H_8O_4$	0.0481	C00544	map01120 不同环境中的微生物代谢
2,4-二氯苯酚	$C_6H_4Cl_2O$	0.0488	C02625	map01120 不同环境中的微生物代谢
对苯二醇	$C_6H_6O_2$	0.0489	C00530	map01120 不同环境中的微生物代谢
顺式乌头酸	$C_6H_6O_6$	0.0492	C00417	map01120 不同环境中的微生物代谢
反式肉桂酸	$C_9H_8O_2$	0.0488	C00423	map01120 不同环境中的微生物代谢
胆色素原	$C_{10}H_{14}N_2O_4$	0.0487	C00931	map01120 不同环境中的微生物代谢
醋酸乙酯	$C_4H_8O_2$	0.0491	C00164	map01120 不同环境中的微生物代谢
4-吡哆酸	$C_8H_9NO_4$	0.0486	C00847	map01120 不同环境中的微生物代谢
L-谷氨酸	$C_5H_9NO_4$	0.0489	C00025	map01120 不同环境中的微生物代谢

差异代谢物筛选中发现，CL-SCP组的丙酸和丁酸都显著增加，其log$_2$（倍数变化）值分别为0.90和2.57。这与肠道菌群中丙酸产生菌的丰度增加结果相一致。丙酸和丁酸均为短链脂肪酸，是肠上皮细胞的重要能量来源，通过不同的机制调节肠道功能，影响肠道运动，增强肠道屏障功能和宿主代谢，对人类健康有益[43]。因此，通过影响肠道菌群从而改变次级胆汁酸代谢和短链脂肪酸的生成，可能是刺参蒸煮液多糖发挥其生物学活性的途径之一。

刺参蒸煮液粗多糖在模拟口腔和模拟胃部消化过程中，分子量和还原糖含量均没有变化，消化终点也没有游离单糖产生，说明刺参蒸煮液多糖无法被唾液和胃液消化。在模拟小肠消化过程中，分子量没有变化，但还原糖含量增加，消化终点GlcN、GlcUA和GalN含量显著增高，说明刺参蒸煮液多糖能够在小肠消化过程中产生游离单糖。刺参蒸煮液粗多糖可以改变肠道菌群结构，使致病菌丰度减少，增加了短链脂肪酸产生菌的丰度。采用非靶向代谢组学技术对刺参蒸煮液粗多糖作用的粪便差异代谢物进行了比对分析，正负模式下共鉴定出1231种代谢物，经差异代谢物筛选，共筛选到431个显著差异代谢物，其中丙酸和丁酸含量显著增加，因此推测刺参蒸煮液粗多糖通过调节肠道菌群，增加了短链脂肪酸的合成，从而发挥其生物活性。

参考文献

[1] 武圣江. 烤烟烘烤变黄期优质烟叶形成的蛋白质组学研究[D]. 贵州：贵州大学，2020.
[2] 罗青平. 基于蛋白质组学的禽多杀性巴氏杆菌重要免疫原性相关蛋白的发掘及功能研究[D]. 武汉：华中农业大学，2019.
[3] 向嘉琪，刘青杰，王成芳，等. 基于质谱的蛋白质组学技术的发展及其在辐射领域的应用[J]. 中国辐射卫生，2021, 30(01): 110-116.
[4] 李学鹏. 中国对虾冷藏过程中品质评价及新鲜度指示蛋白研究[D]. 杭州发：浙江工商大学，2012.
[5] 王义轩. 海参加工、贮藏过程中品质变化及消化产物蛋白质组学研究[D]. 大连：大连海洋大学，2022.
[6] Malagelada J R, Go V, Summerskill W. Different gastric, pancreatic, and biliary responses to solid-liquid or homogenized meals[J]. Dig Dis Sci, 1979, 24(2): 101-110.
[7] Siegel J A, Urbain J L, Adler L P, et al. Biphasic nature of gastric emptying[J]. Gut, 1988, 29(1): 85-89.
[8] Kong F, Singh R P. Disintegration of solid foods in human stomach[J]. J Food Sci, 2010, 73(5): 121-130.
[9] 杨悦，李婉，卢春. 黑色素转铁蛋白重组慢病毒载体的构建及其在宫颈癌HeLa细胞中的功能验证[J]. 江苏大学学报(医学版)，2019, 29(03): 216-220.
[10] Hernández-Pasos J, Valentín-Tirado G, García-Arrarás J E. Melanotransferrin: New homolog genes and their differential expression during intestinal regeneration in the sea cucumber Holothuria glaberrima: melanotransferrin homologs in holothurians[J]. J Exp Zool B Mol Dev Evol, 2017, 328: 259-274.
[11] Nounou M I, Adkins C E, Rubinchik E, et al. Anti-cancer antibody trastuzumab melanotransferrin conjugate (bt2111) for the treatment of metastatic HER^{2+} breast cancer tumors in the brain: an in-vivo study[J]. Pharm Res, 2016, 33(12): 1-13.
[12] Hayashi K, Longenecker K L, Liu Y L, et al. Complex of human melanotransferrin and SC57.32 fab fragment reveals novel interdomain arrangement with ferric N-lobe and open C-lobe[J]. Sci Rep, 2021, 11(1): 566.

[13] Shin J, Kim H J, Kim G, et al. Discovery of melanotransferrin as a serological marker of colorectal cancer by secretome analysis and quantitative proteomics[J]. J Proteome Res, 2014, 13: 4919-4931.

[14] 刘建洲. OLA1 调控胰腺癌耐药机制研究 [D]. 大连：大连理工大学，2020.

[15] Prince V S, Jeyabal Valentina R, et al. Regulation of cell-matrix adhesion by OLA1, the Obg-like ATPase 1[J]. Biochem Biophys Res Commun, 2014, 444(4): 568-574.

[16] 陈光静. 方竹笋的加工废笋渣中多糖的分离纯化和结构解析及其生物活性研究 [D]. 重庆：西南大学，2019.

[17] 汪磊. 刺梨多糖的分离纯化、降血糖作用及其对肠道微生态的影响 [D]. 广州：华南理工大学，2019.

[18] 武苏凤. 海带岩藻聚糖硫酸酯的体外消化与酶解特征研究 [D]. 大连：大连工业大学，2019.

[19] 高洁. 海带多糖的结构表征及其对血脂异常相关肠道菌群的影响研究 [D]. 广州：华南理工大学，2019.

[20] Zhu Z J, Zhu B W, Sun Y J, et al. Sulfated polysaccharide from sea cucumber modulates the gut microbiota and its metabolites in normal mice[J]. Int J Biol Macromol, 2018, 120: 502-512.

[21] Fang Q, Hu J, Nie Q, et al. Structural characteristics, biological, rheological and thermal properties of the polysaccharide and the degraded polysaccharide from raspberry fruits[J]. Int J Biol Macromol, 2019, 92: 65-70.

[22] 刘祎帆. 兜唇石斛免疫活性多糖及抗氧化肽的结构鉴定及功能表征 [D]. 广州：华南理工大学，2018.

[23] 陈春. 桑葚多糖的结构鉴定、活性评价及其体外消化酶解 [D]. 广州：华南理工大学，2018.

[24] Ma Y, Jiang S, Zeng M. In vitro simulated digestion and fermentation characteristics of polysaccharide from oyster (Crassostrea gigas), and its effects on the gut microbiota[J]. Food Res Int, 2021, 149(2): 110-146.

[25] Xu Y, Liu N, Fu X, et al. Structural characteristics, biological, rheological and thermal properties of the polysaccharide and the degraded polysaccharide from raspberry fruits[J]. Int J Biol Macromol, 2019, 132: 109-118.

[26] 秦娟，程潆辉，白光辉，等. 海洋硫酸多糖对糖脂代谢及肠道菌群调节作用的研究进展[J]. 中国海洋药物，2023, 42(04): 71-79.

[27] 张冠亚，黄晓君，聂少平，等. 体外模拟 3 种消化液对铁皮石斛多糖的消化作用[J]. 食品科学，2014, 23: 5-15.

[28] 艾雨晴. 纳豆芽孢杆菌发酵刺参中多糖的结构表征及消化特性研究 [D]. 大连：大连海洋大学，2022.

[29] 闵芳芳，聂少平，万宇俊，等. 青钱柳多糖在体外消化模型中的消化与吸收[J]. 食品科学，2013, 34(21): 6-15.

[30] Li Y, Liu S, Ding Y, et al. Structure, in vitro digestive characteristics and effect on gut microbiota of sea cucumber polysaccharide fermented by Bacillus subtilis Natto[J]. Food Res Int, 2023, 169: 112872.

[31] 胡娟，高辰辰，药园园，等. 饲用枯草芽孢杆菌 HGcc-1 对鲤肠肝健康、血清补体及肠道菌群的影响[J]. 水产学报，2021, 45(10): 1753-1763.

[32] Qin J, Li R, Raes J, et al. A human gut microbial gene catalogue established by metagenomic sequencing[J]. Nature, 2010, 464(7285): 59-65.

[33] Flint H J, Scott K P, Duncan S H, et al. Microbial degradation of complex carbohydrates in the gut[J]. Gut microbes, 2012, 3(4): 289-306.

[34] 秦娟. 海参蒸煮液多糖的理化性质、消化特性及活性研究 [D]. 大连：大连海洋大学，2023.

[35] 于双. 提取方法对海参煮液多糖的组成、结构及性质的影响 [D]. 大连：大连海洋大学，2022.

[36] Chen G, Xie M, Wan P, et al. Digestion under saliva, simulated gastric and small intestinal conditions and fermentation in vitro by human intestinal microbiota of polysaccharides from Fuzhuan brick tea[J]. Food Chem, 2018, 244: 331-339.

[37] Chen A, Liu Y, Zhang T, et al. Chain conformation, mucoadhesive properties of fucoidan in the gastrointestinal tract and its effects on the gut microbiota[J]. Carbohydr Polym, 2023, 304: 120460.

[38] Hu J L, Nie S P, Min F F, et al. Artificial simulated saliva, gastric and intestinal digestion of polysaccharide from the seeds of Plantago asiatica L[J]. Carbohydr Polym, 2013, 92(2): 1143-1150.

[39] Rosario D, Bidkhori G, Lee S, et al. Systematic analysis of gut microbiome reveals the role of bacterial folate and homocysteine metabolism in Parkinson's disease[J]. Cell Rep, 2021, 34(9): 108807.

[40] Ueki A, Akasaka H, Suzuki D, et al. Paludibacter propionicigenes gen. nov., sp. nov., a novel strictly anaerobic, Gram-negative, propionate-producing bacterium isolated from plant residue in irrigated rice-field soil in Japan[J]. Int J Syst Evol Microbiol, 2006, 56(Pt 1): 39-44.

[41] Louis P, Flint H J. Formation of propionate and butyrate by the human colonic microbiota[J]. Environ Microbiol, 2017, 19(1): 29-41.

[42] 李楚荞，刘天宇，宋雪例. 胆汁酸-肠道菌群相互作用与结直肠癌发生发展的研究进展 [J]. 肿瘤药学，2019, 9(5): 6-13.

[43] Martin-Gallausiaux C, Marinelli L, Blottière H M, et al. SCFA: mechanisms and functional importance in the gut[J]. Proc Nutr Soc, 2021, 80(1): 37-49.

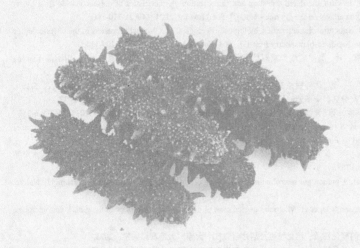

第 4 章 海参加工新技术

海参作为海洋中最滋补的食材和药材，富含蛋白质、多糖、皂苷、脂肪酸、矿物质、维生素等多种营养物质，能够很好地补充人体所需的营养。鲜活海参因体内含有自溶酶，外界环境的变化例如温度、pH、噪声，尤其是油污，会使海参先"吐肠"，体壁部分发生"溶解"现象，长途运输可减重80%，这使得海参的运输和贮藏有一定的困难，海参加工也由此应运而生。目前，海参的加工以干制为主，据统计，全球范围约有90%的海参被加工成各种干制品，但干海参需经水发后才能食用，泡发时间长，过程繁琐。湿法即食海参食用方便，保持海参原形，虽然销售环节离不开冷链，但因其食用方便，也成为近年来市场上常见的海参加工形式。盐渍海参由于处理简便，成本相对较低并易贮藏，常被作为即食海参加工的原料。新鲜海参通过水煮、盐渍形成盐渍海参，再通过3～5天的多次水煮泡发形成即食海参产品，这种加工工艺耗时且会引起大量营养成分的流失。因此，海参加工领域一直在探索经济快速且能有效保留产品营养价值的加工工艺。

大连是我国优质海参养殖的核心区域，以大连为例，海参年产量已达5万多吨，无论是海参养殖规模还是海参年产量都处于我国海参养殖业领跑者地位。大连及周边地区海参的规模化加工始于1993年，起初主要以小规模家庭式作坊加工为主，1995年以后随着养殖生产的扩大，大中型企业开始加入到海参加工的队伍中。至今，加工企业数量也从最初的几家增加到现在的500多家，全产业链年产值达200亿元。

大连地区的海参加工品种类有很多，盐渍和干品等传统简便工艺加工品从一开始便牢牢占据了大部分市场，因此也成为海参加工产品的主流。传统加工品虽然有着加工流程简单的优势，但营养成分流失严重，存在着消费者购买后调理过程繁琐等问题，这也客观影响了海参加工品市场的扩大。基于这种市场环境，一部分加工企业瞄准市场，把资本投入到新制品的研发和加工新技术的开发上，力求使海参加工品多元化，以满足市场各个消费群体的需求。近年来，一些加工新技术相继问世，本章对刺参加工新技术进行介绍，并对加工过程中刺参营养品质及活性多糖的变化情况进行研究。

4.1
真空蒸制技术

热加工是一种常用的蛋白质改性手段，海参采捕后通过热加工可以尽快使其内源酶失活，进而阻断自溶的发生，因此，蒸煮加工是海参加工中的一个必要步骤。海参的加工品质量受加热温度、加热时间、加热程度和加热压力的影响[1]。真空蒸制技术是通过低压条件、控制加热温度和时间，熟制海参的一种新型加工方式。在一定真空度条件下，水的沸点将低于100℃，能够降低海参体内营养物质的损失，使刺参胶原蛋白适度变性，同时，外压降低产生一定的膨松作用，有利于后期海参的发制，该技术能够提高肉制品的口感和营养价值。

4.1.1　真空蒸制技术加工工艺

鲜刺参去除内脏，体壁经过清洗后，获得鲜刺参体壁（FC）。北方传统水煮即食刺参（RTE-T）加工工艺为将FC经沸水煮20min后，加入3∶1的食用盐盐渍12h，再煮沸90min后，在4℃纯净水中浸泡20h脱除盐分。样品洗净再用纯水煮制20min，泡发40h后得到RTE-T。真空蒸制技术加工工艺如图4-1所示，经沸水烫漂定型15min，沥干水分后放入真空蒸煮设备内，均匀撒在蒸帘上，调节温度恒定在95℃，真空度−0.03MPa，真空蒸制3h。将熟化后的刺参取出后用纯水洗净，获得真空蒸制即食刺参（RTE-V）。将RTE-V在4℃纯水中泡发12h，获得真空蒸制泡发即食刺参（RTE-VS）[2]。

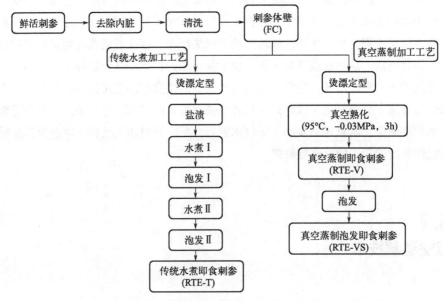

图4-1　真空蒸制技术加工工艺流程图

4.1.2 真空蒸制技术对海参营养品质的影响

营养保留值（true retention values，TRVs）是用来衡量加工工艺对产品营养价值影响的主要指标。TRVs是产品加工后某一项营养成分含量与加工前该营养成分含量的比值。虽然，目前有很多的科研文献报道干制海参或新鲜海参的营养成分含量，但很少有关于加工工艺对海参营养保留值影响的文献。因此，通过测定刺参在传统水煮工艺和真空蒸制技术处理前后各项营养成分含量，计算得到即食产品中各项营养成分的营养保留值，为衡量真空蒸制技术对刺参营养品质的影响、开发新型高效加工工艺提供数据支撑。

（1）刺参体壁基本成分变化　鲜刺参体壁（FC）与经加工后得到的3种刺参产品真空蒸制即食刺参（RTE-V）、真空蒸制泡发即食刺参（RTE-VS）和传统水煮即食刺参（RTE-T）的基本成分组成如表4-1所示，大连刺参体壁中基本成分含量与前期报道的青岛海域刺参体壁相近 [2]。与其他品种北极海参、糙海参、海地瓜和梅花参相比 [3-5]，FC含有略低的蛋白质含量。FC的脂肪含量低于北极海参，但高于海地瓜和梅花参 [3, 5]，灰分含量与大红海参、北极海参和梅花参相似，但高于海地瓜 [3, 5, 6]。然而，FC的总糖含量要高于其他已报道的美国红参、八刺参、大红海参和海地瓜 [6]。

表4-1　鲜刺参体壁及刺参即食产品中基本成分含量

单位：g/100g，湿重

成分	FC	RTE-V	RTE-VS	RTE-T
水分	91.71±0.23[c]	80.96±0.32[d]	94.11±0.13[b]	95.55±0.32[a]
蛋白质	3.35±0.15[c]	13.30±0.51[a]	4.68±0.10[b]	3.88±0.57[c]
脂肪	0.29 ±0.04[b]	0.88±0.12[a]	0.25±0.02[b]	0.15±0.02[c]
灰分	2.97±0.01[a]	2.42±0.01[b]	0.30±0.01[c]	0.27±0.00[d]
总糖	1.11±0.10[b]	2.75±0.12[a]	0.83±0.04[c]	0.60±0.06[d]

注：不同的上标字母表示同一指标不同样品之间存在显著性差异 $P < 0.05$。

RTE-V中的蛋白质、灰分和总糖含量要高于已报道的水发北极海参和罐装美国红参、八刺参 [3, 6]。RTE-VS与RTE-T相比，除水分外，其他成分含量较高。

表4-2为鲜刺参体壁及刺参即食产品中多糖含量，FC多糖含量为6.75g/100g [2]，这与高岳等的研究结果一致 [7]。刺参中的多糖具有抗疲劳、抗血栓等多重生物活性，RTE-V的多糖含量显著高于其他刺参（$P < 0.05$），其余两种即食产品并无显

著性差异（$P>0.05$），推测RTE-V产品具有更好的保健功能。

表4-2　刺参体壁及刺参即食产品中多糖含量

单位：g/100g，湿重

成分	FC	RTE-V	RTE-VS	RTE-T
多糖	6.75±0.59[b]	8.25±0.73[a]	7.08±1.74[b]	6.10±1.69[b]

注：不同的上标字母表示同一指标不同样品之间存在显著性差异$P<0.05$。

鲜刺参体壁及刺参即食产品中矿物质含量如表4-3所示，鲜刺参体壁中Na、K、Ca和Mg含量依次降低[2]。水产品和肉制品在加工过程中矿物质含量会发生显著性变化[8]，在所有的刺参即食产品中Na、K、Ca和Mg常量元素显著降低，这与前人研究中海参干制和泡发过程中常量元素的变化规律一致[8]。

在微量元素Fe、Mn、Cr、Zn和Cu中，FC中Fe的含量最高，其次为Zn。刺参即食产品中Fe和Cr的比例因加工过程而显著降低，而Zn和Cu的比例并无显著性变化，这也与Gokoglu和Karimian-Khosroshahi等鱼肉蒸煮或微波处理过程中Zn和Cu的比例无显著变化的结果一致[9,10]。

表4-3　鲜刺参体壁及刺参即食产品中矿物质含量

单位：mg/100g，湿重

元素种类	FC	RTE-V	RTE-VS	RTE-T
Na	18271.34±449.21[a]	12014.65±530.53[b]	4777.07±183.72[c]	4932.76±245.65[c]
K	1660.15±57.52[a]	340.62±4.86[b]	90.57±1.11[c]	49.96±0.67[d]
Ca	1506.92±12.22[a]	1354.91±7.61[b]	1283.12±37.04[b]	1115.97±49.65[c]
Mg	1480.44±36.51[a]	696.37±29.79[b]	473.05±10.39[c]	184.40±1.21[d]
Fe	26.54±3.34[a]	10.87±2.11[b]	10.23±1.47[b]	14.46±3.84[b]
Mn	0.65±0.09[a]	0.46±0.08[b]	0.56±0.05[ab]	0.63±0.07[a]
Cr	0.67±0.07[a]	0.37±0.07[b]	0.24±0.07[b]	0.32±0.04[b]
Zn	5.02±0.95[a]	4.24±0.66[a]	4.83±0.45[a]	3.87±0.27[a]
Cu	1.14±0.13[a]	1.05±0.15[a]	1.03±0.11[a]	1.13±0.12[a]

注：不同的上标字母表示同一指标不同样品之间存在显著性差异$P<0.05$。

表4-4为鲜刺参体壁及刺参即食产品中氨基酸组成，鲜刺参体壁中含量最高的氨基酸为谷氨酸，其次为甘氨酸[2]，这和大部分海参品种结果一致[11]，Bordbar等认为甘氨酸和谷氨酸在免疫调节中发挥重要作用[12]。FC、RTE-V、

RTE-VS 和 RTE-T 谷 氨 酸 含 量 分 别 为 5.53g/100g、8.08g/100g、8.76g/100g 和 10.35g/100g，与鱼肉中的谷氨酸含量相似 [13]。FC、RTE-V、RTE-VS 和 RTE-T 中的甘氨酸含量分别为 4.86g/100g、8.86g/100g、10.85g/100g 和 11.65g/100g，显著高于生或熟凤尾鱼和青鱼 [14]。

除了谷氨酸和甘氨酸的含量丰富外，刺参氨基酸组成的另一个重要特征是赖氨酸/精氨酸比值低。FC、RTE-V、RTE-VS 和 RTE-T 中赖氨酸对精氨酸的比例分别为 0.64、0.44、0.44、0.40 [2]。结果与 Wen 等结果一致，刺参的赖氨酸/精氨酸比其他海产品如鱼、蟹、虾的赖氨酸/精氨酸比值要低 [15]，低赖氨酸/精氨酸比值的蛋白质具有降胆固醇作用。

表4-4　鲜刺参体壁及刺参即食产品中氨基酸组成

单位：g/100g，干基

氨基酸种类	FC	RTE-V	RTE-VS	RTE-T
天冬氨酸	4.05±0.09[d]	5.89±0.18[c]	6.89±0.11[b]	7.54±0.10[a]
苏氨酸①	2.11±0.03[c]	2.84±0.10[b]	3.50±0.11[a]	3.67±0.02[a]
丝氨酸	1.88±0.06[d]	2.79±0.12[c]	3.14±0.03[b]	3.57±0.09[a]
谷氨酸	5.53±0.15[c]	8.08±0.22[b]	8.76±0.02[b]	10.35±0.02[a]
脯氨酸	2.81±0.08[d]	5.26±0.05[c]	5.87±0.21[b]	6.96±0.06[a]
甘氨酸	4.86±0.07[d]	8.86±0.30[c]	10.85±0.21[b]	11.65±0.21[a]
丙氨酸	2.28±0.06[d]	3.70±0.11[c]	4.41±0.01[a]	4.88±0.02[a]
缬氨酸①	1.73±0.01[d]	2.33±0.06[c]	2.64±0.02[b]	2.93±0.05[a]
甲硫氨酸①	0.78±0.05[c]	1.16±0.01[b]	1.21±0.04[b]	1.59±0.01[a]
异亮氨酸①	1.51±0.03[c]	2.05±0.03[b]	2.06±0.03[b]	2.60±0.06[a]
亮氨酸①	2.13±0.01[d]	2.78±0.08[c]	2.96±0.04[b]	3.48±0.07[a]
酪氨酸	1.05±0.08[c]	1.45±0.14[b]	1.61±0.03[b]	1.78±0.05[a]
苯丙氨酸①	1.34±0.01[c]	1.76±0.06[b]	1.88±0.11[b]	2.22±0.06[a]
赖氨酸①	1.85±0.04[c]	1.97±0.05[c]	2.36±0.11[a]	2.33±0.04[a]
组氨酸	0.53±0.01[d]	0.61±0.02[c]	0.75±0.02[a]	0.73±0.01[b]
精氨酸	2.87±0.05[d]	4.43±0.17[c]	5.33±0.15[b]	5.8±0.08[a]
半胱氨酸	0.61±0.04[b]	0.61±0.01[b]	0.88±0.21[a]	0.67±0.03[b]
色氨酸①	0.38±0.01[d]	0.40±0.01[c]	0.54±0.01[a]	0.48±0.00[b]
赖氨酸/精氨酸	0.64±0.01[a]	0.44±0.01[b]	0.44±0.01[b]	0.40±0.01[c]

注：不同的上标字母表示同一指标不同样品之间存在显著性差异 $P < 0.05$。
　　①必需氨基酸。

苏氨酸、缬氨酸、甲硫氨酸、异亮氨酸、亮氨酸、苯丙氨酸、赖氨酸和色氨酸通常被认为是人体必需的氨基酸。必需氨基酸评分（EAAS）是评价食品营养质量的一个关键因素。如表4-5所示，FC和RTE产品的EAAS是根据联合国粮食及农业组织（FAO）/世界卫生组织（WHO）/联合国大学（UNU）的标准确定的。最常见的限制氨基酸是赖氨酸、甲硫氨酸、苏氨酸和色氨酸，FC中唯一的限制性必需氨基酸是亮氨酸[2]。Wen等认为赖氨酸和甲硫氨酸是8种海参干制品中限制性必需氨基酸[11]。所有RTE产物中，亮氨酸、缬氨酸和赖氨酸均为限制氨基酸。

表4-5 鲜刺参体壁及刺参即食产品的必需氨基酸评分

必需氨基酸	FC	RTE-V	RTE-VS	RTE-T
苏氨酸	226	178	191	204
缬氨酸	110	85	85	95
甲硫氨酸＋半胱氨酸	155	118	118	132
异亮氨酸	123	97	87	110
亮氨酸	90	68	63	76
苯丙氨酸＋酪氨酸	197	153	147	170
赖氨酸	102	62	67	67
色氨酸	150	100	117	100

（2）刺参即食产品的营养保留值 刺参即食产品RTE-V、RTE-VS和RTE-T基本营养成分的营养保留范围分别为17%～84%、4%～64%和6%～72%，如图4-2所示，这揭示了加工过程对刺参品质的影响是显著的。这是由于食物中的蛋白质、

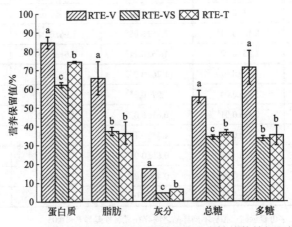

图4-2 即食刺参产品中基本营养成分及多糖的营养保留值

脂肪、灰分和总糖中可溶性成分会随着加工过程中水分的流失而丢失[16,17]。刺参即食产品基本营养成分保留值由高到低分别为蛋白质、脂肪、总糖和灰分，即灰分的流失最为严重。这也与Fukunaga等结果类似，干海参发制过程中灰分流失较快[18]。真空蒸制技术加工的即食刺参营养保留值最高，然而如果经过后续泡发后，蛋白质和灰分显著降低，保留值低于传统水煮加工的产品。

真空蒸制技术加工的即食刺参多糖的营养保留值为71.1%，而经过泡发后，多糖的保留值显著下降至33.6%。这一结果表明，真空蒸制后泡发加剧了多糖的损失，这是由于多糖的高水溶性。GUO等报道称，加工刺参时产生的废液中检测到粗多糖等活性成分[17]。传统水煮工艺加工的即食刺参与真空蒸制又泡发的即食刺参多糖保留值无显著性差异（$P>0.05$）。

刺参即食产品矿物质的保留值均低于50%，如图4-3所示，说明矿物质在刺参加工过程中容易流失。Badiani等发现欧洲鲈鱼类水产品在烹饪的过程中矿物质含量降低较快[19]。经真空蒸制技术加工的即食刺参产品的常量元素（Na、K、Ca和Mg）保留比例高于传统水煮工艺加工的即食刺参，微量元素（Fe、Mn、Cr、Zn和Cu）并无显著性差异。真空蒸制技术加工的即食刺参经后续泡发得到的产品的Na、Mn和Cu保留值低于传统水煮工艺加工的即食刺参。

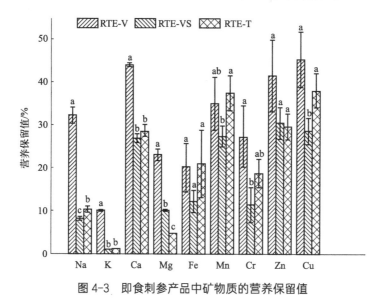

图 4-3　即食刺参产品中矿物质的营养保留值

刺参即食产品RTE-V、RTE-VS和RTE-T的氨基酸保留值范围分别是49%～92%、40%～71%和40%～70%，如表4-6所示。刺参即食产品中脯氨酸和甘氨酸保留值较高，而半胱氨酸和赖氨酸保留值较低。除甲硫氨酸外，RTE-VS和RTE-T中必需氨基酸的保留值均低于55%。同时，刺参即食产品中大部分必需氨基酸保留值低于非必需氨基酸。这也揭示了刺参中的必需氨基酸成分在加工过程中更易流失的特点。

表4-6　刺参即食产品氨基酸的保留值　　　　　单位：%

氨基酸种类	RTE-V	RTE-VS	RTE-T
天冬氨酸	71.40±2.15 [a]	53.79±0.88 [b]	54.97±0.20 [b]
苏氨酸 [①]	66.05±2.30 [a]	52.31±1.59 [b]	51.18±0.19 [b]
丝氨酸	72.70±3.14 [a]	52.74±0.48 [c]	55.59±0.65 [b]
谷氨酸	71.73±1.94 [a]	50.04±0.12 [c]	54.76±0.37 [b]
脯氨酸	91.77±0.86 [a]	65.91±2.30 [c]	69.85±0.00 [b]
甘氨酸	89.47±3.00 [a]	70.50±1.38 [b]	68.80±0.42 [c]
丙氨酸	79.71±2.29 [a]	61.14±0.01 [c]	64.14±0.00 [b]
缬氨酸 [①]	66.10±1.61 [a]	48.10±0.39 [c]	51.63±0.12 [b]
甲硫氨酸 [①]	73.46±0.90 [a]	49.10±1.44 [c]	61.82±0.26 [b]
异亮氨酸 [①]	66.63±0.92 [a]	43.08±0.59 [c]	52.15±0.27 [b]
亮氨酸 [①]	64.05±1.96 [a]	43.88±0.63 [c]	50.09±0.10 [b]
酪氨酸	67.77±6.61 [a]	48.42±0.85 [c]	51.01±0.78 [b]
苯丙氨酸 [①]	64.70±2.08 [a]	44.35±2.51 [c]	52.59±1.69 [b]
赖氨酸 [①]	52.27±1.32 [a]	40.31±1.82 [b]	40.41±0.11 [b]
组氨酸	56.02±1.96 [a]	44.39±1.26 [b]	43.70±0.00 [b]
精氨酸	75.88±2.91 [a]	58.69±1.64 [b]	58.61±0.29 [b]
半胱氨酸	49.08±0.57 [a]	45.67±1.11 [b]	44.02±2.03 [b]
色氨酸 [①]	52.35±0.00 [a]	45.47±0.00 [b]	44.78±0.00 [c]

注：不同的上标字母表示同一指标不同样品之间存在显著性差异 $P < 0.05$。
　　① 必需氨基酸。

加工工艺对刺参基本营养成分、多糖、氨基酸以及除Zn、Cu外的其他矿物质具有显著性影响，营养保留值显示出不同工艺会导致不同程度的营养流失。真空蒸制技术制备的即食刺参产品不仅含有极高的蛋白质、脂肪、灰分、总糖、常量元素和氨基酸，且能够更有效保留产品中的营养元素。然而，真空蒸制熟化后的泡发会增加营养流失，使其营养成分含量如蛋白质、灰分和一些元素的保留值低于传统水煮工艺制备的产品。真空蒸制熟化技术在保存刺参营养价值方面优于传统的水煮工艺。

4.1.3　真空蒸制技术对海参多糖的影响

（1）真空蒸制对刺参多糖和硫酸多糖含量的影响　如表4-7所示，100kg鲜活刺参去除内脏清洗后，出皮率为52%，刺参皮质量为52kg，水分含量为91.7%，干物质重为4.31kg。鲜刺参采用真空蒸制和常压煮制两种热加工方式进行处理，经真空蒸制后，刺参质量为10kg，含水量81.0%，干物质为1.91kg，干物质损失率为55.7%；鲜刺参经常压煮制发制后，刺参质量为40kg，含水量95.6%，干物质为1.78kg，干物质损失率为58.7%。可见，真空蒸制刺参干物质损失率略低于常压煮制刺参，与鲜刺参皮干物质比，真空蒸制和常压煮制刺参干物质损失率较高。

表4-7　100kg鲜活刺参经真空蒸制和常压煮制后干物质质量变化

热加工方式	质量/kg	水分含量/%	干物质质量/kg	干物质损失率/%
鲜刺参	52	91.7	4.31	—
真空蒸制刺参	10	81.0	1.91	55.7
常压煮制刺参	40	95.6	1.78	58.7

从表4-8可见，鲜刺参体壁中多糖含量为6.8%，真空蒸制刺参中多糖含量为8.3%，高于鲜刺参的多糖含量，常压煮制刺参中多糖含量为6.1%，低于鲜刺参和真空蒸制刺参；100kg鲜活刺参经提取多糖后，鲜刺参、真空蒸制和常压煮制刺参中的多糖总量分别为291g、158g和109g。经真空蒸制后，多糖损失率为45.9%，低于干物质的损失率；煮制刺参的多糖损失率为62.7%，高于干物质的损失率；可见，真空蒸制刺参多糖的损失率明显低于煮制刺参，比常压煮制刺参低16.8%。

表4-8　100kg鲜活刺参经真空蒸制和常压煮制后多糖含量变化

热加工方式	多糖含量/%	多糖总量/g	多糖损失率/%
鲜刺参	6.8	291	—
真空蒸制刺参	8.3	158	45.9
常压煮制刺参	6.1	109	62.7

如表4-9所示，100kg鲜活刺参经真空蒸制和常压煮制后，采用十六烷基氯化吡啶（CPC）沉淀获得硫酸多糖，鲜刺参、真空蒸制和常压煮制刺参提取的粗硫酸多糖总量分别为622g、273g和259g，硫酸多糖总量分别为163.6g、86.5g和

48.4g。经热加工后，真空蒸制和常压煮制刺参中硫酸多糖损失率分别为47.2%和70.4%，真空蒸制刺参硫酸多糖的损失率明显低于常压煮制刺参，比常压煮制刺参低33.2%。

表4-9　100kg鲜活刺参经真空蒸制和常压煮制后提取硫酸多糖含量变化

热加工方式	硫酸多糖含量/%	粗硫酸多糖总量/g	硫酸多糖总量/g	硫酸多糖损失率/%
鲜刺参	26.3	622	163.6	—
真空蒸制刺参	31.7	273	86.5	47.2
常压煮制刺参	18.8	259	48.4	70.4

如表4-10所示，鲜活刺参经真空蒸制和常压煮制后，CPC法提取的鲜刺参、真空蒸制和常压煮制刺参硫酸多糖占多糖比例分别为56.4%、55.0%和44.7%，其中，鲜刺参和真空蒸制刺参硫酸多糖占多糖的比例相近，都高于常压煮制刺参，常压煮制刺参中硫酸多糖较鲜刺参减少11.7%，而真空蒸制刺参仅减少1.4%，变化极小。CPC法提取的鲜刺参、真空蒸制和常压煮制刺参岩藻糖占硫酸多糖比例分别为71.8%、74.3%和69.4%，表明硫酸多糖中主要以岩藻糖为主，其中，鲜刺参和真空蒸制刺参岩藻糖占硫酸多糖比例相近，常压煮制刺参岩藻糖占硫酸多糖比例略有减少，表明热加工对硫酸多糖中的岩藻糖影响很小。这也表明刺参多糖的种类主要以硫酸多糖为主。

表4-10　鲜活刺参经真空蒸制和常压煮制后硫酸多糖和岩藻糖比例变化

热加工方式	硫酸多糖占总多糖比例/%	岩藻糖占总多糖比例/%
鲜刺参	56.4	40.5
真空蒸制刺参	55.0	40.8
常压煮制刺参	44.7	31.0

综上所述，鲜活刺参经真空蒸制和常压煮制后，刺参干物质和多糖都有较大损失，煮制刺参中的多糖、硫酸多糖及岩藻糖损失率远高于真空蒸制刺参，表明常压蒸煮方式对刺参多糖的影响很大。刺参多糖的种类主要以硫酸多糖为主，硫酸多糖中主要以岩藻糖为主。

（2）真空蒸制对刺参硫酸多糖中的各单糖组成及含量的影响　如表4-11所示，100kg鲜活刺参经真空蒸制和常压煮制后，采用CPC沉淀获得硫酸多糖，真空蒸制和常压煮制刺参中硫酸多糖中的各单糖含量都发生了明显变化。其中，鲜刺参、真空蒸制和常压煮制刺参硫酸多糖中岩藻糖总量分别为117.8g、64.3g和33.7g，经蒸煮后，真空蒸制刺参和常压煮制刺参中硫酸多糖中的岩藻糖损失率分别为45.4%和71.4%，真空蒸制刺参岩藻糖的损失率明显低于常压煮制刺参，比常压煮制刺参低26.0%，变化规律与硫酸多糖一致。

表4-11　真空蒸制和常压煮制刺参硫酸多糖中岩藻糖含量变化

热加工方式	岩藻糖含量/%	岩藻糖总量/g	岩藻糖损失率/%
鲜刺参	18.9	117.8	—
真空蒸制刺参	23.6	64.3	45.4
常压煮制刺参	13.0	33.7	71.4

如表4-12所示，经蒸煮后，真空蒸制刺参和常压煮制刺参中硫酸多糖中的甘露糖损失率分别为46.0%和63.9%，真空蒸制刺参甘露糖的损失率明显低于常压煮制刺参，比常压煮制刺参低17.9%。

表4-12　真空蒸制和常压煮制刺参硫酸多糖中甘露糖含量变化

热加工方式	甘露糖含量/%	甘露糖总量/g	甘露糖损失率/%
鲜刺参	0.619	3.85	—
真空蒸制刺参	0.761	2.08	46.0
常压煮制刺参	0.534	1.39	63.9

如表4-13所示，经蒸煮后，真空蒸制刺参和常压煮制刺参中硫酸多糖中的氨基葡萄糖损失率分别为57.0%和58.9%，真空蒸制刺参与常压煮制刺参氨基葡萄糖的损失率相近。

表4-13　真空蒸制和常压煮制刺参硫酸多糖中氨基葡萄糖含量变化

热加工方式	氨基葡萄糖含量/%	氨基葡萄糖总量/g	氨基葡萄糖损失率/%
鲜刺参	1.626	10.12	—
真空蒸制刺参	1.594	4.35	57.0
常压煮制刺参	1.604	4.16	58.9

如表4-14所示，经蒸煮后，真空蒸制刺参和常压煮制刺参中硫酸多糖中的葡萄糖醛酸损失率分别为52.6%和89.2%，真空蒸制刺参葡萄糖醛酸的损失率明显低于常压煮制刺参，比常压煮制刺参低36.6%。

表4-14　真空蒸制和常压煮制刺参硫酸多糖中葡萄糖醛酸含量变化

热加工方式	葡萄糖醛酸含量/%	葡萄糖醛酸总量/g	葡萄糖醛酸损失率/%
鲜刺参	0.535	3.33	—
真空蒸制刺参	0.578	1.58	52.6
常压煮制刺参	0.140	0.36	89.2

如表4-15所示，经蒸煮后，真空蒸制刺参和常压煮制刺参中硫酸多糖中的半乳糖醛酸损失率分别为42.5%和57.8%，真空蒸制刺参半乳糖醛酸的损失率低于常压煮制刺参，比常压煮制刺参低15.3%。

表4-15　真空蒸制和常压煮制刺参硫酸多糖中半乳糖醛酸含量变化

热加工方式	半乳糖醛酸含量/%	半乳糖醛酸总量/g	半乳糖醛酸损失率/%
鲜刺参	0.564	3.51	—
真空蒸制刺参	0.738	2.02	42.5
常压煮制刺参	0.570	1.48	57.8

如表4-16所示，经蒸煮后，真空蒸制刺参和常压煮制刺参硫酸多糖中的氨基半乳糖损失率分别为53.2%和57.5%，真空蒸制刺参与常压煮制刺参氨基半乳糖的损失率相近。

表4-16　真空蒸制和常压煮制刺参硫酸多糖中氨基半乳糖含量变化

热加工方式	氨基半乳糖含量/%	氨基半乳糖总量/g	氨基半乳糖损失率/%
鲜刺参	1.488	9.26	—
真空蒸制刺参	1.585	4.33	53.2
常压煮制刺参	1.518	3.94	57.5

如表4-17所示，经蒸煮后，真空蒸制刺参和常压煮制刺参硫酸多糖中的半乳糖损失率分别为52.0%和73.8%，真空蒸制刺参半乳糖的损失率低于常压煮制刺参，比常压煮制刺参低21.8%。

表4-17　真空蒸制和常压煮制刺参硫酸多糖中半乳糖含量变化

热加工方式	半乳糖含量/%	半乳糖总量/g	半乳糖损失率/%
鲜刺参	2.022	12.58	—
真空蒸制刺参	2.213	6.04	52.0
常压煮制刺参	1.269	3.29	73.8

如表4-18所示，经蒸煮后，真空蒸制刺参和常压煮制刺参硫酸多糖中的葡萄糖损失率分别为46.0%和86.6%，真空蒸制刺参葡萄糖的损失率明显低于常压煮制刺参，比常压煮制刺参低40.6%。

表4-18 真空蒸制和常压煮制刺参硫酸多糖中葡萄糖含量变化

热加工方式	葡萄糖含量/%	葡萄糖总量/g	葡萄糖损失率/%
鲜刺参	0.563	3.50	—
真空蒸制刺参	0.692	1.89	46.0
常压煮制刺参	0.183	0.47	86.6

综上所述，经蒸煮后，蒸制刺参硫酸多糖中的岩藻糖、葡萄糖、葡萄糖醛酸、半乳糖和甘露糖的损失率明显低于煮制刺参，半乳糖醛酸略低于煮制刺参，而氨基葡萄糖、氨基半乳糖与煮制刺参相近。此外，鲜刺参经蒸制和煮制后，没有改变鲜刺参中的硫酸多糖的单糖组成。

（3）真空蒸制对刺参硫酸多糖的单糖比例影响 蒸煮方式对CPC法提取的粗硫酸多糖的各单糖比例有一定影响，图4-4是鲜刺参、真空蒸制刺参和常压煮

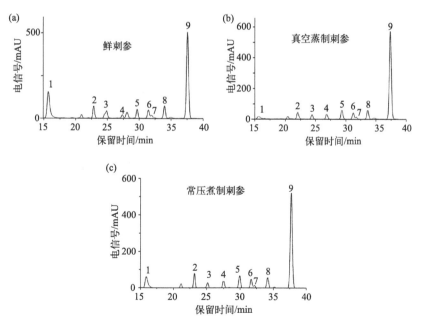

图4-4 鲜刺参（a）、真空蒸制刺参（b）和常压煮制刺参（c）硫酸多糖的单糖组成液相图谱

1—甘露糖；2—氨基葡萄糖；3—葡萄糖醛酸；4—半乳糖醛酸；5—乳糖；6—氨基半乳糖；7—葡萄糖；
8—半乳糖；9—岩藻糖

制刺参硫酸多糖的单糖组成液相图谱。从表4-19可以看出，与鲜刺参比，真空蒸制刺参粗硫酸多糖中的甘露糖、半乳糖醛酸、葡萄糖、岩藻糖的质量比高于鲜刺参，而氨基葡萄糖、葡萄糖醛酸、氨基半乳糖、半乳糖质量比基本相近。常压煮制刺参中的葡萄糖醛酸、葡萄糖、半乳糖和岩藻糖质量比明显低于鲜刺参和真空蒸制刺参，氨基葡萄糖、氨基半乳糖质量比与鲜刺参和蒸制刺参相近，甘露糖和半乳糖醛酸质量比低于真空蒸制刺参，与鲜刺参相近。

表4-19　真空蒸制和常压煮制刺参粗硫酸多糖中的各单糖质量比

热加工方式	甘露糖	氨基葡萄糖	葡萄糖醛酸	半乳糖醛酸	氨基半乳糖	葡萄糖	半乳糖	岩藻糖
鲜刺参	0.619	1.626	0.535	0.564	1.488	0.563	2.022	18.925
真空蒸制刺参	0.761	1.594	0.578	0.738	1.585	0.692	2.213	23.554
常压煮制刺参	0.534	1.604	0.140	0.570	1.518	0.183	1.269	12.989

从表4-20可以明显看出，鲜刺参的硫酸多糖中的各单糖即甘露糖、氨基葡萄糖、葡萄糖醛酸、半乳糖醛酸、氨基半乳糖、葡萄糖、半乳糖和岩藻糖占比为2.4：6.3：2.1：2.2：5.8：2.2：7.9：73.9，真空蒸制刺参的硫酸多糖中的各单糖占比为2.4：5.0：1.8：2.3：5.0：2.2：7.0：74.3。其中，两种热加工方式的刺参硫酸多糖中甘露糖、半乳糖醛酸、葡萄糖和岩藻糖占比相近，真空蒸制刺参中的氨基葡萄糖、葡萄糖醛酸、氨基半乳糖、半乳糖占比略低于鲜刺参。可见，真空蒸制刺参与鲜刺参中的硫酸多糖的各单糖占比相近，表明真空蒸制热加工方式没有改变鲜刺参中的硫酸多糖的单糖占比。

表4-20　真空蒸制和常压煮制刺参粗硫酸多糖中各单糖占比

热加工方式	甘露糖	氨基葡萄糖	葡萄糖醛酸	半乳糖醛酸	氨基半乳糖	葡萄糖	半乳糖	岩藻糖
鲜刺参	2.4	6.3	2.1	2.2	5.8	2.2	7.9	73.9
真空蒸制刺参	2.4	5.0	1.8	2.3	5.0	2.2	7.0	74.3
常压煮制刺参	2.9	8.6	0.7	3.0	8.1	1.0	6.8	69.4

常压煮制刺参的硫酸多糖中的各单糖占比为2.9：8.6：0.7：3.0：8.1：1.0：6.8：69.4，常压煮制刺参中的葡萄糖醛酸和葡萄糖占比明显低于鲜刺参和真空蒸制刺参，半乳糖和岩藻糖占比略低于鲜刺参和蒸制刺参，而甘露糖、氨基葡萄糖、半乳糖醛酸和氨基半乳糖占比略高于鲜刺参和真空蒸制刺参，表明煮制热加工方式改变了鲜刺参中的硫酸多糖的单糖占比。

从表4-21可以明显看出，鲜刺参的硫酸多糖中的各单糖即甘露糖、氨基葡萄糖、葡萄糖醛酸、半乳糖醛酸、氨基半乳糖、葡萄糖、半乳糖和岩藻糖物质的量码比为1.10∶2.67∶0.88∶0.85∶2.21∶1.00∶3.59∶36.89，真空蒸制刺参的硫酸多糖中的各单糖物质的量码比为1.10∶2.13∶0.78∶0.91∶1.91∶1.00∶3.20∶37.35，可见，两种热加工方式的硫酸多糖中的各单糖物质的量码比相似，与各单糖占粗硫酸多糖的质量比和硫酸多糖中的单糖占比一致。而常压煮制刺参的硫酸多糖中的各单糖物质的量码比分别为2.92∶8.09∶0.71∶2.65∶6.93∶1.10∶6.94∶77.90，与鲜刺参和真空蒸制刺参明显不同，主要是因为常压煮制刺参硫酸多糖中葡萄糖占比较低，表明常压煮制过程葡萄糖损失较多。

表4-21　真空蒸制和常压煮制刺参粗硫酸多糖中各单糖物质的量码比

热加工方式	甘露糖	氨基葡萄糖	葡萄糖醛酸	半乳糖醛酸	氨基半乳糖	葡萄糖	半乳糖	岩藻糖
鲜刺参	1.10	2.67	0.88	0.85	2.21	1.00	3.59	36.89
真空蒸制刺参	1.10	2.13	0.78	0.91	1.91	1.00	3.20	37.35
常压煮制刺参	2.92	8.09	0.71	2.65	6.93	1.10	6.94	77.90

（4）蒸制和煮制刺参多糖红外谱图分析　从图4-5可以看出，真空蒸制和常

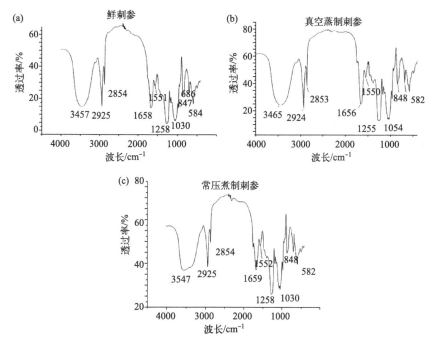

图4-5　鲜刺参（a）、真空蒸制刺参（b）和常压煮制刺参（c）硫酸多糖的红外光谱图

压煮制热加工方式与鲜刺参多糖的红外谱图基本一样，并且三种多糖在1250cm^{-1}、850cm^{-1}和580cm^{-1}都有典型的峰，是典型的硫酸多糖特征。因此，热加工方式没有改变刺参多糖的红外谱图，即多糖的基团没有改变。

4.2
高压蒸制技术

4.2.1 高压蒸制技术加工工艺

高压蒸制技术在近些年来也成为海参加工的一种工艺方法，因为在高压条件下，水的沸点会随着压力的增加而增加，导致蒸煮液的温度高达120 ~ 130℃。高压刺参的加工以活刺参为原料，经过预处理后加工成多种形式的即食刺参产品。高压蒸制技术加工工艺框架图如图4-6所示，刺参体壁在3倍体积水中，100℃沸水中煮制1h，即得常压煮制即食刺参（APB）；刺参体壁在3倍体积水中，100℃沸水中蒸制1h，即得常压蒸制即食刺参（APS）；刺参体壁在3倍体积水中，121℃，压力0.21MPa条件下加热10min，即得高压蒸制即食刺参（HPS）[20]。

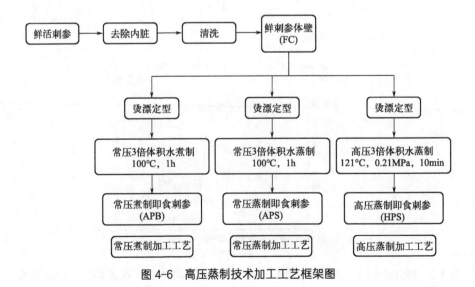

图4-6 高压蒸制技术加工工艺框架图

4.2.2　高压蒸制技术对海参蛋白质的影响

对不同加工方式刺参的蛋白质含量进行分析，结果见表4-22。3种加工方式的刺参体壁的蛋白质质量分别为40.52g/100g、40.84g/100g、34.84g/100g和59.72g/100g，经过高压蒸制加工的刺参体壁提取到的蛋白质最多。刺参经过高压蒸制后对蛋白质结构影响较大，更易提取蛋白质，同时经过热处理后的刺参蒸煮液蛋白质质量分别为7.45g/L、6.79g/L和9.19g/L，常压蒸制的蒸煮液中蛋白质含量相对较少，这对选择合适的加工方法具有重要指导意义[20]。

表4-22　不同加工方式刺参的蛋白质含量分析

样品名	体壁/（g/100g）	蒸煮液/（g/L）
FC	40.52	—
APB	40.84	7.45
APS	34.84	6.79
HPS	59.72	9.19

采用LC-MS/MS方法，对不同加工方式刺参体壁和蒸煮液进行蛋白质组学分析，结果如表4-23所示。从鲜刺参、常压煮制、常压蒸制和高压蒸制四种处理方式的刺参体壁中分别鉴定到376、381、426和392种蛋白质。热处理后刺参体壁鉴定的蛋白质种类多于冷冻刺参。APS鉴定的刺参体壁蛋白质种类最多，与其他三种加工方法有显著差异，其次是HPS和APB[20]。

此外，在所有刺参体壁中鉴定出328种共同蛋白质［图4-7（a）］，表明这些热处理可以保留主要类型的蛋白质成分。另一方面，从APB、APS和HPS的热加工蒸煮液中分别鉴定出236、235和237种蛋白质（表4-23）。蒸煮液中的蛋白质可以认为是刺参热加工体壁的主要营养损失。有趣的是，在三种热加工蒸煮液中鉴定出212种共同蛋白质［图4-7（b）］，这意味着采用不同的热加工方法可能存在相同的蛋白质损失机制。此外，在热加工刺参的体壁和蒸煮液中鉴定出121种共同蛋白质，然而，仅在蒸煮液中鉴定出158种蛋白质［图4-7（c）］[20]。

表4-23　不同加工方式刺参体壁和蒸煮液中鉴定的蛋白质数量

加工方式	FC/种	APB/种	APS/种	HPS/种
体壁	376±15[b]	381±5[b]	426±4[a]	392±7[b]
蒸煮液	—	236±13[a]	235±4[a]	237±2[a]

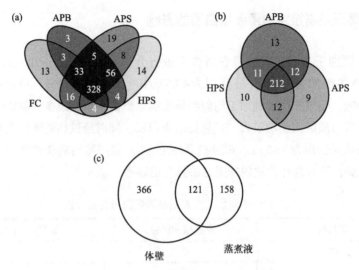

图 4-7　不同加工方式刺参蛋白质韦恩图

（a）体壁；（b）蒸煮液；（c）体壁和蒸煮液

对刺参体壁鉴定出的20种高丰度蛋白质进行定量比较，评价不同加工方式对某些重要蛋白质的影响，结果如图4-8和表4-24所示。在3个热处理的体壁样品中，4个蛋白的相对丰度显著降低，包括主要卵黄蛋白1（A0A2G8KCU4）、主要卵黄蛋白2（A0A2AG8KCS6和A0A2G8KCP9）和VWFD结构域蛋白（A0A2G8K7R8），原因是蛋白质损失并流进了蒸煮液中。反之，3种蛋白在热处理的体壁样品中的丰度增加，包括假定的肌球蛋白重链横纹肌异构体X5（A0A2G8JXL8）、肌动蛋白亚型2（A0A2G8JBE4）和假定的CUB和Sushi结构域蛋白2（A0A2G8JZR2）。蛋白丰度增加很大程度上是因为热处理使体壁内的蛋白质变性，并提高了部分蛋白质的提取效率。此外，假定的 α-1胶原蛋白异构体X4(A0A2G8KC19、A0A2G8KCZ9)、α-2胶原（A0A2G8LKB1）和2α纤维状胶原（A0A2G8LKB9)在APB体壁中有更高的丰度[20]。胶原蛋白是细胞外基质和多种软组织中最丰富的成分[21]，已广泛应用于食品、医学、组织工程、化妆品等领域。胶原蛋白是海参体壁中一种含量非常丰富的蛋白质，其大部分具有不溶性，因为胶原蛋白中有大量的氢键、离子键、范德瓦耳斯力和疏水键，难溶于水和一般的有机溶剂[22]。因此，本研究鉴定到的胶原蛋白大部分为可溶性胶原。假定的肌球蛋白重链横纹肌异构体X5（A0A2G8JXL8）、肌动蛋白异构体2（A0A2G8JBE4）和肌动蛋白（A0A2G8JRZ2）在HPS含量较高，原肌球蛋白（A0A2G8K865）的强度在FC中最高。

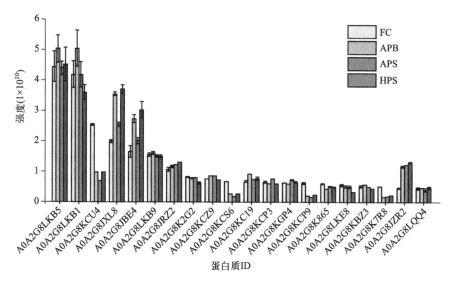

图 4-8　不同加工刺参体壁中前 20 种相对高丰度的蛋白质

表4-24　不同加工刺参体壁中前20种相对高丰度的蛋白质的信息

序号	蛋白质 ID	蛋白质名称
1	A0A2G8LKB5	假定的富含甘氨酸蛋白
2	A0A2G8LKB1	α-2 胶原
3	A0A2G8KCU4	主要卵黄蛋白 1
4	A0A2G8JXL8	假定的肌球蛋白重链横纹肌异构体 X5
5	A0A2G8JBE4	肌动蛋白异构体 2
6	A0A2G8LKB9	2α 纤维状胶原
7	A0A2G8JRZ2	肌动蛋白
8	A0A2G8K2G2	VWFC 结构域蛋白
9	A0A2G8KCZ9	假定的 α-1 胶原蛋白异构体 X4
10	A0A2G8KCS6	主要卵黄蛋白 2
11	A0A2G8KC19	假定的 α-1 胶原蛋白异构体 X4
12	A0A2G8KGP3	细胞外基质蛋白 3
13	A0A2G8KGP4	细胞外基质蛋白 3
14	A0A2G8KCP9	主要卵黄蛋白 2
15	A0A2G8K865	原肌球蛋白
16	A0A2G8LKE8	未鉴定的蛋白质
17	A0A2G8KBZ3	假定的 α-1 胶原蛋白异构体 (片段)
18	A0A2G8K7R8	VWFD 结构域蛋白
19	A0A2G8JZR2	假定的 CUB 和 Sushi 结构域蛋白 2
20	A0A2G8LQQ4	假定的 IgGFc 结合蛋白

蒸煮液中的蛋白质可以看作是刺参热加工过程中的营养损失。通过对蒸煮液中总蛋白质强度的无标签蛋白组定量[23]，不同刺参热处理方法的总蛋白损失率分别为14.8%、13.0%和11.6%。因此，与APB和APS方法相比，HPS处理方法中的蛋白质损失是最低的，总蛋白损失率是开发和优化刺参加工过程的有用指标，对指导刺参的加工和生产具有重要意义。

在体壁和刺参的蒸煮液中鉴定出121种共同蛋白质。在这些蛋白质中，根据P＜0.05确定了72个显著差异蛋白（表4-25）。热处理后血管生成素样蛋白2（A0A2A2G8L3W8）的蛋白损失率最高的超过98%，HPS的最低损失为95.2%。APB加工后的原肌球蛋白（A0A2G8K865）、假定的肌球蛋白重链，横纹肌异构体X5（A0A2G8JXL8）和肌动蛋白异构体2（A0A2G8JBE4）的损失率明显高于其他两种方式（APS和HPS）[20]。原肌球蛋白、肌球蛋白和肌动蛋白亚型2是肌肉的主要成分，约占肌肉蛋白的三分之一，占肌纤维蛋白的70%～80%，为肌收缩提供力量[24]。在肉制品的加热过程中，肌肉蛋白的热水解对肉的质量起着重要作用，直接影响着肉制品的弹性、多汁、味道等感官特性。除肌肉蛋白的热水解外，α-2胶原蛋白（A0A2G8LKB1）、2α原纤维胶原（A0A2G8LKB9）、假定的α-1胶原蛋白异构体X4（A0A2G8KCZ9和A0A2G8KC19）也显示出类似的规律。棘皮动物、海胆纲、海参纲和海星纲中有丰富的主要卵黄蛋白[25, 26]。来自APB的主要卵黄蛋白1（片段）（A0A2G8KCU4）和主要卵黄蛋白2（A0A2G8KCS6、A0A2G8KCP9）的损失率明显低于其他两种方式（APS和HPS），所以不同类型的蛋白质损失率也有所不同。

表4-25　热处理的海参体壁中的蛋白质损失率

序号	蛋白ID	蛋白名称	APB	APS	HPS
1	A0A2G8L3W8	血管生成素样蛋白2	97.8±0.7[a]	98.6±0.2[a]	95.2±1.1[b]
2	A0A2G8KQP7	假定的α-结晶蛋白B链状异构体X2	96.8±0.5[a]	95.4±0.4[b]	96.2±0.6[ab]
3	A0A2G8LQJ5	LAM_G_DOMAIN结构域蛋白（片段）	89.2±1.0[a]	88.7±0.7[a]	84.8±0.9[b]
4	A0A2G8KN50	假定的核仁素	83.6±3.8[a]	78.1±3.4[a]	78.8±18.6[ab]
5	A0A2G8JL57	未鉴定的蛋白质	80.3±4.3[c]	97.2±0.7[a]	89.5±1.6[b]
6	A0A2G8JDX1	假定的肌肉特异性蛋白20	79.9±0.6[a]	72.9±2.2[b]	63.4±3.2[c]
7	A0A2G8L7K7	ANK_REP_REGION结构域蛋白	79.4±18.1[a]	60.5±5.3[ab]	54.6±7.9[b]
8	A0A2G8LH04	室管膜素相关蛋白	78.4±19.1[a]	46.6±2.7[b]	49.3±7.2[b]
9	A0A2G8KQS8	未鉴定的蛋白质	76.6±2.9[b]	59.3±3.4[c]	88.6±0.8[a]
10	A0A2G8L0Y7	假定的肌球蛋白10	72.8±2.2[a]	59.9±2.3[b]	41.3±2.1[c]

续表

序号	蛋白 ID	蛋白名称	APB	APS	HPS
11	A0A2G8KSR4	Aamy 结构域蛋白	71.1±5.5[a]	49.8±1.1[b]	39.6±6.7[b]
12	A0A2G8KMA0	假定的钙腔蛋白异构体 X4	68.7±1.9[a]	64.7±1.4[b]	49.1±1.5[c]
13	A0A2G8JRJ1	假定的核糖体蛋白 P2	64.3±4.6[a]	69.6±3.6[a]	51.0±2.1[b]
14	A0A2G8KK02	未鉴定的蛋白质	63.5±1.1[a]	63.7±2.9[a]	69.2±1.7[b]
15	A0A2G8JLY2	组蛋白 H1β	62.7±3.3[a]	66.8±4.5[a]	53.5±1.8[b]
16	A0A2G8KWF4	60S 核糖体蛋白 L21	60.5±2.7[a]	61.6±6.9[a]	35.8±6.7[b]
17	A0A2G8L0Z5	假定的肌球蛋白 10（片段）	55.3±2.5[a]	47.2±2.4[b]	20.8±1.6[c]
18	A0A2G8KGI2	纤维蛋白原 C 端结构域蛋白	51.8±8.9[a]	30.2±3.7[b]	32.0±4.3[b]
19	A0A2G8K865	原肌球蛋白	41.7±4.0[a]	18.5±1.5[b]	10.0±1.0[b]
20	A0A2G8KDF9	未鉴定的蛋白质	40.5±4.2[a]	33.0±4.0[b]	16.3±1.6[c]
21	A0A2G8L619	未鉴定的蛋白质	40.1±15[a]	15.0±5.2[b]	24.5±5.8[ab]
22	A0A2G8KT62	组蛋白 H2A	39.0±1.1[a]	29.5±2.2[b]	32.5±1.5[b]
23	A0A2G8LBR5	60S 核糖体蛋白 L40	37.8±4.7b	56.6±2.3[a]	43.8±4.0[b]
24	A0A2G8KJ60	SHSP 结构域蛋白	33.4±4.3[a]	21.7±3.4[b]	24.3±1.1[b]
25	A0A2G8JLN5	假定的异质核核糖蛋白 A1 样 3	32.4±10.3[a]	13.5±6.0[b]	39.4±6.7[a]
26	A0A2G8KDZ9	主要卵黄蛋白 1	31.4±6.4[a]	17.6±1.2[b]	22.8±0.8[b]
27	A0A2G8LKB8	假定的胶原蛋白 α1(I) 链	31.0±7.4[a]	20.9±3.6[b]	12.6±2.0[b]
28	A0A2G8KLH5	黑素转铁蛋白	30.1±2.1[a]	26.0±0.6[b]	30.5±0.9[a]
29	A0A2G8LNM0	皂苷 B- 型结构域蛋白	29.6±0.8[a]	25.9±1.9[ab]	24.6±3.5[b]
30	A0A2G8KCA5	假定的类腱生蛋白	28.8±3.5[b]	14.4±0.8[c]	35.3±3.0[a]
31	A0A2G8L6E3	甜菜碱同型半胱氨酸甲基转移酶 1	28.3±2.2[a]	22.4±1.1[b]	10.0±1.2[c]
32	A0A2G8K240	40S 核糖体蛋白 S12	25.0±3.3[a]	18.0±2.5[b]	13.9±1.2[b]
33	A0A2G8K7M8	卵黄蛋白原结构域蛋白	21.4±0.7[a]	12.0±2.3[b]	14.2±0.3[b]
34	A0A2G8LMJ9	假定的神经母细胞分化相关 d 蛋白 AHNAK	20.4±2.8[b]	35.6±4.2[a]	12.1±2.7[c]
35	A0A2G8L5B7	假定的肌球蛋白调节轻链 12A	20.4±3.2[a]	17.2±0.6[a]	12.9±1.8[b]
36	A0A2G8LMN8	过氧环氧乙烷 -5	20.2±2.5[a]	11.5±1.4[b]	9.1±0.6[b]
37	A0A2G8KCU4	主要卵黄蛋白 1(片段)	18.0±0.6[c]	29.0±1.3[a]	21.5±0.3[b]
38	A0A2G8KP67	凝溶胶蛋白	17.8±3.1[a]	8.8±2.0[b]	6.5±1.3[b]
39	A0A2G8LMU2	假定的妊娠带蛋白 (片段)	16.8±1.2[b]	20.3±2.1[a]	16.5±0.8[b]
40	A0A2G8KYC2	下效应蛋白	15.4±2.7[b]	11.1±1.1[b]	23.6±5.0[a]
41	A0A2G8JTA5	假定的 α 内收蛋白异构体 X4	14.5±2.2[a]	13.1±1.6[a]	7.0±0.8[b]
42	A0A2G8LE34	黑素转铁蛋白	14.4±2.8[a]	35.4±9.9[b]	35.4±5.0[b]

序号	蛋白 ID	蛋白名称	APB	APS	HPS
43	A0A2G8KCS6	主要卵黄蛋白 2	14.1±0.3[b]	16.4±1.7[a]	16.3±0.3[a]
44	A0A2G8K7M2	补体成分 3-2(片段)	12.2±1.3[b]	16.1±0.7[a]	5.3±1.7[c]
45	A0A2G8L4S4	假定的原纤维蛋白 2 样异构体 X1	12.1±1.6[b]	24.7±0.1[a]	13.4±0.7[b]
46	A0A2G8LNP3	假定的类电压依赖性阴离子选择性通道蛋白 2	11.5±3.2[a]	5.7±0.1[b]	5.7±1.3[b]
47	A0A2G8LPX4	假定的类肝凝集素	11.3±1.3[b]	4.5±0.4[c]	18.6±0.7[a]
48	A0A2G8KBS0	假定的恶性脑肿瘤缺失蛋白 1	10.4±1.5[b]	23.1±4.3[a]	19.4±2.6[a]
49	A0A2G8LKB1	α-2 胶原蛋白	10.2±2.9[a]	8.2±1.5[ab]	5.4±0.3[b]
50	A0A2G8LMJ2	ADF-H 结构域蛋白	9.4±1.8[a]	6.5±0.3[b]	7.1±0.3[b]
51	A0A2G8K553	假定的二氢嘧啶酶样异构体 X4	12.3±0.7[a]	9.1±1.6[b]	5.2±0.5[c]
52	A0A2G8JM01	假定的 ATP 合酶 α 亚基，线粒体异构体 X1	6.4±1.4[a]	2.5±0.6[b]	2.1±0.3[b]
53	A0A2G8KCP9	主要卵黄蛋白 2	5.6±0.5[b]	9.7±0.4[a]	9.5±0.4[a]
54	A0A2G8KMI3	钙网蛋白	4.8±0.2[a]	3.2±0.6[b]	2.2±0.0[c]
55	A0A2G8LNJ2	纤维蛋白 Ⅰa 样蛋白	6.3±1.4[a]	2.8±0.1[b]	1.7±0.1[b]
56	A0A0H4BK46	蛋白质二硫化物异构酶	4.2±0.8[a]	3.8±0.6[a]	1.2±0.2[b]
57	A0A2G8KMT7	非肌肉肌动蛋白 Ⅱ	4.2±0.7[b]	8.3±1.2[a]	1.5±0.2[c]
58	A0A2G8K7R8	VWFD 结构域蛋白	3.7±0.2[a]	3.1±0.3[b]	3.7±0.1[a]
59	A0A2G8KHF6	假定的细丝蛋白 B	3.7±0.3[b]	4.6±0.4[a]	1.4±0.2[c]
60	A0A2G8KYX9	微管蛋白 β 链	3.7±0.5[a]	2.9±0.1[b]	1.4±0.1[c]
61	A0A2G8L7A6	SCP 结构域蛋白	3.6±0.5[ab]	2.8±0.3[b]	3.9±0.5[a]
62	A0A2G8JRZ2	肌动蛋白	2.9±0.2[a]	2.3±0.2[b]	0.8±0.1[c]
63	A0A2G8JZR2	假定的 CUB 和 Sushi 结构域蛋白 2	2.7±0.5[b]	6.0±0.6[a]	3.2±0.0[b]
64	A0A2G8KYN7	假定的 IgGFc- 结合蛋白	2.6±0.3[b]	4.6±0.9[b]	8.7±2.2[a]
65	A0A2G8JE62	假定的细丝蛋白 B	2.2±0.1[a]	1.9±0.2[b]	0.8±0.1[c]
66	A0A2G8LKB9	2α 原纤维胶原	1.8±0.3[a]	1.9±0.1[a]	0.6±0.0[b]
67	A0A2G8LME6	假定的类 Ladderlectin	1.8±0.1[b]	1.9±0.1[b]	4.2±0.6[a]
68	A0A2G8K2G2	VWFC 结构域蛋白	1.8±0.2[a]	1.0±0.1[b]	0.8±0.1[b]
69	A0A2G8KCZ9	假定的 α-1 胶原蛋白异构体 X4	1.1±0.1[a]	0.7±0.0[b]	0.7±0.0[b]
70	A0A2G8JXL8	假定的肌球蛋白重链，横纹肌异构体 X5	0.7±0.0[a]	0.2±0.0[c]	0.4±0.0[b]
71	A0A2G8JBE4	肌动蛋白异构体 2	0.2±0.1[a]	0.2±0.0[a]	0.1±0.0[b]
72	A0A2G8KC19	假定的 α-1 胶原蛋白异构体 X4	0.1±0.0[a]	0.1±0.0[b]	0.0.±0.0[b]

胰蛋白酶是 HPLC-MS/MS 传统蛋白质组学分析中最普遍的蛋白酶[27]。蛋白质的水解包括胰蛋白酶的消化和热处理。因此，在刺参样品的蛋白质组学分析中具有非胰蛋白酶消化位点被归因于热处理引起的水解。肽段前一个氨基酸被记为 C 端，最后一个氨基酸被记为 N 端。根据肽段两端的氨基酸，系统地分析出了水解位点结果见图 4-9。可以明显看出，在非胰蛋白酶消化位点的两端有 18 种氨基酸，这表明刺参蛋白的非特异性水解没有明显的位点特异性。然而，在肽序列中，不同类型的氨基酸作为水解位点的频率是不同的。热处理后刺参肽段的水解在苯丙氨酸（F）、亮氨酸（L）、天冬酰胺（N）和酪氨酸（Y）等位点具有较高的趋势[20]。一些研究发现了天冬酰胺和天冬氨酸的非酶肽键裂解[28]。该部位的水解程度需要进一步分析。加热过程会导致刺参的蛋白质水解，产生较小的肽段，引起上面所述的不同蛋白质的损失。因此，经过热加工的刺参体壁中的一些蛋白质很容易流入蒸煮液中。

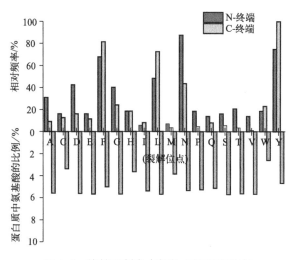

图 4-9　热处理刺参水解位点的频率分布

进一步研究了三种损失率相对较高的功能蛋白的序列和非特异性水解位点，如图 4-10 所示。有趣的是，原肌球蛋白的水解位点低于主要卵黄蛋白和 α-2 胶原蛋白，但其损失率较高。采用不同热处理方法的刺参蛋白的水解位点的类型没有明显差异，但水解肽的强度不同，这导致了三种热处理方法中蛋白质损失率的差异[20]。

热加工是海参最常见的加工步骤。需要注意的一个重要问题是，海参加工中

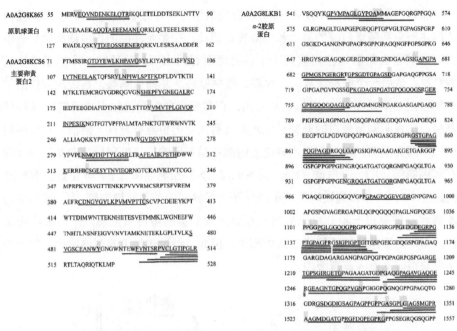

图 4-10　三种损失率相对较高的功能蛋白的序列和非特异性水解位点

蛋白质的水解位点用阴影表示，水解肽段用黑线下划线表示

不同的热处理和处理时间引起的海参蛋白质组变化。采用 HPLC-MS/MS 无标记定量方法对鲜刺参、常压煮制、常压蒸制和高压蒸制刺参进行了蛋白定量分析和比较。从 FC、APB、APS 和 HPS 体壁中鉴定出了 376、381、426 和 392 种不同的蛋白。从 APB、APS 和 HPS 热加工蒸煮液中鉴定出 236、235 和 237 种蛋白质。与 FC 相比，APB、APS 和 HPS 蛋白质丰度发生显著变化。经过三种热处理后，刺参体壁蛋白损失率分别为 14.8%、13.0% 和 11.6%。与 APB 和 APS 方法相比，HPS 处理方法中的蛋白质损失最低。同时，对三种热加工刺参中各蛋白的损失率进行了定量分析。蛋白质经加热后会发生水解反应，采用不同热处理方法的刺参蛋白的水解位点的类型没有明显差异，但水解肽的强度不同，这导致了三种热处理方法中蛋白质损失率的差异。热加工刺参肽段两端在苯丙氨酸（F）、亮氨酸（L）、天冬酰胺（N）和酪氨酸（Y）位点上具有一定的倾向性[20]。通过蛋白质序列中的水解位点，进一步了解了刺参蛋白在热加工过程中损失原理。可以看出，刺参热处理会引起显著的蛋白质组变化和蛋白质损失。本研究旨在优化刺参加工方法，促进刺参产业的发展。

4.2.3 高压蒸制对海参多糖及其单糖组成和含量的影响

高压蒸制对刺参体壁多糖含量和硫酸多糖提取率影响结果如表4-26所示，鲜刺参体壁多糖含量为4.339g/kg，经高压蒸制处理后，刺参体壁多糖含量明显减少，经高压蒸制处理30min和90min，刺参体壁多糖含量分别为2.754g/kg和2.056g/kg，多糖损失率分别为24.6%和33.0%。采用酶法提取CPC沉淀刺参硫酸多糖，鲜刺参的硫酸多糖提取量为1.649g/kg，提取率为38.0%，高压蒸制处理30min刺参体壁硫酸多糖的提取量为1.006g/kg，提取率为36.5%，高压蒸制处理90min的刺参体壁硫酸多糖提取量为0.709g/kg，提取率为34.5%[29]。

表4-26　高压蒸制对刺参体壁多糖含量和硫酸多糖提取率影响

热加工方式	体壁多糖含量 /（g/kg，鲜体壁）	体壁多糖损失率/%	硫酸多糖提取量 /（g/kg，鲜体壁）	硫酸多糖提取率/%
鲜刺参	4.339	0	1.649	38.0
高压蒸制 30 min	2.754	24.6	1.006	36.5
高压蒸制 90 min	2.056	33.0	0.709	34.5

高压蒸制对刺参体壁提取的硫酸多糖化学组成影响如表4-27所示，鲜刺参、高压蒸制30min和90min刺参体壁提取的硫酸多糖纯度分别为24.0%、32.0%和29.0%，硫酸根含量分别为19.9%、27.8%和26.5%，鲜刺参体壁硫酸多糖纯度和硫酸根含量明显低于蒸制刺参，以高压蒸制30min硫酸多糖纯度和硫酸根纯度最高，糖醛酸和氨基糖含量规律与硫酸根一致，蛋白质含量相近。表明高压蒸制没有破坏硫酸根[29]。

表4-27　高压蒸制对刺参体壁提取的硫酸多糖化学组成影响　单位：%

热加工方式	硫酸多糖纯度	蛋白质	糖醛酸	氨基糖	硫酸根
鲜刺参	24.0	12.9	6.9	3.0	19.9
高压蒸制 30 min	32.0	11.9	8.0	5.0	27.8
高压蒸制 90 min	29.0	12.0	8.0	4.0	26.5

高压蒸制对刺参体壁提取的硫酸多糖单糖组成影响见图4-11和表4-28。3组多糖样品单糖组成中岩藻糖的质量比（%）最高，在73.52%～78.05%范围内，经过高压蒸制处理后，通过单糖组成分析发现，高压蒸制30min和高压蒸制90min的单糖组成中氨基葡萄糖和葡萄糖醛酸的质量比升高，葡萄糖的质量比降低。刘芬检

测了不同种类刺参多糖的单糖组成情况，研究发现不同种类的刺参的岩藻糖含量在9.19%～30.18%范围内，氨基半乳糖含量在0.0%～2.12%范围内，氨基葡萄糖含量在5.46%～10.01%范围内，半乳糖含量在6.68%～25.57%范围内，甘露糖含量在3.20%～10.05%范围内，葡萄糖醛酸含量在4.15%～10.09%范围内[29]。

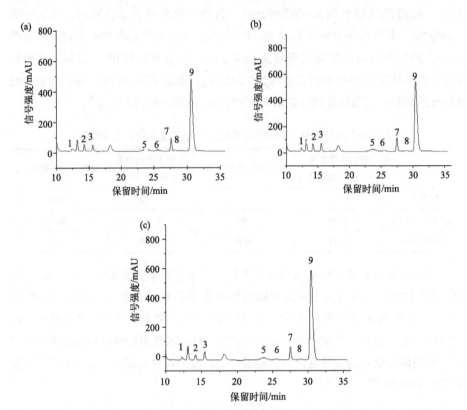

图 4-11　鲜刺参（a）、高压蒸制 30 min（b）和 90 min（c）刺参多糖的单糖组成液相图

1—甘露糖；2—氨基葡萄糖；3—葡萄糖醛酸；4—半乳糖醛酸；5—氨基半乳糖；6—葡萄糖；7—半乳糖；
8—阿拉伯糖；9—岩藻糖

表 4-28　鲜刺参、高压蒸制 30min 和 90min 刺参硫酸多糖的单糖组成

单位：%

单糖	鲜刺参	高压蒸制 30min	高压蒸制 90min
甘露糖	1.68	2.14	1.28
氨基葡萄糖	4.72	5.36	5.16
葡萄糖醛酸	3.66	4.92	4.20

单糖	鲜刺参	高压蒸制 30min	高压蒸制 90min
半乳糖醛酸	0.15	—	—
氨基半乳糖	4.86	5.93	4.70
葡萄糖	1.83	1.07	1.10
半乳糖	6.44	6.94	5.39
阿拉伯糖	0.29	0.09	0.12
岩藻糖	76.31	73.52	78.05

4.3
酶解技术

　　海参的保健功能一直备受关注，其正逐渐从传统的食材向健康功能型食品过渡。传统的海参加工方法不利于人体对海参营养物质的吸收，为提高海参的营养价值和吸收率，在海参精深加工技术上，主要采用酶解加工技术制备海参肽，开发海参胶囊和海参液等保健产品，常用的蛋白酶有胰蛋白酶、木瓜蛋白酶和中性蛋白酶等。赵晓玥以海参肠、卵为研究对象，用酶解工艺进行优化，对不同工艺酶解物进行了感官评定和溶解性、乳化性、糖含量和抗氧化活性的分析[30]。本节介绍一种刺参酶解加工技术，该技术有效减少了刺参多糖损失并减少了营养液中的腥味和盐分，保留了刺参的营养，所制备的刺参营养液多糖含量高且味道好。

4.3.1　酶解技术加工工艺

　　酶解技术加工工艺框架图如图4-12所示，鲜刺参去除内脏，体壁经过清洗后，获得鲜刺参体壁（FC）。鲜刺参体壁以料液比1∶3，木瓜蛋白酶添加量0.5%，在55℃条件下酶解30min。每隔5min取一次酶解液样品用于检测，酶解后得刺参样品E1；刺参样品E1以料液比1∶3的沸水，烫漂1min后取出，取烫漂液用于检测，烫漂后得刺参样品H；刺参样品H以料液比1∶3，在4℃冷水中浸泡30min，每隔5min取浸泡液样品用于检测，浸泡后得刺参样品C；刺参样

C匀浆后，以料液比1∶2，木瓜蛋白酶添加量1%，在55℃条件下酶解3h，每隔30min取二次酶解液样品用于检测，二次酶解后得刺参样品E2[31]。

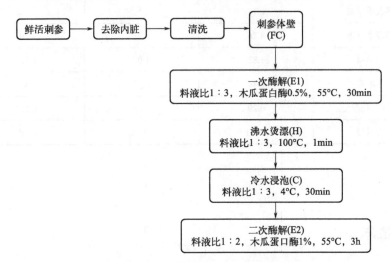

图4-12　酶解技术加工工艺框架图

4.3.2　酶解技术对海参营养成分的影响

对大连3个产地的刺参进行一次酶解，每5min取一次酶解液，测定多糖含量、可溶性固形物含量、pH及盐分的变化。由图4-13可知，在一次酶解过程中，庄河刺参的多糖含量由0.1g/100g上升到0.25g/100g，旅顺和龙腾湾刺参多糖含量变化不显著；盐度也是庄河刺参变化最为明显，由20.98mg/100g上升到

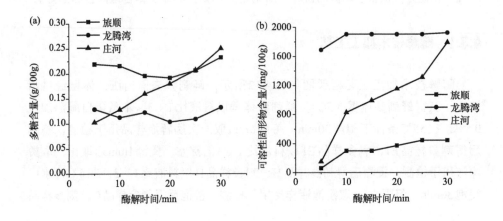

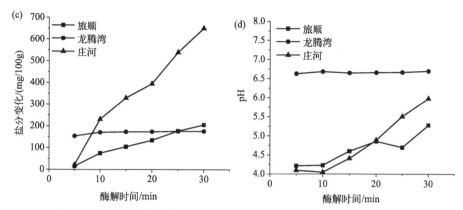

图4-13　一次酶解液多糖含量、可溶性固形物含量、pH及盐分的变化

（a）多糖含量；（b）可溶性固形物含量；（c）盐分；（d）pH

650.47mg/100g，庄河刺参的可溶性固形物含量变化呈相同趋势，证明庄河产地的刺参在第一次酶解过程中，多糖和盐分析出，导致可溶性固形物含量随两者的析出而增大。旅顺产地的加工液中基本无多糖析出，但有盐分析出，可溶性固形物含量随盐分的析出而增大。龙腾湾刺参多糖含量、可溶性固形物含量及盐分均无明显变化。龙腾湾刺参一次酶解液在酶解过程中始终接近中性，庄河和旅顺刺参的一次酶解液pH在酶解过程中呈上升趋势[31]。

在沸水烫漂过程中，因时间仅1min无法连续取样，直接测定其烫漂液中多糖和可溶性固形物含量，结果如图4-14所示。在三组样品中，含糖量范围为（0.06～0.68）g/100g，最高的为龙腾湾刺参，最低的为旅顺刺参；盐分含量范

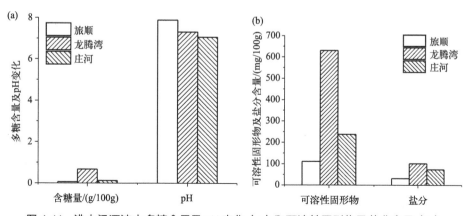

图4-14　沸水烫漂液中多糖含量及pH变化（a）和可溶性固形物及盐分含量（b）

围在（30.60～100.89）mg/100g，最高的为龙腾湾刺参，最低的为旅顺刺参；可溶性固形物为（110.28～630.54）mg/100g，最高的为龙腾湾刺参，最低的为旅顺刺参。三者变化规律相同，证明在沸水烫漂的过程中，随着多糖和盐分的析出，可溶性固形物含量上升，且根据龙腾湾各含量均为最高，可以推测在第一次酶解中，龙腾湾刺参已开始软化酶解，所以在沸水烫漂过程中，才有多糖大量析出。三组样品的pH均接近7，呈中性[31]。

在冷水浸泡过程中，每5min取浸泡液，测定多糖含量、可溶性固形物含量、pH及盐度的变化，结果如图4-15所示。在冷水浸泡过程中，龙腾湾刺参多糖析出了0.038g/100g，庄河和旅顺基本无变化，但盐度与可溶性固形物含量均呈缓慢上升趋势，证明在冷水浸泡过程中，多为盐分析出。三组样品的pH基本呈中性[31]。

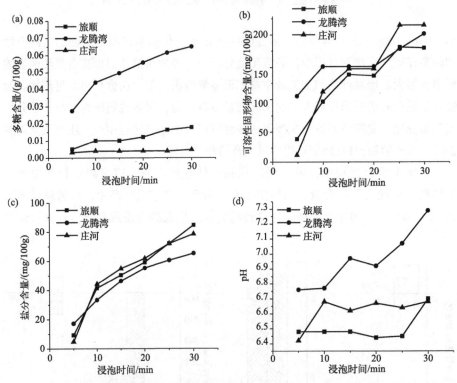

图 4-15　冷水浸泡液多糖含量、可溶性固形物含量、pH及盐分的变化

（a）多糖含量；（b）可溶性固形物含量；（c）盐分；（d）pH

在二次酶解过程中，每30min取二次酶解液，测定多糖含量、可溶性固形物含量、pH及盐度的变化，结果如图4-16所示。在二次酶解过程中，三组样品多

糖含量变化不显著，可溶性固形物含量和盐分含量变化趋势相同，0～1h之间含量大幅度上升，后基本维持不变。三组样品的pH接近中性，无明显变化[31]。

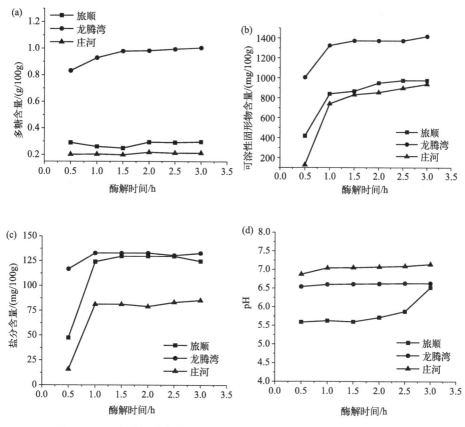

图 4-16　二次酶解液多糖含量、可溶性固形物含量、pH 及盐分的变化

（a）多糖含量；（b）可溶性固形物含量；（c）盐分；（d）pH

通过图4-17和表4-29可知，一次酶解中多糖损失率范围为7.03%～42.52%，多糖损失率最高是庄河刺参；沸水烫漂中多糖损失率范围为10.12%～36.09%，多糖损失率最高是龙腾湾刺参。一次酶解和沸水烫漂共同损失率范围为43.12%～62.91%，占刺参多糖含量一半以上，营养损失极其严重，由此提出，可对其加工废弃液中营养成分进行回收再加工。而在冷水浸泡中，多糖损失率在0.8%～3.45%，损失极小，证明冷水浸泡对刺参多糖的影响较小可忽略，实际加工过程中，该过程对刺参的口感有所改善。二次酶解加工多糖提取液，多糖损失率为36.29%～53.42%，营养留存率接近50%，有开发价值[31]。

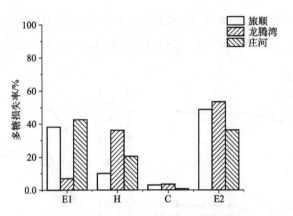

图 4-17　不同加工过程中的多糖损失率

E1——次酶解；H—沸水烫漂；C—冷水浸泡；E2—二次酶解；以下同

表4-29　不同加工过程中的多糖损失率　　　　　　　单位：%

产地	E1	H	C	E2
旅顺	38.17	10.12	2.93	48.78
龙腾湾	7.03	36.09	3.45	53.42
庄河	42.52	20.39	0.8	36.29

通过图4-18和表4-30可知，在第一次酶解中，盐分损失率最高的是庄河刺参，损失率为73.29%；沸水烫漂过程中，盐分损失率最高的是龙腾湾刺参，损失率为21.26%，与多糖损失率的变化一致，证明盐分会随多糖一同析出。在冷水浸泡过程中，盐分析出范围为8.85% ～ 19.02%，远高于同加工条件下多糖的

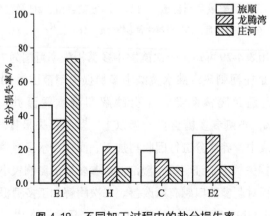

图 4-18　不同加工过程中的盐分损失率

损失率，证明冷水浸泡过程中，更多的是盐分的析出。同时刺参的大部分盐分均在一次酶解时析出，二次酶解的多糖提取液中的损失率仅为9.62%～28.01%。盐分中含有大量的矿物质及电解质等，因此，也要注意盐分的损失[31]。

表4-30　不同加工过程中的盐分损失率　　　　单位：%

产地	E1	H	C	E2
旅顺	46.10	6.88	19.02	28.01
龙腾湾	37.00	21.26	13.76	27.99
庄河	73.29	8.24	8.85	9.62

通过图4-19和表4-31可知，在一次酶解中，可溶性固形物损失率最高的是庄河刺参，损失率为56.31%；沸水烫漂过程中，可溶性固形物损失率最高的是龙腾湾刺参，损失率为15.11%。这与多糖损失率和盐分损失率的变化一致，证明可溶性固形物中多糖和盐分占比较高，前三个加工方式废弃液中总的可溶性固形物含量损失率为43.03%～70.51%[31]。

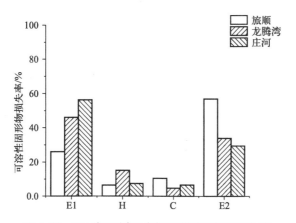

图 4-19　不同加工过程中的可溶性固形物损失率

表4-31　不同加工过程中的可溶性固形物损失率　　　　单位：%

产地	E1	H	C	E2
旅顺	26.00	6.50	10.53	56.97
龙腾湾	46.10	15.11	4.81	33.98
庄河	56.31	7.48	6.72	29.49

4.4
发酵技术

益生菌已成为食品研发热点，特别是在乳制品、果蔬制品和饮品中，发展速度迅猛。利用益生菌进行发酵能够有效降解大分子蛋白质，改善食品的营养价值，增强保健功效。张涵[32]利用乳酸菌发酵海参，研发营养丰富、保质期长且利于消化吸收的新型海参制品，发酵后的海参制品风味也有很大改善。李震等[33]从海参肠道分离出一株产蛋白酶的芽孢杆菌，并以多肽含量为指标优化了该菌发酵海参肠道的最佳工艺条件，以期实现海参加工下脚料的综合利用。韩爽[34]分离筛选出一株海水源微生物，除具有发酵温度低、耐盐性强、发酵时间短等特点外，还对海参蛋白具有较好的降解能力。杨慧宁等[35]以海参作为培养基，液态发酵纳豆芽孢杆菌产蛋白酶，酶活力高达245.75IU/mL，发酵液中氨基酸含量显著增加。利用微生物发酵海参的过程中，伴随着复杂的物质转化，海参蛋白得到有效降解，更利于人体吸收和利用，因此，发酵过程中蛋白酶的活性是一个重要的指标。

4.4.1 发酵技术加工工艺

以蛋白酶活性为指标，在单因素的基础上，采用响应面法对纳豆菌发酵刺参的各个工艺条件进行优化，获得纳豆菌发酵刺参的最佳工艺条件。

由于刺参特殊的生活环境，刺参中含盐量较高，会影响发酵过程中微生物的生长和代谢，因此需要对刺参进行脱盐处理。采用纯水浸泡法对刺参体壁进行脱盐，操作简便易行，成本低廉。鲜刺参去除内脏，体壁用清水洗净，称取500g体壁，分别加入1倍、2倍、4倍和6倍体积的0℃冰水浸泡，每隔1h对浸泡液进行更换，每隔10min用盐度计测定浸泡液盐度。在浸泡过程中盐度随时间变化的趋势如图4-20所示。第0min和60min后，浸泡液的盐度与浸泡时间成正比，且增长速度较快。第120min后，1倍和2倍体积水浸泡的盐度仍然有上升的趋势，而4倍和6倍体积水浸泡的盐度已几乎处于平衡状态。从脱盐效果和实际生产节水两方面综合考虑，选择4倍体积水对刺参体壁进行脱盐处理最为合适[36]。

选择刺参添加量（1%、2%、3%、4%、5%）、接种量（1%、2%、3%、4%、

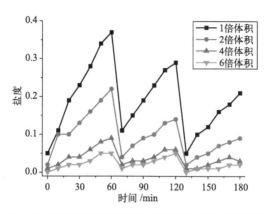

图 4-20　纯水浸泡刺参体壁过程中浸泡液盐度随时间的变化

5%)、葡萄糖添加量（5%、10%、15%、20%)、pH（4、5、6、7、8)、温度（30℃、35℃、40℃、45℃）和转速（100r/min、120r/min、140r/min、160r/min、180r/min）6个因素进行单因素试验。在研究单因素对蛋白酶活性的影响时，分别进行单因素梯度变量发酵培养，选取其余因素的中间值为发酵条件，结果如图4-21所示[37]。

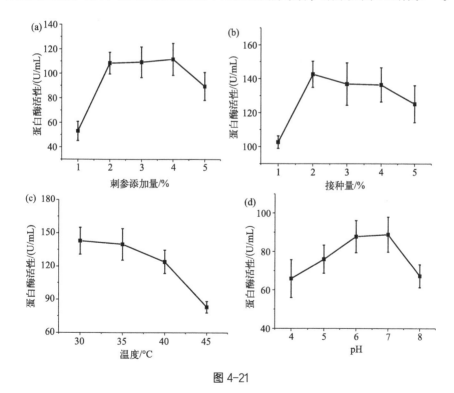

图 4-21

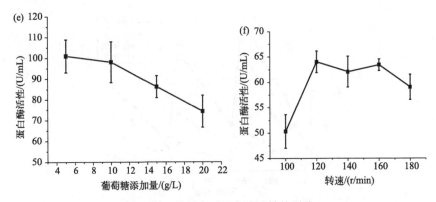

图4-21　单因素对蛋白酶活性的影响

（a）刺参添加量；（b）接种量；（c）温度；（d）pH；（e）葡萄糖添加量；（f）转速

刺参添加量在1%～2%范围内，蛋白酶活性随着刺参添加量的增加急剧增加，在刺参添加量为4%时，蛋白酶活性达到最大，随着刺参添加量的继续增加，蛋白酶活性开始下降。营养物质的组成和浓度对微生物的生长有着显著的影响，只有在合适的范围内，微生物才能正常生长，过高或过低都不利于微生物的生长[38]。因此，选取刺参添加量2%～5%进行后续响应面试验[37]。

随着接种量的增加，蛋白酶活性呈现先升高、后降低的趋势。接种量过低时，菌株的延滞期过长，不利于菌株的生长和产酶[39]。接种量为2%时，蛋白酶的活性最高，但接种量在2%～5%范围内，蛋白酶活性无显著性差异。综合考虑，选取接种量2%～5%进行后续响应面试验[37]。

随着葡萄糖添加量的增加，蛋白酶活性逐渐降低，葡萄糖浓度过高时，会导致渗透压过高从而抑制菌株生长[40]。葡萄糖添加量为5%时，蛋白酶活性最高，因此，选取葡萄糖添加量5%～10%进行后续响应面试验[37]。

随着pH的增加，蛋白酶的活性呈现先升高后降低的趋势，pH为7时，蛋白酶活力最高。pH对菌株细胞膜的透过性和营养成分的可溶性均具有影响，从而影响菌株对营养成分的吸收和生长[41]，与胡亚平等[42]的结果相似，pH过高或过低都不利于纳豆菌的生长。综合考虑，选取pH5～7进行后续响应面试验[37]。

随着温度的升高，蛋白酶活性逐渐降低。温度为30℃时，蛋白酶活力最高，但温度在30～40℃范围内时，蛋白酶活力无显著性差异。有研究表明，纳豆菌蛋白酶的最适温度为37℃，高于40℃蛋白酶的稳定性降低[43]。因此，选取发酵温度30～40℃进行后续响应面试验[37]。

随着转速的增加，蛋白酶活性呈现先升高后降低的趋势。转速为120r/min

时，蛋白酶活力最高，但转速在 120～180r/min 范围内时，蛋白酶活力无显著性差异。转速影响发酵液中的溶解氧含量，纳豆菌为好氧型微生物，转速过低不利于菌株生长[44]。王婷等[45]采用纳豆菌发酵海参卵，转速为 180r/min 时，蛋白酶活性最高，可达 6723U/mL。因此，选取转速 120～180r/min 进行后续响应面试验。

根据单因素试验结果，利用 Design-Expert V8.0.6.1 软件，设置刺参添加量、葡萄糖添加量、接种量、pH、转速和温度 6 个因素，以蛋白酶活性为检测指标，进行 Plackett-Burman 试验设计，确定对蛋白质酶活力起到显著影响的因素，每个因素设置高（+1）和低（-1）2 个水平。本次试验设计了 5 个虚拟因素以满足计算试验误差的需求，试验次数为 12 次，每个因素设置高、低两个水平，考查影响蛋白酶活性的主要影响因素。表 4-32 为 Plackett-Burman 试验的设计及响应值。使用 Design-Expert 软件进行分析，可以获得发酵条件对蛋白酶活性的影响及其显著性，结果如表 4-33 所示。各变量对蛋白酶活性影响显著程度依次为 $X_3 > X_1 > X_2 > X_6 > X_4 > X_5$，设定置信度大于 95%（$P < 0.05$）为具有显著影响，则刺参添加量、葡萄糖添加量和接种量对蛋白酶活性有显著性影响[37]。

表 4-32　Plackett-Burman 试验设计及蛋白酶活性响应值

| 编号 | 因素/水平 | | | | | | | | | | | 蛋白酶活性 / (U/mL) |
	X_1	X_2	X_3	X_4	X_5	X_6	X_7	X_8	X_9	X_{10}	X_{11}	
1	1	-1	1	1	-1	1	1	1	-1	-1	-1	235
2	-1	-1	-1	-1	-1	-1	-1	-1	-1	-1	-1	320
3	-1	1	1	1	-1	-1	-1	1	1	1	1	265
4	1	-1	-1	-1	1	-1	1	1	-1	1	1	430
5	-1	-1	1	1	1	1	-1	-1	1	1	-1	263
6	1	1	1	-1	1	-1	-1	1	1	-1	1	95
7	-1	-1	-1	1	-1	1	1	-1	1	1	1	461
8	-1	-1	1	1	-1	1	1	-1	1	1	-1	707
9	1	1	1	1	-1	1	-1	1	-1	-1	1	402
10	1	1	-1	-1	-1	-1	-1	1	1	-1	1	78
11	-1	1	1	-1	1	1	1	-1	-1	-1	1	414
12	-1	1	-1	1	1	1	1	1	1	1	-1	430

表4-33　Plackett-Burman试验中各因素、水平及影响力

因素	平方和	自由度	均方	F值	P值
模型	$3.09×10^5$	6	$3.09×10^5$	14.50	0.0050
X_1	$9.99×10^4$	1	$9.99×10^4$	28.16	0.0032
X_2	$8.52×10^4$	1	$8.52×10^4$	23.99	0.0046
X_3	$1.56×10^3$	1	$1.56×10^3$	0.44	0.0022
X_4	10.31	1	10.31	2.904	0.5404
X_5	$1.18×10^5$	1	$1.18×10^5$	33.33	0.9560
X_6	$3.90×10^3$	1	$3.90×10^3$	1.10	0.3448
残差	$1.77×10^4$	—	3549.73	—	—
总和	$3.27×10^5$	—	—	—	—

根据Plackett-Burman试验结果，利用Design-Expert V8.0.6.1软件，以蛋白酶活性为响应值，将对蛋白酶活性具有显著影响的3个因素（刺参添加量、葡萄糖添加量和接种量）进行中心组合试验，通过中心组合试验对Plackett-Burman试验得到的3个主要因素进行进一步优化，以获得每个因素的最佳条件。中心组合试验设计及蛋白酶活性响应值如表4-34所示[37]。

表4-34　中心组合试验设计及蛋白酶活性响应值

序号	X_1	X_2	X_3	蛋白酶活性/（U/mL）
1	1	1	1	156
2	1.68	0	0	165
3	−1	−1	−1	330
4	1	1	−1	123
5	0	0	1.68	251
6	0	0	−1.68	445
7	0	1.68	0	266
8	−1	1	1	280
9	−1	−1	1	350
10	1	−1	1	141
11	1	−1	−1	355
12	0	0	0	556
13	0	0	0	524

序号	X_1	X_2	X_3	蛋白酶活性/（U/mL）
14	0	0	0	438
15	-1.68	0	0	349
16	0	0	0	523
17	-1	1	-1	305
18	0	-1.68	0	446
19	0	0	0	510
20	0	0	0	573

利用Design-Expert软件进行分析可得到蛋白酶活性与培养条件间的关系方程如下：

$$Y = 522.38 - 58.54X_1 - 45.01X_2 - 37.51X_3 - 15.25X_1X_2 - 22.00X_1X_3 + 25.25X_2X_3 - 104.44X_1^2 - 69.44X_2^2 - 72.27X_3^2 \tag{4-1}$$

式中，Y 为蛋白酶活性，U/mL。

表4-35是模型的显著性分析，从结果中可以看出，本试验模型的P值＜0.05，说明该模型显著，可信度较高。三个变量中X_1（刺参添加量）、X_2（葡萄糖添加量）、X_3（接种量）对蛋白酶活性影响都是显著的，这与Plackett-Burman试验的结果也是吻合的[37]。

通过响应面优化的方法，得到了关系方程［式（4-1）］，从而可以求解该方程的极值，也就是蛋白酶活性最高值，同时求得对应的因素值。通过对该方程求一阶偏导，并令其等于零，即可求得X_1（刺参添加量）、X_2（葡萄糖添加量）、X_3（接种量）分别为3.5%、7.5g/L和4%时，得到蛋白酶活性最大理论值为522.56U/mL[37]。

表4-35　中心组合试验模型的显著性分析

因素	平方和	自由度	均方	F值	P值	显著性
模型	$3.587×10^5$	9	$3.99×10^4$	39.65	0.0004	显著
X_1	$4.68×10^4$	1	$4.68×10^4$	7.66	0.0046	显著
X_2	$2.76×10^4$	1	$2.76×10^4$	22.95	0.0189	显著
X_3	$1.90×10^4$	1	$1.90×10^4$	19.06	0.0421	显著
X_1X_2	$1.85×10^3$	1	$1.85×10^3$	0.20	0.4852	不显著
X_1X_3	$3.90×10^3$	1	$3.90×10^3$	3.83	0.3203	不显著
X_2X_3	$5.12×10^3$	1	$5.13×10^3$	0.20	0.2577	不显著

因素	平方和	自由度	均方	F值	P值	显著性
X_1^2	$1.57×10^5$	1	$1.57×10^5$	48.95	< 0.0001	显著
X_2^2	$6.94×10^4$	1	$6.94×10^4$	136.03	0.0013	显著
X_3^2	$7.51×10^4$	1	$7.51×10^4$	171.40	0.0010	显著
残差	$3.55×10^4$	10	$3.55×10^4$	—	—	—
总和	$3.94×10^5$	19	—	—	—	—
误差	$1.10×10^4$	5	$2.19×10^3$	—	—	—
失拟项	$2.45×10^4$	19	$4.91×10^3$	2.24	0.1987	—

各因素及交互作用对蛋白酶活性的影响如图4-22所示,三维图中的等高线椭圆程度代表两因素间交互作用对蛋白酶活性影响的显著性,由图可知,3个因素之间的交互作用对蛋白酶活性影响都不显著,结果与显著性分析一致。但是,这三个拟合曲面的开口朝下,方程均有极大值,这说明最优值在设定的范围内,也进一步说明了最初取值范围的正确性[37]。

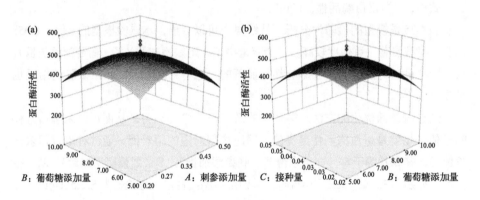

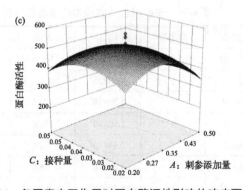

图 4-22　各因素交互作用对蛋白酶活性影响的响应面

根据中心组合试验预测出的最佳条件进行验证试验，纳豆芽孢杆菌接种于刺参发酵培养基，接种量为4%，转速为160r/min，pH为自然pH，在温度35℃条件下发酵48h，检测发酵液蛋白酶活性，并与模型预测值比较有无显著差异（$P < 0.0$），从而验证该模型是否可靠[37]。

中心组合试验中预测的最佳发酵条件为刺参添加量、葡萄糖添加量和接种量分别为3.5%、7.5g/L和4%时，蛋白酶活性的最大理论值为522.56U/mL。根据预测出的最佳条件进行验证试验，得到蛋白酶活性的实际值为535.12U/mL，与预测值522.56U/mL无显著差异（$P < 0.05$），说明该模型具有可靠性[37]。

综上，纳豆芽孢杆菌发酵刺参加工刺参口服液的工艺流程如图4-23所示。鲜刺参去除内脏，清洗体壁后，在4倍体积冰水中浸泡3h脱盐，其间每隔1h换水一次。脱盐后的刺参体壁冻干并粉碎。以刺参粉添加量3.5%和葡萄糖添加量7.5g/L配制刺参发酵培养基，pH为自然pH，121℃灭菌15min。灭菌后培养基冷却至室温，接种4%的纳豆芽孢杆菌种子液，转速为160r/min，在温度35℃条件下发酵48h。发酵结束后，无菌灌装，冷却、包装后即为刺参发酵口服液产品。

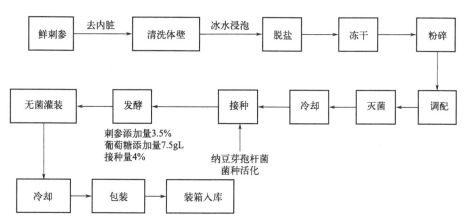

图4-23　纳豆芽孢杆菌发酵刺参加工刺参口服液的工艺流程

4.4.2　发酵加工过程中海参多糖结构及活性的变化

海参中多糖含量丰富、结构新颖，具有增强免疫[46]、促进细胞增殖和造血活动[47, 48]、抗炎[49]、抗凝血[50]、抗血栓[51]、抗肿瘤[52]、抗代谢综合征[53]以及改善肠道健康的作用[54]，是海参中重要的功效成分。发酵作为一种加工方式应用到海参产业中，能为海参精深加工提供新思路，有望开发新型海参加工产品。但是在发酵过程中伴随着复杂的物质转化，发酵前后刺参多糖的结构和功能如何变化，直接影响发酵这种加工方式在刺参精深加工中的应用。

CPC法分离提取发酵前后刺参多糖，采用高效凝胶排阻色谱、高效液相色谱、傅里叶变换红外光谱、差示扫描量热分析和扫描电镜等技术分析对比发酵前后刺参多糖分子量、单糖组成、功能基团、热特性、微观形貌等结构特征的变化，研究发酵前后刺参多糖的结构变化；采用体外试验研究发酵前后刺参多糖的抗氧化活性变化，以期为益生菌发酵刺参产品的研发奠定理论基础。

（1）发酵前后刺参多糖的组成成分分析　采用CPC法对发酵前后刺参多糖进行提取，分析发酵前后刺参多糖的组成成分，结果如表4-36所示，发酵前后刺参多糖蛋白质含量分别为14.87%和13.64%，总糖含量分别为51.91%和49.09%，硫酸根含量分别为17.65%和18.98%，发酵前后刺参多糖的组成成分没有显著性差异[55]。

表4-36　发酵前后刺参多糖的成分分析　　　　　　单位：%

组成成分	蛋白质	总糖	硫酸根	灰分
刺参多糖	14.87±0.23[a]	51.91±1.12[a]	17.65±1.26[a]	16.74±0.74[a]
发酵刺参多糖	13.64±0.41[a]	49.09±0.93[a]	18.98±1.31[a]	15.58±0.36[a]

（2）分子量的测定　采用高效凝胶排阻色谱法测定发酵前后刺参多糖的分子量，结果如图4-24所示，保留时间分别为11.56min和11.47min，带入标准曲线计算得到发酵前后刺参多糖的分子质量分别为$1.07×10^6$Da和$1.16×10^6$Da，发酵前后刺参多糖的分子量没有显著性差异（$P<0.05$），说明发酵没有改变刺参多糖的分子量[55]。

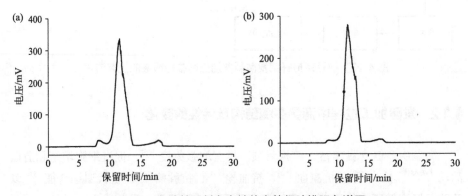

图4-24　发酵前后刺参多糖的高效凝胶排阻色谱图

（a）刺参多糖；（b）发酵刺参多糖

（3）单糖组成的测定　采用PMP柱前衍生高效液相色谱法测定发酵前后刺参多糖的单糖组成结果如图4-25所示，二者的单糖组成相同，但单糖组成的比例不同。刺参多糖的单糖组成质量比为：甘露糖∶氨基葡萄糖∶葡萄糖醛酸∶氨基半乳糖∶葡萄糖∶半乳糖∶岩藻糖=5.82∶6.52∶4.53∶10.13∶5.93∶6.10∶60.99；发酵刺参多糖的单糖组成质量比为：甘露糖∶氨基葡萄糖∶葡萄糖醛酸∶氨基半乳糖∶葡萄糖∶半乳糖∶岩藻糖=5.47∶4.67∶4.95∶9.71∶1.38∶4.81∶69.01。发酵前后刺参多糖中含量最多的单糖是岩藻糖，经过发酵，单糖组成中葡萄糖含量显著降低，岩藻糖含量显著上升。有研究表明，大肠埃希菌可以利用葡萄糖或蔗糖发酵合成岩藻糖[39]，推测发酵过程中，纳豆芽孢杆菌利用刺参中的葡萄糖生成了岩藻糖，从而导致葡萄糖含量降低，岩藻糖含量上升[55]。

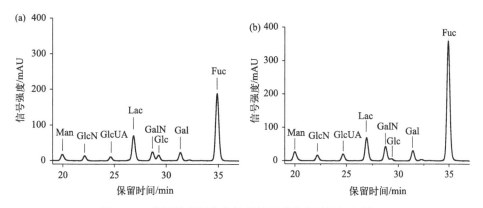

图 4-25　发酵前后刺参多糖单糖组成的高效液相色谱图

（a）刺参多糖；（b）发酵刺参多糖；

Man—甘露糖；GlcN—氨基葡萄糖；GlcUA—葡萄糖醛酸；Lac—乳糖；GalN—氨基半乳糖；
Glc—葡萄糖；Gal—半乳糖；Fuc—岩藻糖

（4）傅里叶变换红外光谱分析　对发酵前后刺参多糖进行红外光谱分析，结果如图4-26所示。发酵前后刺参多糖的红外光谱图基本相似，在3447cm^{-1}、2925cm^{-1}、2854cm^{-1}、1659cm^{-1}、1255cm^{-1}、1055cm^{-1}和848cm^{-1}附近均有吸收峰。3447cm^{-1}处的吸收峰来自O—H的伸缩振动，2925cm^{-1}与2854cm^{-1}附近的吸收峰表示两种多糖均有岩藻糖甲基—CH$_2$—的C—H[57]，1659cm^{-1}处吸收峰来自乙酰氨基—CONH$_2$的C＝O伸缩振动，是乙酰氨基的特有吸收峰[58]，表明两种多糖均含有乙酰氨基，1255cm^{-1}处的吸收峰表示来自S＝O的伸缩振动，是硫酸基团的吸收峰[59]，说明两种刺参多糖都含有硫酸根，1055cm^{-1}出现的吸收峰表明糖环中C—O—C的伸缩振动，848cm^{-1}附近吸收峰是C—O—S的轴向配位的伸缩振动与α-端基差向异构C—H变角振动的糖环等特征吸收峰，这是C-4位硫酸基取代的岩藻糖的特征吸收峰[60]，以上结果表明发酵前后刺参多糖均是含有岩藻糖、乙酰氨基以及硫酸基等取代基的多糖，发酵没有改变刺参多糖的官能团[55]。

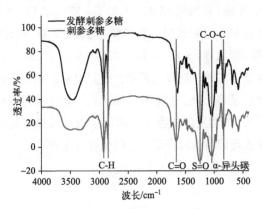

图 4-26　发酵前后刺参多糖的傅里叶变换红外光谱图

（5）差示扫描量热分析　对发酵前后刺参多糖进行热力学分析，结果如图4-27所示。发酵前后刺参多糖均发生一次吸热反应和一次放热反应，分别在115.67℃和193.93℃处有一个吸热峰，热焓值分别为271J/g和97.84J/g，主要是由多糖组分内的水分蒸发引起的[61]；分别在236.88℃和211.94℃处有一个放热峰，热焓值分别为101.7J/g和161.9J/g，主要是由多糖发生热分解引起的。发酵前后刺参多糖的DSC曲线基本一致，可认为两种多糖在50～400℃之间具有相似的热性质[62]，经过发酵后，发酵刺参多糖吸热峰的峰值温度明显提高，放热峰的峰值温度明显降低，表明发酵使刺参多糖热稳定性降低，热力学性质发生了变化[55]。

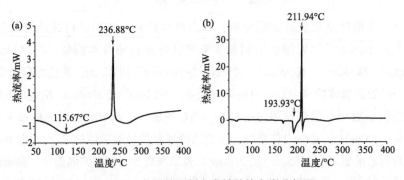

图 4-27　发酵前后刺参多糖的热力学分析图

（a）刺参多糖；（b）发酵刺参多糖

（6）扫描电镜　发酵前后刺参多糖的扫描电镜结果如图4-28所示。刺参多糖的表面结构具有清晰的颗粒状物，表面光滑，可能是由多糖分子聚集而成[63]；经过发酵后的刺参多糖显现出较为模糊的松散结构，5000倍放大下无明显颗粒状物，呈凹凸不平的片状结构。发酵前后刺参多糖的微观形貌差异较大，表明发酵改变了多糖的组织形貌[55]。

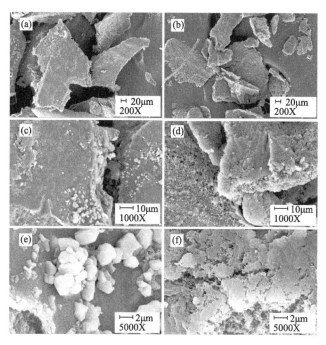

图 4-28　发酵前后刺参多糖不同放大倍数的扫描电镜图

（a）、（c）和（e）为刺参多糖；（b）、（d）和（f）为发酵刺参多糖

（7）发酵刺参多糖的抗氧化活性变化

① DPPH自由基清除能力测定　抗氧化剂能够与DPPH（1, 1-二苯基-2-三硝基苯肼）自由基上的孤对电子配对，从而使DPPH乙醇溶液的紫色褪色，其褪色程度与其接受的电子数成定量关系[64]。发酵前后刺参多糖的DPPH自由基清除能力如图4-29所示，两种多糖的DPPH自由基清除能力均随浓度的增加而逐渐增加，刺参多糖的DPPH自由基的清除能力始终高于发酵刺参多糖，在浓度为1.0mg/mL时，发酵前后刺参多糖的DPPH清除率分别为73.92%和38.11%。维生素C的DPPH自由基的清除能力始终高于两种多糖，对于DPPH自由基清除能力的排序为维生素C＞刺参多糖＞发酵刺参多糖[65]。

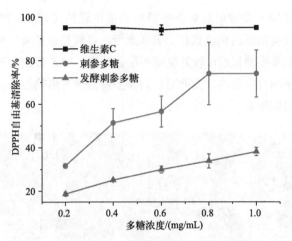

图4-29 发酵前后刺参多糖的 DPPH 自由基清除能力

② ABTS⁺自由基清除能力 抗氧化物质与ABTS⁺发生反应而使反应体系褪色,此时溶液在734nm处的吸光度值会变小,因而可以根据这一变化来评价抗氧化剂对ABTS⁺自由基的清除效果[66]。发酵前后刺参多糖的ABTS⁺自由基清除能力如图4-30所示,两种多糖的ABTS⁺自由基清除能力均随浓度的增加而逐渐增加,发酵刺参多糖的ABTS⁺清除率始终高于刺参多糖的清除率,在浓度为1.0mg/mL时,刺参多糖与发酵刺参多糖的ABTS⁺清除率分别为9.57%和14.90%。维生素C对ABTS⁺自由基清除率始终大于两种多糖,ABTS⁺自由基清除率的排序为维生素C＞发酵刺参多糖＞刺参多糖[65]。

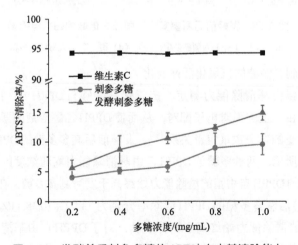

图4-30 发酵前后刺参多糖的 ABTS⁺ 自由基清除能力

③ 羟基自由基清除能力　羟基自由基可以氧化水杨酸，得到2, 3-二羟基苯甲酸，其在510nm处有极强的吸光度。若在反应体系中加入能够清除羟基自由基的物质，就会减少2,3-二羟基苯甲酸的生成，从而使吸光度降低，吸光度越低，则说明羟基自由基的清除效果越好[67]。发酵前后刺参多糖的羟基自由基清除能力如图4-31所示，发酵前后刺参多糖的羟基自由清除能力均随浓度的增加而逐渐增加，在浓度为10mg/mL时，刺参多糖与发酵刺参多糖的羟基自由基清除能力分别为51.72%和45.94%，发酵刺参多糖对羟基自由基的清除能力小于刺参多糖。维生素C对羟基自由基的清除能力始终接近100%，羟基自由基清除能力的排序为维生素C＞刺参多糖＞发酵刺参多糖[65]。

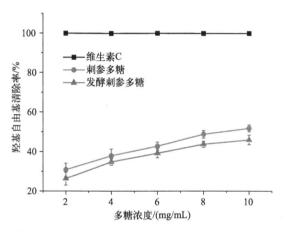

图 4-31　发酵前后刺参多糖的羟基自由基清除能力

④ 铁还原能力测定　还原剂可使铁氰化合物中的Fe^{3+}还原为Fe^{2+}，在这过程中会有颜色变化，利用分光光度计在700nm波长处测得吸光度值来判断多糖还原能力的高低，还原能力与吸光度值的高低呈现正比例关系[68]。发酵前后刺参多糖的铁还原能力如图4-32所示，维生素C的铁还原能力远远大于两种多糖，浓度为0.2 ～ 0.4mg/mL时，维生素C的铁还原能力有很大程度的提升，在0.4mg/mL之后逐渐趋于饱和。刺参多糖与发酵刺参多糖的铁还原能力均接近于0，说明发酵前后刺参多糖均没有铁还原能力[65]。

综上所述，发酵前后刺参多糖在组成成分上没有显著差异，说明发酵没有改变刺参多糖的组成成分；发酵没有改变刺参多糖的分子量及官能团，但是发酵改变了刺参多糖的单糖组成、热特性及微观形貌。经过发酵，刺参多糖的单糖组成中葡萄糖含量显著降低，岩藻糖含量显著上升，热稳定性降低，表面结构更为松

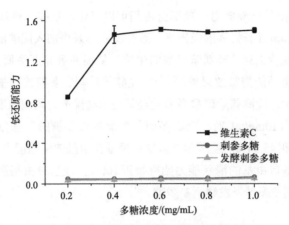

图 4-32　发酵前后刺参多糖的铁还原能力

散；测定发酵前后刺参多糖的抗氧化活性，发酵刺参多糖的 $ABTS^+$ 自由基清除能力高于刺参多糖，但DPPH自由基清除能力和羟基自由基清除能力低于刺参多糖，两种多糖均没有铁还原能力。

4.4.3　发酵海参产品成分及活性分析

以刺参为原料，以纳豆芽孢杆菌为主要发酵菌株，研发发酵刺参产品，对比分析发酵前后刺参的组成成分、氨基酸组成以及抗氧化活性之间的差异，并通过非靶向代谢组学分析鉴定刺参发酵前后的差异代谢物，在此基础上通过建立急性酒精中毒小鼠模型对比分析刺参发酵前后对酒精性肝损伤的缓解作用。

（1）发酵前后刺参的基本成分分析　测定发酵前后刺参粉的基本组成成分，结果如表4-37所示，发酵前后刺参蛋白质含量分别为52.97%和56.28%，总糖含量分别为9.17%和10.32%，脂肪含量分别为2.50%和2.60%，灰分含量分别为17.38%和18.05%，水分含量分别为3.97%和4.61%。结果表明，纳豆芽孢杆菌发酵刺参粉前后的基本成分无显著性差异[69]。

表4-37　发酵前后刺参粉的基本组成成分分析　　　单位：%

组成成分	蛋白质	总糖	脂肪	灰分	水分
SC	52.97±1.02[a]	9.17±0.87[a]	2.50±0.12[a]	17.38±1.04[a]	3.97±0.25[a]
FSC	56.28±1.12[a]	10.32±0.56[a]	2.60±0.24[a]	18.05±0.85[a]	4.61±0.23[a]

注：组间不同字母表示存在显著性差异（$P < 0.05$）；SC为刺参；FSC为发酵刺参。

测定发酵前后刺参中氨基酸种类及含量，结果如表4-38所示。经过纳豆芽孢杆菌发酵，刺参中的必需氨基酸和非必需氨基酸含量均增加，必需氨基酸总量分别为10.52g/100g和11.84g/100g，非必需氨基酸总量分别为22.24g/100g和27.61g/100g。发酵后，非必需氨基酸精氨酸、丝氨酸、甘氨酸和酪氨酸含量显著升高，组氨酸显著下降；必需氨基酸亮氨酸、苏氨酸、异亮氨酸含量显著升高[69]。

表4-38　发酵前后刺参中氨基酸组成分析　　　　单位：g/100g

氨基酸种类	氨基酸英文缩写	SC	FSC
丙氨酸	Ala	1.95±0.02[a]	2.67±0.11[a]
精氨酸	Arg	1.71±0.05[b]	2.93±0.17[a]
天冬氨酸	Asp	3.43±0.13[a]	3.73±0.22[a]
胱氨酸	Cys	0.18±0.03[a]	0.24±0.03[a]
谷氨酸	Glu	4.45±0.10[a]	6.13±0.25[a]
甘氨酸	Gly	4.64±0.03[b]	5.28±0.19[a]
组氨酸	His	0.72±0.03[a]	0.60±0.10[b]
脯氨酸	Pro	2.94±0.16[a]	2.92±0.03[a]
酪氨酸	Tyr	0.77±0.03[b]	1.20±0.12[a]
丝氨酸	Ser	1.45±0.02[b]	1.91±0.09[a]
非必需氨基酸总量		22.24[a]	27.61[b]
赖氨酸	Lys	2.00±0.05[a]	1.86±0.08[a]
异亮氨酸	Ile	1.20±0.08[b]	1.44±0.24[a]
甲硫氨酸	Met	0.70±0.10[a]	0.72±0.11[a]
苏氨酸	Thr	1.40±0.02[b]	1.93±0.10[a]
缬氨酸	Val	1.45±0.07[a]	1.71±0.10[a]
亮氨酸	Leu	1.67±0.06[b]	2.01±0.21[a]
苯丙氨酸	Phe	2.10±0.28[a]	2.17±0.08[a]
必需氨基酸总量		10.52[a]	11.84[b]

注：组间不同字母表示组间存在显著性差异（$P < 0.05$）。

测定发酵前后刺参粉中的水溶性蛋白含量，发酵前后刺参的水溶性蛋白含量分别为（3.60±0.04）mg/mL和（11.20±0.16）mg/mL，发酵刺参的水溶性蛋白含量明显高于刺参，说明刺参经纳豆芽孢杆菌发酵后其水溶性蛋白含量增多[69]。蛋白质的水溶性直接影响蛋白质的利用，水溶性蛋白极易被人体吸收，此外，水溶性蛋白还具有凝胶性、乳化性和发泡性等良好的功能特性[70]，因此，推测发酵使刺参中的蛋白质更易吸收利用。

发酵前后刺参粉溶于上样缓冲液后，离心取上清液，在tricine-SDS-PAGE电泳中的分子量分布情况如图4-33所示。刺参中的蛋白质分子量较高，在10～190kDa之间呈连续分布；发酵刺参只在10～17kDa和10kDa以下有明显条带，说明刺参中蛋白质经发酵从大分子降解成小分子，纳豆芽孢杆菌可有效分解刺参中的蛋白质[69]。结果与王婷的研究结果一致，发酵前刺参卵蛋白质的分子量较高，发酵36h后，刺参卵发酵产物的分子量显著降低[71]。

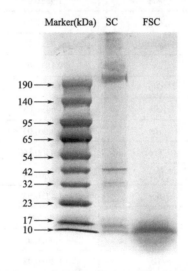

图4-33　发酵前后刺参的tricine-SDS-PAG电泳图谱

SC—刺参；FSC—发酵刺参

（2）刺参发酵产物的抗氧化活性分析　DPPH自由基在无水乙醇中呈紫色，在518nm波长处有强吸收峰，在抗氧化剂存在时，DPPH自由基被清除后溶液褪色，褪色程度与其清除能力呈定量关系[72]。发酵刺参粉的DPPH自由基清除能力如图4-34所示，在浓度为1mg/mL时，发酵刺参粉就具有较高的DPPH自由基清除能力，在浓度为1～5mg/mL范围内，发酵刺参粉DPPH自由基清除能力基本保持稳定，约为70%。刺参粉的DPPH自由基清除能力随浓度的增加而呈上升趋势，在浓度为5mg/mL时，达到最大值（63.75±0.42）%。发酵刺参粉的DPPH自由基清除能力高于刺参粉，证明纳豆芽孢杆菌发酵刺参产品可以有效提高刺参的DPPH自由基清除能力[69]。

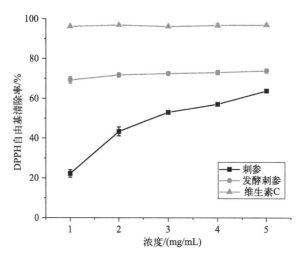

图 4-34　发酵前后刺参粉的 DPPH 自由基清除能力

ABTS 与氧化剂过硫酸铵反应，可以生成蓝绿色的 ABTS⁺ 自由基，在 734nm 波长处有强吸收峰。在抗氧化剂存在时，会抑制产物的生成从而使溶液褪色[73]。发酵刺参粉的 ABTS⁺ 自由基清除能力如图 4-35 所示，在浓度为 1 ～ 5mg/mL 范围内，刺参粉和发酵刺参粉的 ABTS⁺ 自由基清除能力均随浓度的增加而呈上升趋势，在浓度为 5mg/mL 时，达到最大值，分别为（49.55±0.14）% 和（83.33±0.08）%。发酵刺参粉的 ABTS⁺ 自由基清除能力高于刺参粉，证明纳豆芽孢杆菌发酵刺参产品同样可以有效提高刺参的 ABTS⁺ 自由基清除能力[69]。

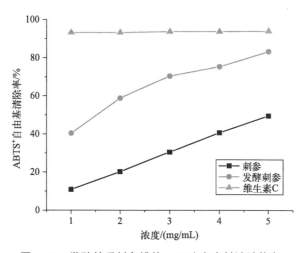

图 4-35　发酵前后刺参粉的 ABTS⁺ 自由基清除能力

水杨酸能与羟基自由基反应生成2,3-二羟基苯甲酸,该物质在510nm波长处有强吸收峰,在抗氧化剂存在时,会抑制产物的生成从而使溶液褪色[74]。发酵刺参粉的羟基自由基清除能力如图4-36所示,在浓度为1～5mg/mL范围内,刺参粉和发酵刺参粉的羟基自由基清除能力均随浓度的增加而呈缓慢上升趋势,在浓度为5mg/mL时,达到最大值,分别为(25.46±1.09)%和(28.62±1.09)%。相较于维生素C,刺参粉和发酵刺参粉的羟基自由基清除能力均较弱,且没有显著性差异,说明纳豆芽孢杆菌发酵刺参产品没有改变刺参的羟基自由基清除能力[69]。

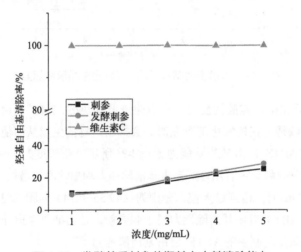

图4-36 发酵前后刺参的羟基自由基清除能力

抗氧化剂可使铁氰化钾中的Fe^{3+}还原为Fe^{2+},产生的Fe^{2+}与三氯化铁反应生成普鲁士蓝,在700nm波长处有强吸收峰。发酵刺参粉的铁还原能力如图4-37所示,在浓度为1～5mg/mL范围内,刺参粉和发酵刺参粉的铁还原能力均接近于0,说明刺参粉和发酵刺参粉均没有铁还原能力,并且纳豆芽孢杆菌发酵刺参产品没有改变刺参的铁还原能力[69]。

在酸性条件下,亚硝酸盐和对氨基苯磺酸能够发生重氮化反应,随后与盐酸甲萘胺耦合,生成紫红色耦合物,在540nm波长处有强吸收峰[75]。发酵刺参粉的亚硝酸根清除能力如图4-38所示,在浓度为1～5mg/mL范围内,刺参粉的亚硝酸根清除能力随浓度的增加没有显著性变化,而发酵刺参粉的亚硝酸根清除能力随浓度的增加而呈上升趋势,在浓度为5mg/mL时,达到最大值,为16.28%。说明刺参粉几乎没有亚硝酸根清除能力,纳豆芽孢杆菌发酵刺参有效提高了刺参的亚硝酸根清除能力，但相较于维生素C，发酵刺参粉的亚硝酸根清除能力仍然较低[69]。

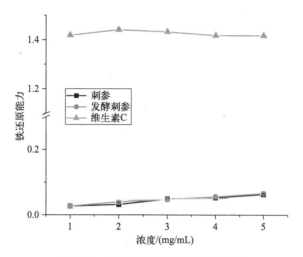

图 4-37　发酵前后刺参的铁还原能力

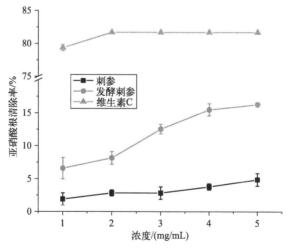

图 4-38　发酵前后刺参的亚硝酸根清除能力

发酵没有改变刺参粉的基本成分，但其必需氨基酸、非必需氨基酸和水溶性蛋白含量均显著升高，tricine-SDS-PAGE电泳结果表明，发酵使刺参中蛋白质有效从大分子降解成小分子。测定发酵前后刺参粉的抗氧化活性，发酵提高了刺参的DPPH自由基清除能力、ABTS$^+$自由基清除能力和亚硝酸根清除能力，没有改变刺参的羟基自由基清除能力，发酵前后刺参粉均没有铁还原能力。

（3）非靶向代谢组学分析发酵前后刺参的差异代谢物　SC与FSC中检测到的所有代谢物参与的代谢途径和代谢物数量见图4-39。可见，正离子模式下，代谢物主要参与的是氨基酸代谢、辅助因子和维生素代谢、核苷酸代谢、脂质代谢；负离子模式下，代谢物主要参与的是氨基酸代谢、核苷酸代谢、碳水化合物代谢、脂质代谢[69]。

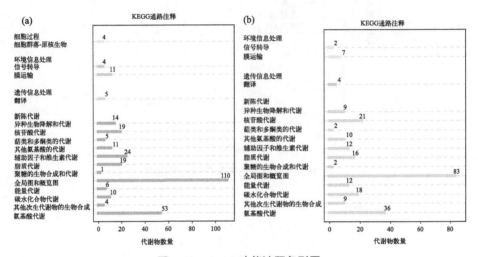

图4-39　KEGG功能注释条形图

(a)正离子模式；(b)负离子模式

利用偏最小二乘法判别分析（PLS-DA），来剖析SC与FSC样本二者之间的差异性。如图4-40所示，在正离子模式下，SC与FSC样本的R^2值均为1.00，Q^2值均为1.00；在负离子模式下也显示出相同结果。PLS-DA模型中各组都位于置信区间内，同时所有参数R^2Y均为1.00，Q^2为1.00。R^2是PLS-DA模型参数，表示该模型的解释能力，R^2值越接近1，表示该PLS-DA模型的解释能力越好；Q^2是PLS-DA模型参数，表示该模型的预测能力，Q^2值越接近1，表示该PLS-DA模型的预测能力越好。因此，从图4-40可以看出，SC与FSC两组间距离较远，分离效果较好，同组间样本能够聚集在一起，说明组内样本差异较小，两组间在代谢物水平上产生了差异[69]。

图4-41为PLS-DA的置换检验图，其中R^2、Q^2为回归直线与Y轴的截距值，R^2表示模型能够解释的方差总和，Q^2表示模型的预测能力，使用RPT检验时，R^2数据大于Q^2数据且Q^2回归线与Y轴截距小于0时，就可以表明模型未"过拟合"。

如图所示，回归线呈向上的趋势，没有出现过拟合的现象，R^2 和 Q^2 较接近 1，表明模型稳定可靠[69]。

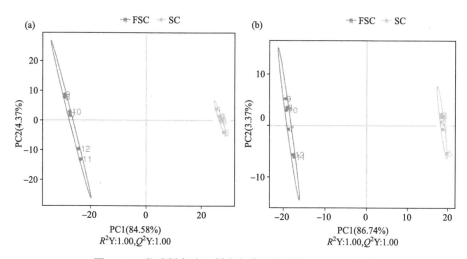

图 4-40　发酵刺参液和刺参匀浆液代谢组 PLS-DA 分析

（a）正离子模式；（b）负离子模式

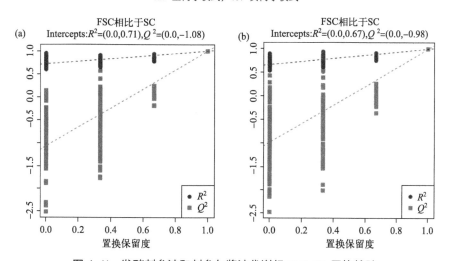

图 4-41　发酵刺参液和刺参匀浆液代谢组 PLS-DA 置换检验

（a）正离子模式；（b）负离子模式

以 VIP>1 为筛选标准，初步筛选出各组间的差异物。进一步采用单变量统计分析，验证代谢物是否具有显著性差异。选择同时具有多元统计分析 VIP>1 和单变量统计分析 $P < 0.05$ 的代谢物，作为具有显著性差异的代谢物。利用单变量分

析可以直观地显示两组样本间代谢物变化的显著性，从而帮助筛选潜在的标志代谢物。图4-42显示了比较组的火山图，图中红色点表示上调代谢物，绿色点表示下调代谢物。单变量统计分析筛选出的差异代谢物如表4-39所示。在正离子模式下，FSC相比于SC组筛选出676个显著差异代谢物，其中324个上调，352个下调；在负离子模式下，FSC相比于SC组筛选出346个显著差异代谢物，其中206上调，140个下调[69]。

表4-39　刺参与发酵刺参差异代谢物鉴定结果

模式	代谢物总鉴定结果	差异代谢物数量	上调数量	下调数量
正离子	935	676	324	352
负离子	440	346	206	140

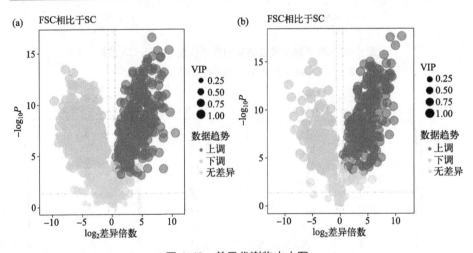

图 4-42　差异代谢物火山图

（a）正离子模式；（b）负离子模式

根据代谢物丰度分别对代谢物和样本进行聚类并作热图，可直观展示代谢物在所有样本中的分布规律。刺参与发酵刺参全部差异代谢物（正离子模式676种和负离子模式346种）聚类分析热图见图4-43，图中每一行代表一种差异代谢物，每一列代表一个样本，刺参与发酵刺参各6个样本。不同颜色表示不同含量，红色表示含量上调，蓝色表示含量下调，从蓝色到红色表示该物质含量由低到高。对鉴定的代谢物进行聚类分析后发现，其中主要差异代谢物主要包括氨基酸、脂质、有机酸、核苷等[69]。

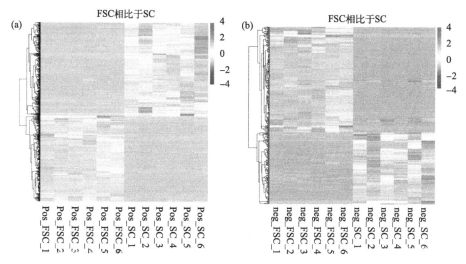

图 4-43　刺参与发酵刺参匀浆液差异代谢物热图

（a）正离子模式；（b）负离子模式

进一步分析发现，正离子和负离子模式下均有许多与氨基酸代谢相关的差异代谢物（表 4-40 和表 4-41），如酪氨酸、L-精氨酸琥珀酸、L-苏氨酸、L-天冬氨酸等，且其中上调的代谢物种类多于下调的代谢物种类。L-苏氨酸、L-天冬氨酸、酪氨酸、甲硫氨酸等在人体健康中发挥着重要作用的氨基酸及其代谢产物对比发酵前均呈现上调趋势，说明发酵后氨基酸及其代谢产物增加，也印证了发酵刺参产品氨基酸含量增加的结果[69]。

表 4-40　氨基酸差异代谢物（正离子模式）

代谢途径	上调的差异代谢物	下调的差异代谢物
酪氨酸代谢	酪氨酸、去甲肾上腺素、肾上腺素、酪胺、3-甲氧基酪胺	3,5-二碘-L-酪氨酸、3-碘-L-酪氨酸、高龙胆酸
丙氨酸、天冬氨酸和谷氨酸代谢	L-精氨酸琥珀酸	α-酮戊二酸
色氨酸代谢	褪黑素、吲哚	吲哚-3-乙酰胺、犬尿氨酸、D-犬尿氨酸
甘氨酸、丝氨酸和苏氨酸代谢	L-苏氨酸、胱硫醚	甜菜碱
半胱氨酸和甲硫氨酸代谢	甲硫氨酸、胱硫醚	谷胱甘肽

表 4-41　氨基酸差异代谢物（负离子模式）

代谢途径	上调的差异代谢物	下调的差异代谢物
酪氨酸代谢	吲哚-5,6-醌、3,4-二羟基-L-苯丙氨酸、4-羟基苯乙醇、高香草酸、对苯二酚	富马酸

续表

代谢途径	上调的差异代谢物	下调的差异代谢物
组氨酸代谢	L-天冬氨酸、咪唑乙酸	L-谷氨酸、1-甲基组胺
苯丙氨酸代谢	N-乙酰基-L-苯丙氨酸、D-苯丙氨酸、苯丙酮酸、反式肉桂酸	富马酸
精氨酸和脯氨酸代谢	5-氨基戊酸乙酯、4-氧代-L-脯氨酸	L-谷氨酸
缬氨酸、亮氨酸和异亮氨酸生物合成	2-异丙基苹果酸	—
赖氨酸生物合成	L-糖精	L-天门冬氨酸

为了解差异代谢物与代谢通路之间的联系，从而根据代谢通路判断相关的功能，研究哪些通路对发酵刺参品质和功能变化起主导作用，进行了KEGG富集分析。根据KEGG富集结果，绘制富集到的KEGG通路的气泡图（图4-44）。横坐标为该通路中鉴定出总代谢物数目，纵坐标为不同的代谢通路，值越大，表示该通路中差异代谢物富集程度越高。点的颜色代表超几何检验的P值，P值越小，说明检验的可靠性越大、越具统计学意义。点的大小代表相应通路中差异代谢物的数目，值越大，该通路内差异代谢物就越多。由图4-44可知，正离子模式下主要富集的代谢途径为花生四烯酸代谢。负离子模式下主要富集的代谢途径为嘧啶代谢、花生四烯酸代谢、酪氨酸代谢、氨基苯甲酸降解[69]。

正离子模式下，参与花生四烯酸代谢并呈上调趋势的代谢物是前列腺素E2，即PGE2，是一种由环氧合酶催化花生四烯酸产生的一种主要代谢物，也是一种最具生物活性和研究最为广泛的前列腺素[76]。其主要功能是影响炎症反应，用作一种免疫抑制剂，也可用作一种免疫激活剂，调节生育和分娩，舒张血管，影响胃黏膜完整性，参与免疫调节以及维持心血管稳定等[77]。

负离子模式下，参与嘧啶代谢的代谢物主要有假尿苷、脱氧尿苷、尿苷、丙二酸、甲基丙二酸、胞苷二磷酸，其中尿苷作为一种核苷可用于巨型红细胞性贫血，具有调节炎症、预防细胞损害和调节肝脏机能失调的作用，还可治疗帕金森病、阿尔茨海默病、躁狂抑郁症等[78]；胞苷二磷酸能提高神经细胞膜结构的稳定性和重建能力、支持神经细胞存活、延缓细胞衰老死亡、提高神经细胞抗损伤能力、促进神经突起生长，更有研究表明联合应用脉络宁、山莨菪碱和胞苷二磷酸对治疗人体脑梗死有着显著疗效[79]。参与花生四烯酸代谢并呈上调趋势的代谢物是白三烯C4、前列腺素A2、前列腺素G2，其中白三烯C4是过敏反应慢反应物质的主要成分之一，具有较强的平滑肌收缩活性，并且经研究表明白三烯 C4 具有抗肿瘤免疫作用[80]。前列腺素 A2，即 PGA2，一种来自花生四烯酸的内源性物质，其具有抗肿瘤活性[81]，在细胞凋亡的诱导中起着至关重要的作用，特别是在细胞存在致癌特性时[82]。

在正、负离子模式下，花生四烯酸代谢途径均富集，说明刺参发酵过程中，促进了花生四烯酸的代谢。花生四烯酸是一种健康人体所必需的多不饱和脂肪酸[83]，与亚油酸、亚麻酸被称为三大人体必需脂肪酸[84]，其在体内可转换为多种代谢产物，大多具有很强的生物学活性，具有参与免疫系统调控、调节血压、修复心血管系统以及促进生长发育等功能[85]。

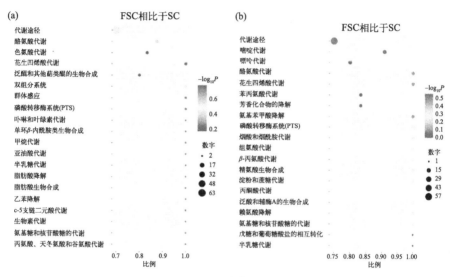

图 4-44　KEGG 富集分析气泡图

（a）正离子模式；（b）负离子模式

采用非靶向代谢组学，对刺参及发酵刺参产品的代谢物进行分析，并筛选出导致其成分发生变化的差异性代谢物，为今后的益生菌发酵刺参产品提供理论支持。与刺参相比，发酵刺参产品在正离子模式筛选出 676 个显著差异代谢物，其中 324 个上调，352 个下调；在负离子模式下，筛选出 346 个显著差异代谢物，其中 206 上调，140 个下调。通过聚类分析发现，许多差异代谢物聚集在氨基酸代谢，且上调代谢物多于下调代谢物。差异代谢物在正离子模式和负离子模式下均能富集到花生四烯酸代谢，说明发酵刺参产品促进了花生四烯酸代谢。另外在负离子模式下富集的代谢途径还有嘧啶代谢、酪氨酸代谢、氨基苯甲酸降解。这些代谢途径可能在发酵刺参产品品质和功能变化中起主导作用。

（4）对小鼠急性酒精中毒的缓解作用及机制研究　急性酒精中毒指个体在短期内摄入大量酒精后，引发中枢神经系统病理性兴奋随后抑制的状态，是一种临床急症，会直接损伤神经系统和肝脏，并出现意识障碍、循环系统、消化系统、呼吸系统功能紊乱等，对患者生命安全有着极大的威胁[86]。随着生活方式的改变，家庭聚餐、社交应酬和情绪宣泄引起的急性酒精中毒比例攀升，给人类健康和安全带来了威胁，成为一个不容忽视的社会问题[87]。

乙醇进入人体后，经胃和小肠在0.5 ～ 3h内完全吸收，使体内所有含水的组织和体液中均含有乙醇，血液中的乙醇浓度表示人体乙醇浓度的总量。肾脏、肺能排出乙醇总量的10%左右，剩下的90%都需要通过人体的肝脏代谢分解，乙醇浓度升高程度受个人耐受性的影响[88]。肝脏中的乙醇脱氢酶（ADH）先将乙醇氧化为乙醛，再经乙醛脱氢酶（ALDH）氧化为乙酸，乙酸进一步转化为乙酰辅酶A进入三羧酸循环，在三羧酸循环最终被彻底氧化分解为CO_2和H_2O，乙醇浓度过高，会导致乙醇在体内代谢速率降低。加快乙醇在急性酒精中毒患者体内的代谢分解，能够使患者更快恢复健康。

目前，临床上急性酒精中毒的治疗方法多为西医治疗，对其进行生命体征监测、吸氧、催吐、洗胃、补液治疗，并给予纠正水电解质紊乱、酸碱度失衡等治疗。同时，还要采用纳洛酮注射治疗[89]。还可以采用中西医结合治疗，在注射纳洛酮和补液方法的基础上同时采用中药催吐、情志干预等方法。但是，这些方法均只关注对中枢神经的缓解，却忽视了乙醇代谢产物给人体带来的危害，因此，开发新型的功能性产品用于辅助治疗酒精性肝损伤无疑具有重要的意义。

采用急性酒精中毒小鼠模型，通过小鼠的行为学特性、乙醇代谢酶活性和肝脏氧化应激特性，研究对急性酒精中毒小鼠具有保护作用的发酵刺参产品，并对其可能机制进行探讨，为急性酒精中毒的治疗提供解决方案，为发酵刺参产品的研发奠定理论基础。

实验采用雄性SPF级C57BL/6小鼠72只，4周龄，体重为（20±2）g。小鼠在SPF级动物房饲养，昼夜循环时间为12h。动物实行分笼饲养，每笼4只，自由饮水、进食，环境温度（23±2）℃、相对湿度30% ～ 40%。动物实验操作按照GB/T 35892—2018《实验动物　福利伦理审查指南》执行。

72只小鼠经过7d适应性饲养后，随机分为6组（每组12只），空白对照组、模型组、阳性对照组、刺参对照组、低剂量样品组以及高剂量样品组。灌胃剂量及操作如表4-42所示。每24h灌胃一次，连续灌胃3次。最后一次灌胃后，马上对小鼠进行行为学观察，3h后采用尾椎采血的方式收集小鼠血液，部分血液放入抗凝管中，4℃下离心10min，取上清液即为血浆。麻醉处死的方式杀死小鼠，取小鼠肝脏称重，取0.1g肝脏组织，加入1.0mL预冷的生理盐水，充分研磨后，4℃下离心10min，取上清液待测。另取部分肝脏组织，浸泡在4%的中性多聚甲醛缓冲液中固定[69]。

表4-42　小鼠分组及给药

分组	给药方式及剂量
空白对照组	称重后，灌胃0.20mL的生理盐水 30min后，灌胃0.17mL的生理盐水
模型组	称重后，灌胃0.20mL的生理盐水 30min后，灌胃0.17mL的56°白酒
阳性对照组	称重后，灌胃0.20mL的RU21（300mg/kg，体重） 30min后，灌胃0.17mL的56°白酒
刺参对照组	称重后，灌胃0.20mL的SC（300mg/kg，体重） 30min后，灌胃0.17mL的56°白酒
低剂量样品组	称重后，灌胃0.20mL的FSC（300mg/kg，体重） 30min后，灌胃0.17mL的56°白酒
高剂量样品组	称重后，灌胃0.20mL的FSC（600mg/kg，体重） 30min后，灌胃0.17mL的56°白酒

小鼠的翻正反射是指将小鼠四脚朝天，背部朝下放倒，会迅速翻回正常位置。但是当小鼠短时间内摄入高浓度乙醇后，乙醇经小鼠胃肠道迅速进入血液，血液中高浓度的乙醇使中枢神经系统麻痹，导致行动能力受限，使翻正反射消失。通过灌胃高剂量乙醇，建立小鼠急性酒精中毒模型，研究发酵刺参产品对急性酒精中毒小鼠行为特性的影响，结果如表4-43所示。灌胃后，对照组小鼠饮水进食正常，其余大部分小鼠出现四肢瘫软、昏睡以及体温降低等现象，个别小鼠出现兴奋、跑窜的现象。除空白对照组外，其余5组小鼠翻正反射消失现象发生率均为100%，说明小鼠急性酒精中毒模型建立成功。模型组小鼠的平均潜伏时间和持续时间分别为13.11min和239.00min，低剂量样品组与模型组小鼠的平均潜伏时间和持续时间没有显著性差异，但是高剂量样品组延长了平均潜伏时间，缩短了平均持续时间。以上结果说明，高剂量的发酵刺参产品虽然没有改变小鼠急性酒精中毒的发生率，但是提升了小鼠对急性酒精中毒的耐受性。

表4-43　发酵刺参产品对小鼠急性酒精中毒行为特性的影响

组别	发生率/%	潜伏时间/min	持续时间/min
空白对照组	0	—	—
模型组	100	13.11±3.85[a]	239.00±74.56[a]
阳性对照组	100	28.07±5.15[b]	149.91±5.38[b]
刺参对照组	100	14.58±5.05[a]	237.25±48.04[a]
低剂量样品组	100	16.01±3.71[a]	208.44±58.59[a]
高剂量样品组	100	23.61±6.67[b]	169.11±18.18[b]

注：与模型组相比，不同字母表示组间存在显著性差异（$P < 0.05$）。

　　小鼠急性酒精中毒情况下的行为特性与血液酒精浓度直接相关，血液酒精浓度越高，酒精中毒症状越严重。在第3天灌胃白酒3h后，测定小鼠血液中的酒精浓度，结果如表4-44所示。空白对照组小鼠血液中没有检测出酒精浓度，模型组在灌胃白酒3h后，血液酒精浓度达到19.33μg/mL，其余4组小鼠的血液酒精浓度均低于模型组，但是刺参对照组与模型组血液酒精浓度无显著性差异。一般来说，血液酒精浓度由乙醇的吸收和代谢速率共同决定，增加胃内容物，避免空腹能够减缓乙醇的吸收。因此，推测低剂量和高剂量样品组小鼠血液酒精浓度的快速降低，并不是由于减缓乙醇吸收导致的。

表4-44　发酵刺参产品对小鼠血液酒精浓度的影响

组别	血液酒精浓度/（μg/mL）
空白对照组	—
模型组	19.33±2.22[a]
阳性对照组	13.80±1.51[b]
刺参对照组	15.37±3.78[a]
低剂量样品组	14.13±1.93[b]
高剂量样品组	13.53±2.39[b]

注：与模型组相比，不同字母表示组间存在显著性差异（$P < 0.05$）。

　　乙醇在肝脏内氧化分解的同时，会将NAD^+还原成NADH，长期摄入酒精，肝脏内NADH/NAD^+持续升高，会抑制肝脏内脂肪酸的氧化，最终造成肝脏内甘油三酯堆积形成脂肪肝，这也是酒精性肝病的典型症状之一。测定小鼠的肝脏质量、肝脏指数和甘油三酯含量，结果如表4-45所示。各组间小鼠的肝脏质量和肝脏指数均没有显著性差异，与空白对照组相比，其余各组小鼠肝脏的甘油三酯含量均显著升高，短期内连续摄入高剂量酒精能够使小鼠肝脏内甘油三酯含量升高，但没有使小鼠患脂肪肝，发酵刺参产品的摄入没有缓解肝脏中甘油三酯的积累。

表 4-45　发酵刺参产品对小鼠肝脏脂肪代谢的影响

组别	肝脏质量 /g	肝脏指数 /%	甘油三酯含量 / (mmol/g)
空白对照组	0.87 ± 0.18^a	4.46 ± 0.87^a	0.049 ± 0.012^a
模型组	0.86 ± 0.10^a	4.97 ± 0.45^a	0.087 ± 0.029^b
阳性对照组	0.82 ± 0.10^a	4.68 ± 0.37^a	0.066 ± 0.010^b
刺参对照组	0.89 ± 0.08^a	4.90 ± 0.29^a	0.072 ± 0.017^b
低剂量样品组	0.84 ± 0.06^a	4.84 ± 0.41^a	0.076 ± 0.024^b
高剂量样品组	0.87 ± 0.09^a	4.70 ± 0.46^a	0.069 ± 0.008^b

注：与空白对照组相比，不同字母表示组间存在显著性差异（$P<0.05$）。

当肝脏受到损伤时，肝细胞的细胞膜透过性会增强，使转氨酶进入血液，导致血浆中转氨酶含量升高，因此，血浆中转氨酶含量是早期肝损伤的一个重要指标。测定小鼠血浆谷丙转氨酶（ALT）和谷草转氨酶（AST）含量，结果如图 4-45 所示。与空白对照组相比，模型组小鼠血浆谷丙转氨酶和谷草转氨酶含量显著升高，说明短期内连续摄入高剂量酒精造成了肝细胞的损伤。阳性对照组中，小鼠血浆谷丙转氨酶和谷草转氨酶含量同样显著升高，说明 RU21 对小鼠肝细胞的损伤没有缓解作用。而刺参对照组和高低剂量样品组中，小鼠血浆谷丙转氨酶和谷草转氨酶含量显著下调至接近空白对照组水平，说明刺参产品、发酵刺参产品能够减缓小鼠短期内连续摄入高剂量酒精造成的肝细胞损伤。

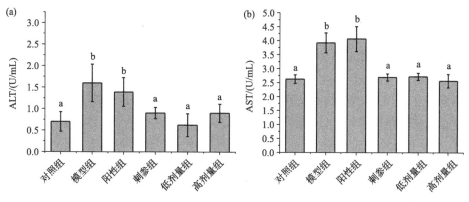

图 4-45　发酵刺参摄入对小鼠血浆 ALT（a）和 AST（b）含量的影响

　　肝脏的ADH途径是最主要的乙醇分解代谢途径，途径中ADH和ALDH是关键酶，其酶活力决定着乙醇在肝脏中的清除速率。为了进一步探究发酵刺参产品对小鼠急性酒精中毒缓解作用的机制，测定小鼠肝脏中ADH和ALDH活性，结果如图4-46所示。与空白对照组相比，模型组小鼠肝脏中ADH和ALDH活性显著降低，阳性对照组小鼠肝脏中ADH和ALDH活性提高至接近空白对照组，说明RU21是通过激活ADH和ALDH，从而加速乙醇分解来发挥小鼠急性酒精中毒保护作用的。刺参对照组小鼠肝脏中ADH和ALDH活性同样显著降低，说明未发酵的刺参粉对ADH和ALDH活性没有激活作用。样品组显著提高了ADH的活性，低剂量样品组ADH活性接近阳性对照组，高剂量样品组ADH活性大大超过阳性对照组；低剂量样品组ALDH活性较空白对照组显著降低，但高剂量样品组ALDH活性接近空白对照组。以上结果说明，发酵使刺参具有良好的ADH和ALDH激活效果。

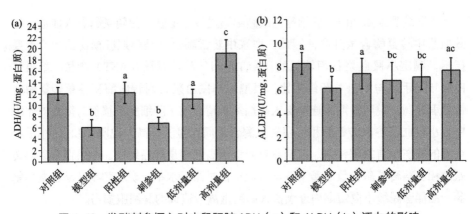

图4-46　发酵刺参摄入对小鼠肝脏ADH（a）和ALDH（b）活力的影响

　　乙醇在氧化分解的过程中，会产生羟基自由基、超氧阴离子等活性氧自由基，引起蛋白质和脂质的过氧化，丙二醛（MDA）是脂质过氧化的产物，最终导致细胞的氧化损伤。为了避免氧化造成的细胞损伤，肝细胞中存在抗氧化酶系应对氧化损伤，如超氧化物歧化酶（SOD）等。对肝脏中丙二醛（MDA）含量及超氧化物歧化酶（SOD）活性进行分析，结果如表4-46所示，结果显示模型组的MDA含量明显高于对照组的MDA含量，阳性组、刺参组和低、高剂量组的MDA含量相较于模型组均有不同程度的降低。对比刺参组以及低剂量组发现灌胃发酵刺参能更好地降低小鼠体内的MDA含量。灌胃高剂量发酵刺参的小鼠体内MDA含量低于低剂量组，说明发酵刺参降低小鼠体内MDA含量的能力与其浓度呈正相关。模型组小鼠体内的SOD活性则与MDA含量相反，比对照组SOD活性降低了许多，并且低于各样品组。对比刺参组以及低剂量组发现灌胃发酵刺参能更好地增加小鼠体内的SOD活性。灌胃高剂量的发酵刺参的SOD活性高于低剂量组，说明发酵刺参增加小鼠体内SOD活性的能力与其浓度呈正相关。结果表明，刺参和发酵刺参均能显著降低肝脏中MDA含量并提高SOD活性，但发酵刺参效果更显著[69]。

表4-46　发酵刺参摄入对小鼠肝脏MDA和SOD含量的影响

组别	MDA/（mmol/g）	SOD/（U/mg）
对照组	1.72 ± 0.35^a	22.04 ± 1.82^a
模型组	3.03 ± 0.52^b	14.12 ± 1.24^b
阳性组	1.95 ± 0.30^a	19.68 ± 1.24^c
刺参组	2.45 ± 0.28^c	19.11 ± 2.78^c
低剂量组	1.87 ± 0.23^a	21.04 ± 3.00^a
高剂量组	1.68 ± 0.29^a	23.71 ± 2.39^a

这里建立了小鼠急性酒精中毒模型，通过小鼠的行为学特性、乙醇代谢酶活性和肝脏氧化应激特性等指标，研究发酵刺参产品摄入对急性酒精中毒小鼠的保护作用，并对其可能机制进行探讨，高剂量样品组没有改变小鼠急性酒精中毒的发生率，但延长了平均潜伏时间，缩短了平均持续时间，说明高剂量的发酵刺参产品虽然没有改变小鼠急性酒精中毒的发生率，但是提升了小鼠对急性酒精中毒的耐受性。刺参和发酵刺参产品均能显著降低灌胃白酒3h后的血液酒精浓度，并且小鼠血浆谷丙转氨酶和谷草转氨酶含量显著下调至接近空白对照组水平，证明刺参和发酵刺参产品均能够减缓小鼠短期内连续摄入高剂量酒精造成的肝细胞损伤。各组间小鼠的肝脏质量和肝脏指数均没有显著性差异，并且发酵刺参产品的摄入没有缓解肝脏中甘油三酯的积累。高剂量样品组具有良好的ADH和ALDH激活效果，而刺参对照组没有激活效果。刺参和发酵刺参产品均能显著降低肝脏中MDA含量并提高SOD活性，但发酵刺参产品效果更显著。

参考文献

[1] Fan X, Ma Y, Li M, et al. Thermal treatments and their influence on physicochemical properties of sea cucumbers: A comprehensive review[J]. Int J Food Sci Technol, 2022, 45: 324-330.

[2] Li M, Qi Y, Mu L, et al. Effects of processing method on chemical compositions and nutritional quality of ready-to-eat

sea cucumber (*Apostichopus japonicus*)[J]. Food Sci Nutr, 2019, 7(2): 755-763.

[3] Zhong Y, Khan M A, Shahidi F J J o A, et al. Compositional characteristics and antioxidant properties of fresh and processed sea cucumber (*Cucumaria frondosa*)[J]. J Agric Food Chem, 2007, 55(4): 1188-1192.

[4] Fisheries N, Ences A. Effect of the handling procedures on the chemical composition of sea cucumber[J]. Turk J Fish Aquat Sci, 2004, 4(2): 71-74.

[5] Chen J X. Present status and prospects of sea cucumber industry in China[J]. J Ocean U China, 2004, 13: 25-38.

[6] Chang-Lee M V, Price R J, Lampila L E. Effect of processing on proximate composition and mineral content of sea cucumbers (*Parastichopus spp.*)[J]. J Food Sci, 2010, 54(3): 567-568.

[7] 高岳. 不同产地刺参多糖的分离纯化及其组分含量的研究[D]. 大连: 大连海洋大学, 2015.

[8] Koubaa A, Abdelmouleh A, Bouain A, et al. Effect of cooking methods on nutritional profile of common pandora (*Pagellus Erythrinus*) from the mediterranean sea[J]. J Food Process Pres, 2014, 38(4): 1682-1689.

[9] Gokoglu N, Yerlikaya P, Cengiz E J. Effects of cooking methods on the proximate composition and mineral contents of rainbow trout (*Oncorhynchus mykiss*)[J]. Food Chem, 2004, 84(1): 19-22.

[10] Karimian-Khosroshahi N, Hosseini H, Rezaei M, et al. Effect of different cooking methods on minerals, vitamins, and nutritional quality indices of rainbow trout (*Oncorhynchus mykiss*)[J]. Int J Food Prop, 2016, 19(9-12): 2471-2480.

[11] Wen J, Hu C, Fan S. Chemical composition and nutritional quality of sea cucumbers[J]. J Sci Food Agric, 2010, 90(14): 2469-2474.

[12] Bordbar S, Anwar F, Saari N. High-value components and bioactives from sea cucumbers for functional foods—A review[J]. Mar Drugs, 2011, 9(10): 1761-1805.

[13] Zhao F, Ping Z, Chao S, et al. Amino acid and fatty acid compositions and nutritional quality of muscle in the pomfret, *Pampus punctatissimus*[J]. Food Chem, 2010, 118(2): 224-227.

[14] Erkan N, Zden z, Seluk A. Effect of frying, grilling, and steaming on amino acid composition of marine fishes[J]. J Med Food, 2010, 13(6): 1524-1532.

[15] Li C, Li H, Guo S, et al. Evaluation of processing methods on the nutritional quality of sea cucumber (*Apostichopus japonicus* Selenka)[J]. J Aquat Food Prod Technol, 2018, 27(4): 406-417.

[16] Kumar S, Aalbersberg B. Nutrient retention in foods after earth-oven cooking compared to other forms of domestic cooking 1. proximates, carbohydrates and dietary fibre[J]. J Food Compos Anal, 2006, 19(4): 302-310.

[17] Guo Y X, Cao W J, Yang X C, et al. Three-liquid-phase salting-out extraction of effective components from waste liquor of processing sea cucumber[J]. Food Bioprod Process, 2015, 96: 99-105.

[18] Fukunaga T O, Matsumoto M I, Murakami T O, et al. Effects of soaking conditions on the texture of dried sea cucumber[J]. Fish Sci Res, 2010, 70(2): 319-325.

[19] Badiani A, Stipa S, Bitossi F, et al. True retention of nutrients upon household cooking of farmed portion-size European sea bass (*Dicentrarchus labrax* L.)[J]. LWT-Food Sci Technol, 2013, 50(1): 72-77.

[20] 顾盼. 加工方式对海参蛋白质影响研究[D]. 大连: 大连海洋大学, 2018.

[21] Halper J. Basic components of connective tissues and extracellular matrix: fibronectin, fibrinogen, laminin, elastin, fibrillins, fibulins, matrilins, tenascins and thrombospondins[J]. Adv Exp Med Biol, 2021, 1348: 105-126.

[22] Komsa-Penkova R, Koynova R, Kostov G, et al. Discrete reduction of type I collagen thermal stability upon oxidation[J]. Biophys Chem, 2000, 83(3): 185-195.

[23] Cox J, Hein M Y, Luber C A, et al. Accurate proteome-wide label-free quantification by delayed normalization and maximal peptide ratio extraction, termed MaxLFQ[J]. Mol Cell Proteomics, 2014, 13(9): 2513-2526.

[24] Pette D, Staron R S. Myosin isoforms, muscle fiber types, and transitions[J]. Microsc Res Tech, 2000, 50(6): 500-509.

[25] Prowse T A, Byrne M. Evolution of yolk protein genes in the Echinodermata[J]. Evol Dev, 2012, 14(2): 139-151.

[26] Fujiwara A, Unuma T, Ohno K, et al. Molecular characterization of the major yolk protein of the Japanese common sea cucumber (*Apostichopus japonicus*) and its expression profile during ovarian development[J]. Comp Biochem Physiol A Mol Integr Physiol, 2010, 155(1): 34-40.

[27] Sun B, Liu Z, Fang Z, et al. Probing the proteomics dark regions by vailase cleavage at aliphatic amino acids[J]. Anal Chem, 2020, 92(3): 2770-2777.

[28] Catak S, Monard G, Aviyente V, et al. Computational study on nonenzymatic peptide bond cleavage at asparagine and aspartic acid[J]. J Phys Chem A, 2008, 112(37): 8752-8761.

[29] 赖帅众. 高温高压处理对海参多糖组成、结构和活性的影响[D]. 大连: 大连海洋大学, 2019.

[30] 赵晓玥. 海参肠、卵酶解物的制备工艺及性质研究[D]. 大连: 大连海洋大学, 2016.

[31] 陈佳. 加工方式对海参营养成分的影响[D]. 大连: 大连海洋大学, 2017.

[32] 张涵. 海参及其发酵制品风味构成研究[D]. 大连，大连工业大学，2017.

[33] 李震，肖秧，甄天元，等. 海参肠道产蛋白酶菌的分离鉴定及其在海参下脚料中的应用[J]. 食品与发酵工业，2019, 45(18): 195-201.

[34] 韩爽. 海参蛋白发酵菌株筛选及条件优化[D]. 上海：上海海洋大学，2021.

[35] 杨慧宁，张苓花，王运吉. 海参液态发酵制备枯草杆菌蛋白酶的研究[J]. 水产科学，2006, (11): 559-562.

[36] 艾雨晴. 纳豆芽孢杆菌发酵刺参中多糖的结构表征及消化特性研究[D]. 大连：大连海洋大学，2022.

[37] 白云洲，赵前程，吕东，等. 纳豆芽孢杆菌发酵海参条件的响应面优化[J]. 农产品加工，2022, (10): 7-11+15.

[38] 张文佳. 产朊假丝酵母和白地霉混合固态发酵豆渣生产反刍动物饲料的研究[D]. 哈尔滨：东北农业大学，2015.

[39] 王东，荣家萍，唐自钟，等. 响应面法优化枯草芽孢杆菌产中性蛋白酶的发酵条件[J]. 基因组学与应用生物学，2016, 35(01): 143-151.

[40] 刘秀. 渗透压对黑曲霉发酵生产葡萄糖酸钠及菌体自身生理代谢的影响[D]. 上海：华东理工大学，2017.

[41] 许艳俊，李静媛. pH 和 Ca^{2+} 协同作用对酵母代谢及细胞膜功能的影响[J]. 生物技术通报，2018, 34(03): 208-216.

[42] 胡亚平，秦丹，唐少娃，等. 纳豆芽孢杆菌液体发酵培养条件的优化[J]. 饲料研究，2014, 17: 83-86.

[43] 潘进权. 纳豆芽孢杆菌发酵产蛋白酶工艺优化[J]. 中国粮油学报，2011, 26(09): 33-37.

[44] 卓晓沁. 鹰嘴豆纳豆发酵菌种的诱变及发酵条件优化[D]. 杭州：浙江大学，2018.

[45] 王婷，温子健，季晓彤，等. 海参卵纳豆菌发酵条件及产物生物活性[J]. 食品科学，2017, 38(08): 43-48.

[46] Yang D D, Lin F D, Huang Y Y, et al. Separation, purification, structural analysis and immune-enhancing activity of sulfated polysaccharide isolated from sea cucumber viscera[J]. Int J Biol Macromol, 2020, 155: 1003-1018.

[47] Zhang Y J, Song S L, Song D, et al. Proliferative effects on neural stem/progenitor cells of a sulfated polysaccharide purified from the sea cucumber *Stichopus japonicus*[J]. J Biosci Bioeng, 2010, 109(1): 67-72.

[48] Li C, Niu Q F, Li S J, et al. Fucoidan from sea cucumber *Holothuria polii*: Structural elucidation and stimulation of hematopoietic activity[J]. Int J Biol Macromol, 2020, 154: 1123-1131.

[49] Yin J Y, Yang X Q, Xia B, et al. The fucoidan from sea cucumber *Apostichopus japonicus* attenuates lipopolysaccharide-challenged liver injury in C57BL/6J mice[J]. J Funct Foods, 2019, 61: 103493.

[50] Li H, Yuan Q X, Lv K L, et al. Low-molecular-weight fucosylated glycosaminoglycan and its oligosaccharides from sea cucumber as novel anticoagulants: A review[J]. Carbohydr Polym, 2021, 251: 117034.

[51] Liu X X, Hao J J, Shan X D, et al. Antithrombotic activities of fucosylated chondroitin sulfates and their depolymerized fragments from two sea cucumbers[J]. Carbohydr Polym, 2016, 152: 343-350.

[52] Song S, Peng H R, Wang Q L, et al. Inhibitory activities of marine sulfated polysaccharides against SARS-CoV-2[J]. Food and Function, 2020, 23(11): 7415-7420.

[53] Li Y, Qin J, Cheng Y H, et al. Marine sulfated polysaccharides: preventive and therapeutic effects on metabolic syndrome: A review[J]. Mar Drugs, 2021, 19(11): 608-635.

[54] Zhu Z J, Han Y H, Ding Y, et al. Health effects of dietary sulfated polysaccharides from seafoods and their interaction with gut microbiota[J]. Compr Rev Food Sci Food Saf, 2021, 20(3): 2882-2913.

[55] Li Y, Liu S, Ding Y, et al. Structure, in vitro digestive characteristics and effect on gut microbiota of sea cucumber polysaccharide fermented by *Bacillus subtilis* Natto[J]. Food Res Int, 2023, 169: 112872.

[56] 万李. 构建大肠杆菌细胞工厂生产 GDP-L-岩藻糖[D]. 无锡：江南大学，2021.

[57] Miao M, Bai A, Jiang B, et al. Characterisation of a novel water-soluble polysaccharide from *Leuconostoc citreum* SK24.002[J]. Food Hydrocolloid, 2014, 36(MAY): 265-272.

[58] Liu J, Meng C, Yan Y, et al. Structure, physical property and antioxidant activity of catechin grafted *Tremella fuciformis* polysaccharide[J]. Int J Biol Macromol, 2016, 82: 719-724.

[59] Xie J, Xie M, Nie S, et al. Isolation, chemical composition and antioxidant activities of a water-soluble polysaccharide from *Cyclocarya paliurus* (Batal.) Iljinskaja[J]. Food Chem, 2010, 119(4): 1626-1632.

[60] 杨嘉丹，刘婷婷，张闪闪，等. 微波辅助提取银耳多糖工艺优化及其流变，凝胶特性[J]. 食品科学，2019, 40(14): 7-15.

[61] 锐刘，亮武，张影全，等. 基于低场核磁和差示量热扫描的面条面团水分状态研究[J]. 农业工程学报，2015, 31(9): 288-294.

[62] 李宏全，赵万国，吕小虎，等. 黄芪中一种新杂聚多糖的理化分析[J]. 中国药学杂志，2009, 9(4): 654-657.

[63] 李珺，钟耀广，刘长江. 香菇多糖的纯化及电镜分析[J]. 山西农业科学，2010, 38(03): 6-9.

[64] 孙艳梅，徐雅琴，杨林. 天然物质类黄酮的抗氧化活性的研究[J]. 中国油脂，2013, 28(3): 4-11.

[65] 鞠念衡，刘爽，韩之一，等. 纳豆菌发酵海参制备的多糖抗氧化活性分析[J]. 渔业研究，2023, 45(02): 163-168.

[66] 王君巧，聂少平，余强，等. 黑灵芝多糖对免疫抑制小鼠的免疫调节和抗氧化作用[J]. 食品科学，2009, 19:

3-12.

[67] 葛霞，陈婷婷，蔡教英，等.青钱柳多糖抗氧化活性的研究[J].中国食品学报，2011, 11(5): 6-16.

[68] 孟繁磊，陈瑞战，张敏，等.刺五加多糖的提取工艺及抗氧化活性研究[J].食品科学，2010, 31(10): 7-11.

[69] 顾兴宇.非靶向代谢组学分析发酵海参的物质变化及产品研发[D].大连：大连海洋大学，2023.

[70] 徐亚，范会芬，赵玎玲，等.考马斯亮蓝法测定大豆水溶性蛋白提取方法的优化[J].大豆科学，2022, 41(02): 196-202.

[71] 王婷.海参卵和罗非鱼皮纳豆菌发酵条件优化及产物活性研究[D].大连：大连工业大学，2017.

[72] Cotelle N, Bernier J L, Catteau J P, et al. Antioxidant properties of hydroxy-flavones[J]. Free Radic Biol Med, 1996, 20(1): 35-43.

[73] 羌宇，张耀宗，余勃，等. ABTS法和DPPH法测定类胡萝卜素清除自由基能力的适用性[J].南昌大学学报(理科版)，2019, 43(06): 543-549.

[74] 张皓哲，高春红，李天铎，等.胶原和明胶清除羟基自由基机理探究[J].齐鲁工业大学学报，2022, 36(03): 32-38.

[75] 王树庆，姜薇薇，房晓，等.抗坏血酸的亚硝酸盐清除能力的研究[J].中国调味品，2011, 36(11): 22-24.

[76] 薛瑞，苗一非，杨吉春，等.前列腺素E2对免疫细胞及炎症相关疾病的调控作用[J].生理科学进展，2011, 42(3): 4.

[77] 徐虎，张晓燕，管又飞.脂质活性介质前列腺素E2与血管功能和结构重构[J].中国科学，2022, 52(05): 646-658.

[78] 白雪仪，黄锭，谢盼，等.尿苷对线粒体功能的影响[J].生物工程学报，2023, 45: 1-15.

[79] 胡荣东，薛慎伍，汪红，等.脉络宁、山莨菪碱、胞苷二磷酸治疗脑梗塞的血液流变学改变和临床疗效观察——附105例分析[J].微循环技术杂志，1997, 23(02): 106-108.

[80] 朱旬，甄林林，郑伟，等.白三烯C4增强小鼠骨髓来源树突状细胞迁移及肿瘤免疫治疗作用[J].中华实验外科杂志，2006, 43(03): 325-327.

[81] 董为人. PGA2诱导的G1阻滞中P21—E2F间的作用[J].医学研究通讯，1997, 26(11): 10-13.

[82] Joubert A, Maritz C, Joubert F. Influence of prostaglandin A2 and 2-methoxyestradiol on Bax and Bcl-2 expression levels in cervical carcinoma cells[J]. Biomed Res, 2005, 26(2): 87-90.

[83] Tallima H, Ridi R. Arachidonic acid: Physiological roles and potential health benefits — A review[J]. J Adv Res, 2018, 11: 33-41.

[84] 曾思钰，王艾奇.花生四烯酸应用及研究进展[J].山西化工，2022, 42(08): 30-31+36.

[85] 杨朝霞，张丽，李朝阳.花生四烯酸的营养保健功能[J].食品与药品，2005, (01): 69-71.

[86] 苏红佑，郑应红.急诊综合护理在189例急性重度酒精中毒患者中的应用[J].福建医药杂志，2020, 42(05): 171-172.

[87] 李平安.急性酒精中毒的中西医结合护理及实施效果探讨[J].中国医药指南，2021, 19(36): 192-193.

[88] 牛文凯，王汉斌.急性酒精中毒的发病机制和诊治现状[J].中国医刊，2008, (09): 2-4.

[89] 林进乾.急诊内科对急性酒精中毒患者的治疗效果[J].中外医疗，2017, 36(07): 66-67+70.

第

5

章

海参多糖的加工技术

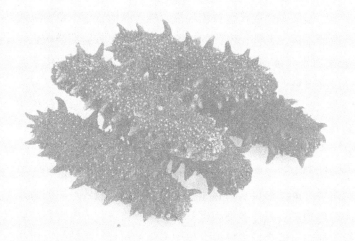

水生动物多糖具有独特的结构，可产生广泛的生物和药理活性，由于其含量高、易于提取、结构独特、副作用少以及显著的治疗潜力，已成为活性天然产物的研究热点之一。海参多糖结构复杂，是一种复合型杂多糖，因海参多糖结构新颖、功能独特，受到国内外研究人员的广泛关注。到目前为止，已经从分布于世界各地的不同海参物种中提取了许多硫酸多糖，对不同海参物种硫酸多糖的结构、生物和药理活性进行了大量深入研究。海参多糖的健康益处远远超出了海参中蛋白质和氨基酸，展现出作为营养制剂和药物的广阔发展前景。

海参中存在的多糖主要是硫酸多糖，分为岩藻糖基化硫酸软骨素和岩藻聚糖硫酸酯。硫酸多糖的健康益处与其结构密切相关，多糖的含量和比例因不同海参品种、产地和收获季节而异。多糖结构上的差异还取决于种类和提取方法，硫酸多糖的结构在糖苷键类型、硫酸基团取代位置和程度、硫酸基团含量、单糖组成和比例、分子量等方面有所不同。此外，不同的提取方法对硫酸多糖的结构也有影响，酸和碱提取是通常用于分解与蛋白质连接的糖肽键以释放多糖的化学方法。然而，酸和碱会使硫酸多糖的构象发生变化，碱的影响比酸大得多，碱提取可能导致硫酸多糖的降解和脱硫。此外，据报道三氯乙酸沉淀法和$CaCl_2$盐析法会导致糖苷键断裂。随着科学技术的进步，已开发出提取天然生物活性化合物作为营养药品和食品成分的先进技术 [1]。

微波辅助提取是一种新型提取硫酸多糖的物理方法，可导致硫酸基团和分子量的减少。微波技术利用溶解离子的离子传导和极性溶剂的偶极旋转产生的微波能量加热，这种快速的内部加热过程导致细胞壁溶解，从而将细胞内容物释放到提取介质中。同时，微波加热可能会导致提取介质中多糖的裂解，微波辐射可能会使硫酸基团脱落。水热处理技术是用于提取和解聚硫酸多糖的另一种简单高效的物理处理技术，可以有效地提高产量并保留马尾藻硫酸多糖的硫酸基团，并且它可以逐渐解聚来自佛罗里达海参的岩藻糖基化硫酸软骨素和岩藻聚糖硫酸酯，以获得具有受控分子量的低聚糖，并且不会影响硫酸基团。亚临界水处理技术用于从裙带菜中解聚岩藻聚糖硫酸酯以产生低分子量的岩藻聚糖硫酸酯，可在硫酸基团不变的情况下提高抗凝和抗糖尿病活性。考虑到水热处理技术耗时的缺点，一些新兴的加工技术，如高压均质、压缩膨化和超声波，与水热处理技术联合用于硫酸多糖的加工。高压均质-水热处理技术可在不脱落硫酸基团的情况下，从具有优异抗氧化能力的海蕴中提取出岩藻聚糖硫酸酯，而压缩膨化-水热处理技术用于破坏细胞结构，并在硫酸基团含量略有变化的情况下从粉叶马尾藻中释放岩藻聚糖硫酸酯。β-消除和氧化降解技术被视为具有前景的解聚硫酸多糖的化学加工方法，β-消除加工技术更有利于硫酸多糖的解聚，它可以产生具有明确结构的低聚糖，并提高岩藻糖基化硫酸软骨素的抗凝活性。氧化解聚可提高岩藻糖基化硫酸软骨素的抗肿瘤活性，并改善岩藻聚糖硫酸酯的抗血栓活性，而不会改变硫酸化模式。了解加工技术对硫酸多糖结构和健康效益的影响，对于选择合适的加工技术从海参中制备硫酸多糖，更好地满足消费者对功能性食品日益增长的需求非常重要[1]。

5.1
海参多糖的提取方法

5.1.1 海参原料的预处理

预处理是从动植物中提取多糖的第一步，主要目的是去除部分不需要的物质并保留多糖。为了从海参中提取多糖，通常对海参原料进行去内脏、干燥和脱脂处理（图 5-1）。表 5-1 总结了不同海参品种预处理、提取及分离的方法。通常，收获后立即对活海参进行去内脏、切碎、均质并干燥，然后脱脂去除脂肪，有时去内脏的海参可以直接脱脂而不干燥。

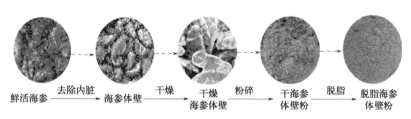

鲜活海参 → 去除内脏 → 海参体壁 → 干燥 → 干燥海参体壁 → 粉碎 → 干海参体壁粉 → 脱脂 → 脱脂海参体壁粉

图 5-1 海参原料的预处理

表 5-1 不同种类海参多糖的预处理、提取和分离方法

海参品种	预处理	提取	分离				粗多糖产率/%	参考文献
绿刺参	干燥	氢氧化钾和胰酶	乙醇和醋酸钾	—	—	—	—	[2]
仿刺参绿刺参海地瓜	干燥	1mol/L 氢氧化钾5% 胰酶	1 倍体积（V）95%乙醇	蒸馏水	1.5mol/L醋酸钾		6.48.17.3(db)	[3]

续表

海参品种	预处理	提取	分离				粗多糖产率/%	参考文献
绿刺参	干燥并氯仿或甲醇脱脂	5% 木瓜蛋白酶, 60℃	0.5%CPC	3mol/L 氯化钠+乙醇		60% 乙醇	3.9 (P)(ddb)	[4]
小有刺参	干燥并丙酮脱脂	木瓜蛋白酶 60℃	10%CPC	3mol/L 氯化钠+乙醇		3V 乙醇	—	[5]
仿刺参	新鲜组织	氢氧化钾和胰酶	—	—		60% 乙醇	—	[6]
白斑海参 大乌爪参	氯仿或甲醇脱脂, 干燥	木瓜蛋白酶 60℃	CPC	2mol/L 氯化钠+乙醇		2V 乙醇	5.5 5.0 (ddb)	[7]
白斑海参	氯仿或甲醇脱脂, 干燥	0.4% 木瓜蛋白酶, 60℃	CPC	2mol/L 氯化钠+乙醇		2V 乙醇	3.4 (ddb)(P)	[8]
大乌爪参	干燥	木瓜蛋白酶	CPC	—		—	2.5 (db)(P)	[9]
海地瓜 美国肉参 仿刺参	干燥	木瓜蛋白酶	CPC	—		—	—	[10]
仿刺参	新鲜组织	木瓜蛋白酶	CPC	—		—	3.8 (db)(P)	[11]
海地瓜	干燥	木瓜蛋白酶	CPC	—		—	—	[12]
海地瓜 仿刺参 图纹白尼参 黑海参	新鲜组织	木瓜蛋白酶 60℃	CPC	—		—	3.8 2.4 3.7 3.0 (db)(P)	[13]
格皮氏海参 美国肉参	—	木瓜蛋白酶, 60℃	乙醇和 CPC	氯化钠+乙醇		60% 乙醇	—	[14]
格皮氏海参 美国肉参	—	木瓜蛋白酶, 60℃	10%CPC	3mol/L 氯化钠+乙醇		66% 乙醇	—	[15]
格皮氏海参 美国肉参	—	木瓜蛋白酶, 60℃	10%CPC	3mol/L 氯化钠+乙醇		66% 乙醇	—	[16]
格皮氏海参	—	木瓜蛋白酶, 60℃	10%CPC	3mol/L 氯化钠+乙醇		63% 乙醇	—	[17]

海参品种	预处理	提取	分离			粗多糖产率/%	参考文献
格皮氏海参 玉足海参 挪威拟刺参 美国肉参	干燥，氯仿或甲醇脱脂	木瓜蛋白酶，60℃	10%CPC	2mol/L 氯化钠＋乙醇	2V 95% 乙醇	11.0 6.3 7.0 9.9 (ddb)	[18]
东海乌参	干燥	1% 氢氧化钠，4% 木瓜蛋白酶，60℃	—	—	—	4.0 (db)	[19]
东海乌参	干燥	2% 氢氧化钠，5% 木瓜蛋白酶，60℃	—	—	—	—	[20]
美国肉参	干燥，用氯仿或甲醇脱脂	木瓜蛋白酶	10%CPC	2mol/L 氯化钠＋乙醇	60% 乙醇	—	[21]
象牙参	干燥	1% 木瓜蛋白酶，0.25mol/L 氢氧化钠，50℃	—	—	60%，40% 乙醇	11.0 (db)	[22]
仿刺参	干燥	0.1% 木瓜蛋白酶和 0.5mol/L 氢氧化钠	—	—	—	0.3 (db)	[23]
秘鲁乌参	干燥	木瓜蛋白酶和 0.5mol/L 氢氧化钠	40% 乙醇 60% 乙醇	—	40% 乙醇和 0.5mol/L 醋酸钾，60% 乙醇	—	[24]
大西洋海参	干燥	1.0% 木瓜蛋白酶和 0.25mol/L 氢氧化钠，50℃	40% 乙醇	—	60% 乙醇	5.1 (db)	[25]
象牙参 梅花参 糙刺参	干燥	0.5mol/L 氢氧化钠和5% 木瓜蛋白酶	0.5mol/L 醋酸钾	—	50% 乙醇	—	[26]
白腹海参	干燥	1% 木瓜蛋白酶和 1.5mol/L 氢氧化钠，50℃	1mol/L 醋酸钾和 40% 乙醇	—	60% 乙醇	8.0 (db)	[27]
黄玉参	干燥	0.5mol/L 氢氧化钠和5% 木瓜蛋白酶	0.5mol/L 醋酸钾和 40% 乙醇	3% 双氧水	60% 乙醇	7.5 (db)	[28]

海参品种	预处理	提取	分离			粗多糖产率/%	参考文献
红腹海参 仿刺参 黑乳参	干燥	0.5mol/L 氢氧化钠和木瓜蛋白酶	—	—	—	6.3 2.6 6.3 (db)	[29]
梅花参	干燥	1mol/L 氢氧化钾和5%胰酶	2.5V 乙醇和2mol/L 醋酸钾	—	—	0.7 (db)(P)	[30]
仿刺参	干燥	5% 木瓜蛋白酶	5%CPC	3mol/L 氯化钠+乙醇	4V 乙醇	4.9	[31]
梅花参 花刺参 绿刺参 黑乳参 白腹海参 糙海参 大乌爪参 丑海参 双手高球参 北极海参	干燥并脱盐	0.4% 木瓜蛋白酶,55℃,4h,105℃,1h	超滤	—	4V 乙醇	9.6 7.01 11.44 6.31 4.14 6.81 4.27 7.27 3.9 7.41 (db)	[32]
仿刺参	脱盐	0.4% 胃蛋白酶 0.45% 胰蛋白酶	2V 乙醇	2mol/L 醋酸钾	1.5mol/L 醋酸钾	0.11 (ft)	[33]
巴塔哥尼亚海参	乙醇脱水	3% 木瓜蛋白酶,60℃	10%CTAB	20% 乙醇碘化钠溶液	—	3.63 (db)	[34]
大乌爪参 小乌爪参	用氯仿、甲醇或丙酮脱脂	5% 木瓜蛋白酶,60℃	10%CTAB	20% 乙醇碘化钠溶液	—	0.67 0.84 (dft)	[35]
糙刺参	乙醇脱水,干燥	8.9% 木瓜蛋白酶,45～50℃	10%CTAB	20% 乙醇碘化钠溶液	乙醇	11.9 (db)	[36]
绿刺参 糙刺参	乙醇脱水,干燥	8.9% 木瓜蛋白酶,45～50℃	10%CTAB	20% 乙醇碘化钠溶液	—	5.04 11.9 (db)	[37]
花刺参	新鲜组织,氯仿、甲醇或丙酮脱脂	10% 木瓜蛋白酶,60℃	10%CTAB	20% 乙醇碘化钠溶液	3V 乙醇	6.8 (dft)	[38]

海参品种	预处理	提取	分离			粗多糖产率/%	参考文献
北极海参	乙醇脱水，干燥	4.57% 木瓜蛋白酶，45～50℃	10%CTAB	20% 乙醇碘化钠溶液	—	4.8 (db)	[39]
仿刺参白底辐肛参	乙醇脱水，干燥	1.48% 木瓜蛋白酶，45～50℃	10%CTAB	20% 乙醇碘化钠溶液	—	6.65 4.90 (db)	[40]
北极海参	新鲜组织	0.4% 碱性蛋白酶	3V 乙醇	0.1mol/L 氯化钠和 5% 三氯乙酸	3V 乙醇	0.63 (ft)	[41]
仿刺参	干燥，乙醇和丙酮脱水	80℃水提	70% 乙醇	—	—	9.1 (ddb)	[42]
地中海瓜参	干燥并用氯仿/甲醇脱脂	12.5% 木瓜蛋白酶，60℃	0.4%CPC	2mol/L 氯化钠 + 乙醇	1V 乙醇	4.45 (ddb)	[43]
白斑海参	干燥和脱水	12.5% 木瓜蛋白酶，60℃	0.4%CPC	2mol/L 氯化钠 + 乙醇	2V 乙醇	7.0 (ddb)	[44]
白斑海参	乙醇脱水	12.5% 木瓜蛋白酶，60℃	0.4%CPC	2mol/L 氯化钠 + 乙醇	2V 乙醇	0.466 (ddb)	[45]
智利瓜参	丙酮脱脂并干燥	木瓜蛋白酶，60℃	3%CTAB	2mol/L 氯化钠 + 乙醇	乙醇	4.2 (ddb)	[46]
糙刺参沙海参黑海参	丙酮脱水，干燥	木瓜蛋白酶，60℃	5%CPC	—	乙醇	6.4 5.7 6.6 (ddb)	[47]
巴西海参	丙酮脱脂并干燥	10% 木瓜蛋白酶，60℃	10%CPC	2mol/L 氯化钠 + 乙醇	2V 乙醇	—	[48]
海地瓜黑乳参	冷冻、干燥	6% 氢氧化钠和 1% 木瓜蛋白酶，55℃	—	—	3V 乙醇	7.60 8.29 (db)	[49]

注：1.粗多糖的产率（%）=粗多糖的质量（干基）/[基于新鲜或冷冻组织（ft）或脱脂新鲜或冷冻的组织（dft）或干生物质（db）或脱脂干生物质（ddb）的原料质量]。

2.P 为纯化的多糖，而不是粗多糖。

3.CPC—十六烷基氯化吡啶；CTAB—十六烷基三甲基溴化铵。

脱脂是海参多糖提取过程中原料的主要预处理方法。根据相似溶液原理，常用有机溶剂进行脱脂，采用的有机溶剂主要为三氯甲烷、甲醇和丙酮。海参在丙酮，或是在比例为4：1或2：1的三氯甲烷/甲醇溶液中，4℃条件下浸泡24h进行脱脂。还可以采用三氯甲烷/甲醇溶液与丙酮组合的方式进行预处理，将海参在比例为2：1的三氯甲烷/甲醇溶液中浸泡后，再用丙酮浸泡以去除脂肪和色素，采用丙酮脱脂可以去除部分亲油性色素。也可采用乙醇浸泡使海参脱水并去除部分脂肪。

然而，有关海参原料预处理的研究主要集中在脂肪去除方面，对色素、盐分等不利于多糖提取的成分去除研究较少。海参的体壁含有色素，它们是由色素细胞产生的，是决定体壁颜色的决定性因素。此外，海参体壁的灰分含量较高，其中盐分占很大比例。据报道，在硫酸化五糖的超滤过程中，离子强度对膜选择性有影响，粗多糖中的高盐可能会影响后续多糖的纯化，因为获得的多糖将用离子交换色谱或凝胶过滤色谱处理。此外，根据研究经验，在海参加工过程中获得的蒸煮液呈棕色或深绿色，并且含有高含量的盐和多糖。同时，从海参体壁和蒸煮液中提取的多糖呈棕色或深黑色。因此，建议对海参体壁原料进行预处理，尽量去除色素和盐分；否则，获得的粗海参多糖呈深色或棕色，且灰分含量高。此外，从工业应用的角度来看，由于食品和制药行业不允许使用有机溶剂，因此需要建立一种替代且有效的脂肪去除方法。虽然蛋白质是多糖提取中的主要杂质，但在海参原料的预处理过程中通常不进行蛋白质去除[1]。

5.1.2 海参多糖的解离

天然多糖通常不单独存在于水生动物中，相反，它们与蛋白质和脂质等其他成分结合，提取是从水生动物中制备多糖的关键步骤。不同的提取方法不仅表现出不同的提取速度、提取率和产品纯度，而且直接影响多糖的结构和生物活性。利用新的提取技术提取水生动物多糖已成为研究热点。海参的提取方法主要有酶法提取、碱法提取、热水提取及其组合，如表5-1所示，酶法提取及其与碱法提取的组合是常用方法。

（1）酶法提取　水生动物的体壁组织中含有高含量的蛋白质和多糖，多糖通常通过糖肽共价键与蛋白质连接，具有规则的重复单元。多糖提取过程必须考虑如何快速水解和除去与多糖结合的蛋白质，而不发生显著的多糖降解。酶法提取是将蛋白质酶解成易于去除的小分子肽的过程，它基于酶促反应的特异性，由于其肽键断裂的广谱性，可以有效地水解细胞膜上的蛋白质。酶法提取具有反应条件温和、反应特异性强、提取率高、绿色安全等优点。因此，酶法提取已被广泛用于从水生动物中提取多糖。

木瓜蛋白酶消化可从共价连接的蛋白质核心释放糖胺聚糖，岩藻糖基化硫酸软骨素位于胶原原纤维的间隙区域，并与原纤维共价连接。因此，木瓜蛋白酶水解是迄今为止最常用的酶法提取海参体壁硫酸多糖的方法，酶解时间较长，为24h。木瓜蛋白酶水解通常在含有EDTA和半胱氨酸的0.1mol/L醋酸钠缓冲液中进行酶解干燥和脱脂的海参，蛋白酶添加量可为12.5%、10%、9%、5%、4.5%、3%、1%、0.5%甚至0.4%。干海参与水的比例可为1/30、1/25、1/20、1/10、3.7/100。木瓜蛋白酶的酶解温度在45～50℃之间或55～60℃之间。提取的粗硫酸多糖的产量范围为2.4%～11.9%，大多数在4%～6%之间。

也有研究通过胃蛋白酶、胰蛋白酶、碱性蛋白酶和丝氨酸蛋白酶水解提取硫酸多糖。0.4%的胃蛋白酶和0.45%的胰蛋白酶在50℃条件下酶解5h，从刺参中连续提取出了高度硫酸化的岩藻糖基化硫酸软骨素。

（2）先酶法提取后碱法提取　为了缩短提取时间，获得更好的提取效果，通常先进行酶法提取，然后进行碱法提取，粗硫酸多糖的产率在4.9%～11.0%之间。例如，木瓜蛋白酶结合NaOH提取，在50℃下木瓜蛋白酶酶解处理6h，然后NaOH处理2h，从花刺参、象牙参、仿刺参和蛇目白尼参中获得了岩藻糖基化糖胺聚糖。碱性蛋白酶结合NaOH提取是用0.4%的碱性蛋白酶在60℃下水解，然后用0.1mol/L的NaOH溶液水解，得到粗多糖。酶法提取和碱法通常采用低浓度的碱（0.1～0.5mol/L）和少量的酶（0.1%～0.4%），仅用1%木瓜蛋白酶在50℃下处理6h，然后用NaOH处理2h，获得了11.0%（基于干生物量，db）的褐藻粗硫酸多糖和8.0%的白腹海参粗硫酸多糖。

（3）先碱法提取后酶法提取　硫酸多糖也可以通过先碱水解然后酶水解来提取，与先酶法提取再碱法提取相比，先碱法提取再酶法提取的碱浓度（1～6mol/L）和蛋白酶用量（1%～5%）更高，产率在2.6%～8.3%之间（表5-1）。用1%的NaOH处理3h，然后在60℃下用4%木瓜蛋白酶处理2.5h，可以从白肛海地瓜中得到产率为4%（db）的粗硫酸多糖。用6%的NaOH处理24h，然后在55℃下用1%木瓜蛋白酶处理5h，海地瓜和黑乳参硫酸多糖的提取率分别为7.6%（db）和8.29%（db）。用0.5mol/L的NaOH处理，然后用5%木瓜蛋白酶从仿刺参中获得提取率为7.5%（db）的粗硫酸多糖。

KOH水解通常结合胰蛋白酶进行。采用1mol/L的KOH处理1h，然后在50℃下添加5%的胰酶处理3h，从仿刺参中获得产量为6.4%的粗岩藻糖基化硫酸软骨素，从绿刺参中获得产量为8.1%的粗岩藻糖基化硫酸软骨素，从海地瓜中获得7.3%的粗岩藻糖基化硫酸软骨素。

许多研究表明，碱法提取多糖的产率较高，得到的多糖更丰富。碱法提取是一种改进的多糖制备工艺，因为碱法提取不仅可以破坏糖蛋白的糖肽键，还可以与酸性多糖形成盐以增加其溶解性。此外，碱性溶液对氢键有很大的破坏作用，因此对多种多糖有很强的溶解作用。在稀碱溶液中，通过β-消除反应使糖肽链断裂，从而释放出多糖；然而，过强的碱性介质会通过β-消除机制切割N-乙酰半乳糖胺和葡萄糖醛酸单元之间的1,4-糖苷键使硫酸多糖解聚。

提取技术被认为是影响多糖化学结构、理化性质和生物学性质的最重要的非生物因素。据报道，碱法水解可能导致多糖降解和脱硫。研究证实，α-岩藻糖支链的2,4-二硫酸单元更容易通过温和水解去除，Luo等所报告的核磁共振谱表明，2,4-O-二硫酸岩藻糖（Fuc2,4S）在黑乳参岩藻糖基化硫酸软骨素残基的硫酸化模式中不存在，Dong等也得到相似的结果，海地瓜的岩藻糖基化硫酸软骨素4-O-硫酸岩藻糖（Fuc4S）和黑乳参的岩藻糖基化硫酸软骨素Fuc2,4S含量相当少。这可能是因为在碱法提取制备过程中，岩藻糖基化硫酸软骨素硫酸化位置的硫酸基团丢失导致的，含有Fuc2,4S的分支在现存海参硫酸多糖中最常见。

许多研究表明，硫酸多糖的抗凝活性可能与单糖组成和硫酸基团含量有关。来自不同海参物种的岩藻糖基化硫酸软骨素表现出比岩藻聚糖硫酸酯更强的抗凝活性，而中性葡聚糖由于不含硫酸基团而没有抗凝活性。葡萄糖醛酸（GlcUA）、N-乙酰半乳糖胺（GalNAc）和岩藻糖几乎等比例的岩藻糖基化硫酸软骨素，硫酸基团含量较高的黑乳参的岩藻糖基化硫酸软骨素显示出比海地瓜岩藻糖基化硫酸软骨素更高的抗凝活性。

岩藻糖基化硫酸软骨素或岩藻糖基化糖胺聚糖的硫酸化模式可能导致抗凝活性的差异。例如，在三种海参的岩藻糖基化硫酸软骨素中，2,4-O-二硫酸岩藻糖（Fuc2,4S）含量最高的仿刺参岩藻糖基化硫酸软骨素表现出最强的抗凝活性，由于Fuc2,4S的比例较高，来自海棒槌和黄刺参的岩藻糖基化硫酸软骨素也表现出显著的抗凝活性。

β-消除解聚可以选择性地切断D-GalNAc-β(1,4)-D-GlcUA的糖苷键，产生结构明确的低聚糖。由于独特的硫酸化模式，来自秘鲁乌参和花刺参的岩藻糖基化糖胺聚糖及其解聚的低分子量组分均表现出更强的抗凝活性。聚合度相同的乌皱辐肛参、花刺参和白腹海参的岩藻糖基化糖胺聚糖中含有Fuc2,4S的低聚糖具有更强的抗凝活性，而白尼参属岩藻糖基化糖胺聚糖中的2,4-di-O-硫酸岩藻糖八糖比 3,4-di-O-硫酸岩藻糖八糖具有更强的抗凝活性，具有独特分支的七糖被证明是保留抗凝潜能的最小片段。

部分 N-脱乙酰基-脱氨基裂解解聚也可以选择性解聚岩藻糖基化硫酸软骨素，产生天然岩藻糖基化硫酸软骨素结构的寡糖片段。该解聚方法成功地从四种海参中制备了硫酸化模式显著不同的三糖重复单元低聚糖，该方法可用于开发潜在的岩藻糖基化硫酸软骨素抗凝剂。

因此，建议对海参多糖的提取采用碱法和酶法相结合的方法进行，以防止硫酸基团的丢失和连接键的断裂，碱法提取应严格控制碱浓度，且不需要很长时间。

（4）热水提取法　热水提取是水溶性多糖提取中一种传统且应用广泛的方法，提取效率随着温度的升高而提高。用热水提取法成功地从植物和水生动物中提取出了高产量的多糖。

到目前为止，有关热水提取海参多糖的文献很少。被报道的有从仿刺参中提取硫酸多糖，用 80℃的水处理 2h 获得了 9.1% 的高产率（ddb）。采用热水提取法结合酶法提取，从 10 种低食用价值海参中提取硫酸多糖，提取率介于 3.9% ～ 11.44%。通常，热水提取法只能提取胞外多糖，因为它不能彻底破坏细胞膜，因此产量和效率通常较低。然而，通过热水提取法从海参和其他水生动物中提取的粗硫酸多糖产量并不低。据研究，用传统的沸水方法加工的即食海参，多糖的保留率低于 40%，这表明超过 60% 的多糖在蒸煮液中损失。这提示我们，即食海参加工留下的蒸煮液将是多糖的良好来源。因此，热水提取法与传统成熟的即食海参加工技术相结合将是高效利用商业海参品种的良好策略 [1]。

5.2
海参多糖的分离方法

5.2.1　乙醇沉淀法

乙醇沉淀法是从植物和水生动物中分离多糖的一种理想且广泛使用的方法，也是从海参中分离粗多糖的常用方法。为了获得岩藻糖基化硫酸软骨素或岩藻聚糖硫酸酯，或将岩藻糖基化硫酸软骨素与岩藻聚糖硫酸酯分离，添加最终浓度为40%的乙醇进行梯度乙醇沉淀，以分离或去除岩藻糖基化硫酸软骨素；最终浓度为50%的乙醇去除中性葡聚糖和岩藻糖基化硫酸软骨素；最终浓度为60%的乙醇分离岩藻聚糖硫酸酯。

5.2.2 季铵盐沉淀法

常用两种季铵盐，即十六烷基氯化吡啶（CPC）和十六烷基三甲基溴化铵（CTAB）从海参中沉淀硫酸多糖。通常，CPC沉淀形成的沉淀物溶解在NaCl乙醇溶液中，CTAB沉淀形成的沉淀物溶解在NaI乙醇溶液中。

CPC沉淀法，经酶水解后，用10%或5%的CPC水溶液沉淀上清液24h，CPC的最终浓度约为0.5%或0.4%，形成的沉淀物进一步用2mol/L或3mol/L的NaCl：乙醇（100：15，体积比）溶液溶解，第二次沉淀是将乙醇以5：1、4：1、3：1或2：1的比例添加到NaCl：乙醇溶液中，使乙醇的最终浓度达到约60%，沉淀获得海参硫酸多糖；为了获得岩藻糖基化硫酸软骨素或岩藻聚糖硫酸酯，用最终浓度为40%的乙醇沉淀岩藻糖基化硫酸软骨素；用最终浓度为60%的乙醇获得岩藻聚糖硫酸酯。

通过CPC和乙醇沉淀从不同种类海参中提取的粗硫酸多糖的产率通常在4.5%～11.0%（ddb）的范围内。从海参中获得的其他粗多糖的产率分别为：大乌爪参5.0%，白斑海参5.5%～7.0%（ddb），沙海参5.7%（ddb），玉足海参6.3%，黑海参6.4%（ddb），糙刺参6.6%（ddb），刺参9%（ddb）。从仿刺参内脏中也获得了4.9%（ddb）的产量。

纯化后岩藻糖基化硫酸软骨素的产率分别为白斑海参0.47%（ddb）、大乌爪参3.2%（ddb）、地中海瓜参3.56%（db）和白斑海参3.5%（ddb）。此外，纯化的岩藻聚糖硫酸酯产率分别为：仿刺参2.4%（db）、大乌爪参2.5%（db）、白斑海参2.7%（ddb）、黑海参3.0%（db）、图纹白尼参3.7%（db）和海地瓜3.8%（db）。

对于CTAB，在酶水解后，用10%的CTAB水溶液处理上清液，直到完全沉淀出酸性多糖。为了将沉淀物转化为水溶性钠盐，用20%的乙醇NaI溶液搅拌沉淀物，用乙醇洗涤并溶解在水中。然后对溶液进行透析、过滤和冷冻干燥。

CTAB沉淀法获得的粗硫酸多糖的产率范围为3.6%～11.92%（db）。从海参中获得的其他粗多糖的产率分别为冰岛红极参 4.8%（db）、仿刺参 4.9%（db）、绿刺参 5.04%（db）、白底辐肛参 6.65% 和糙刺参 11.9%（db）、大乌爪参 0.67% 和 *Holothuria stellate* 0.84%（ft）。

不同种类海参纯化后岩藻糖基化硫酸软骨素产率分别为 *H. stellate* 0.16%（dft）（粗硫酸多糖的产率为 19%），大乌爪参 0.17%（dft）（粗硫酸多糖的产率为 21%），白底辐肛参 0.64%（db）（粗硫酸多糖的产率为 13.06%），绿刺参 0.73%（db）（粗硫酸多糖的产率为 14.5%），糙刺参 0.78% ～ 0.92%（db）（粗硫酸多糖的产率为 6.54% ～ 7.7%），仿刺参 0.86%（db）（粗硫酸多糖的产率为 12.9%），冰岛红极参 2.13%（db）。还获得了来自糙刺参产量为 1.99（db）（粗硫酸多糖的产率为 16.7%）的高度规则的岩藻聚糖硫酸酯。

5.2.3　乙醇和醋酸钾沉淀法

海参粗多糖可通过醋酸钾盐析和乙醇沉淀分离。为了获得岩藻糖基化硫酸软骨素，使用 1.5mol/L 的 KOAc 和 1 倍体积 95% 乙醇，从仿刺参、绿刺参和海地瓜中获得了得率分别为 6.4%（db）、8.1%（db）和 7.3%（db）的粗多糖。最终浓度为 60% 的乙醇沉淀出得率为 8.0%（db）的白腹海参粗多糖，最终浓度为 40% 的乙醇沉淀出得率为 7.5%（db）的黄玉参粗多糖。使用 2mol/L KOAc 和 2 倍体积 95% 乙醇，从仿刺参中获得了得率为 0.11%（新鲜组织，ft）的低产量粗多糖；通过使用 1mol/L 的 KOAc 和最终浓度为 40% 的乙醇先去除粗岩藻糖基化硫酸软骨素，再用最终浓度为 60% 的乙醇也可获得得率为 4.17%（db）的粗岩藻聚糖硫酸酯。通过用 0.5mol/L 的 KOAc 反复盐析和最终浓度为 50% 的乙醇沉淀，以去除中性葡聚糖和岩藻糖基化硫酸软骨素，从象牙参、梅花参和糙刺参中分离获得粗岩藻聚糖硫酸酯。采用 2mol/L 的 KOAc 和 2.5 倍体积乙醇沉淀法分离出梅花参粗多糖，在 0.5mol/L 的 KOAc 存在下，采用最终浓度为 40% 和 60% 的乙醇沉淀法分离出秘鲁乌参粗多糖。通过 KOAc 盐析和乙醇沉淀分离的粗多糖的产率在 0.11% ～ 8.1% 之间。

5.2.4　超滤分离

超滤是一种新的粗多糖分离方法。超滤原理基于驱动压力下的膜孔径，适用于分离分子量分布明显不同的多糖。研究表明，超滤对浓缩肽和去除多糖等大分子物质是有效的。与凝胶柱色谱法相比，超滤是一种相对粗糙的技术，多糖分离的效率较低，并且存在膜污染等问题。有关超滤分离海参多糖的文献报道较少。最近，采用超滤法从10种腌制海参中分离出粗多糖，经酶水解和热水提取后，截留分子量为10kDa，粗多糖的平均产率约为6.8%，根据海参种类的不同，其产率范围为3.90%～11.44%（db）。然而，许多海参肽是通过酶水解和超滤分离得到的。

超滤易于工业化，效率高，适用于多糖的一级分离。超滤可以有效地从多肽中分离多糖，因为它们的分子量大小存在巨大差异。研究证实，多糖的产率受溶液离子强度的影响很大，新鲜和腌制的海参体壁都含有高含量的盐。因此，脱盐是利用超滤进行商业化大规模多糖分离的重要步骤和前提条件。

5.3
海参多糖的纯化方法

5.3.1 基于粗提物的初级纯化

纯化是从粗多糖中去除杂质的一个特别重要的步骤。杂质，如色素、蛋白质、小分子，可能污染进一步分离的DEAE纤维素或凝胶填料。因此，在对多糖进行细微分离之前，必须去除共存的杂质。与植物和真菌相比，水生动物多糖中色素和小分子杂质的含量较低，可通过反复溶解、沉淀或透析去除。然而，一些杂质很难被清除，因为它们与多糖有强烈的结合作用。

（1）蛋白质的去除 水生动物粗多糖中蛋白质含量较高，给进一步分离和结构分析带来困难。因此，蛋白质是水生动物粗多糖中最主要的杂质。据报道，水生动物多糖通常与蛋白质结合形成糖蛋白，它们通过糖肽共价键与蛋白质连接。因此，蛋白质很难去除，需要考虑脱蛋白。蛋白质去除有两种不同的情况，即蛋白质是否与多糖共价结合，建议在进一步纯化前，以溶液或粗多糖的形式提取后立即进行脱蛋白。去除蛋白质的方法有几种，主要有化学法和酶法，化学方法包括三氯乙酸（TCA）法和Sevag法。

① 去除与多糖不共价结合的蛋白质。Sevag法和TCA法是去除蛋白质最常用、最经典的方法，它们能有效去除游离蛋白质，但不能去除与多糖共价结合

的蛋白质。Sevag法的机理是基于蛋白质在氯仿等有机溶剂中变性并分层的特性，变性的蛋白质层容易去除。Sevag法操作温和，可广泛应用于各种海参物种去除多糖中的蛋白质。TCA法的机理是在酸性条件下，蛋白质形成不溶性盐，并通过构象变化导致疏水基团暴露，从而导致蛋白质聚集。该方法的效率较高，已应用于去除海地瓜、黑乳参、北极海参和仿刺参等多种海参多糖中的蛋白质。Sevag法效率低，需要重复操作，导致多糖损失。同样，TCA法也被报道会导致糖苷键断裂，TCA和蛋白质之间的剧烈反应会导致多糖降解。Sevag法和TCA法都会产生高水平的有毒有机溶剂残留，用它们处理的产品不适合在食品和制药行业中应用。

等电点法是根据蛋白质溶解度最低的等电点调节pH值。例如，在pH值为2.8时，从花刺参、象牙参和仿刺参中提取岩藻糖基化糖胺聚糖；在pH值为2.5时，从梅花参中提取岩藻糖基化硫酸软骨素；在pH值为2.5时，从蛏中提取粗多糖。此外，树脂吸附法，如D101和S-8树脂，是一种效率高、自动化程度高的蛋白质去除方法，其蛋白质吸附率高，多糖损失率低。

② 去除与多糖共价结合的蛋白质。酶水解法能够高效去除多糖中的蛋白质，蛋白酶能破坏蛋白质与多糖之间的共价键，多糖回收率高。由于海参中蛋白质含量较高，酶水解法通常用于从海参中提取粗多糖，很少用于从粗多糖中去除蛋白质进行纯化。为了获得纯度高、结构完整的硫酸多糖，可以对用于硫酸多糖提取和纯化的酶组合进行试验，以便完全释放与蛋白质共价连接的多糖。

近年来，人们探索了一种新型、绿色、高效的冻融方法来去除菟丝子和长牡蛎粗多糖中的蛋白质，其具有多糖回收率高的特点。但是，该方法需要多次冻融循环，耗时耗能。

（2）色素的去除　从粗多糖中去除色素的方法有几种，包括阴离子交换大孔树脂吸附法、过氧化氢（H_2O_2）氧化法、有机溶剂萃取法和活性炭吸附法。

有机溶剂萃取法通常用于从粗多糖中去除色素，这些有机溶剂包括无水乙醚、丙酮和乙醇。对于海参来说，为了去除色素和其他杂质，经常使用乙醇或丙酮清洗海参粗多糖，但有机试剂的产业化应用受限。

H_2O_2溶液被广泛用于对不同来源的多糖进行脱色，它可以通过氧化破坏色素分子。近年来，常用H_2O_2对海参粗多糖进行脱色。例如，在pH值为10，温度为45℃的条件下，用3%的H_2O_2对来自秘鲁乌参和花刺参的粗多糖脱色处理2h；在

pH值为10和45℃的条件下，用1%的H_2O_2对大西洋海参粗多糖脱色处理3h。

　　然而，高浓度的H_2O_2会导致多糖的降解。研究表明，低浓度的H_2O_2会导致芬顿（Fenton）型氧化系统，产生的羟基自由基供给糖苷键导致多糖降解。在低浓度H_2O_2、中性pH和低温的温和条件下，在铜、亚铁[38]等金属离子催化剂存在下，采用自由基解聚法制备低分子量的岩藻糖基化硫酸软骨素和岩藻糖基化糖胺聚糖。由于海参含有大量的铜、亚铁离子等催化剂，因此H_2O_2脱色粗多糖的过程本身就是一个自然的Fenton型氧化系统。虽然H_2O_2自由基解聚可以降解岩藻糖基化硫酸软骨素和岩藻糖基化糖胺聚糖，但不会改变硫酸基团，因为来自秘鲁乌参和花刺参的岩藻糖基化糖胺聚糖，与自由基解聚处理后的低分子量组分对应物具有相同的硫酸化模式。

　　近年来，一种温和、简单、绿色的海参多糖色素去除方法成为研究热点，阴离子交换大孔树脂吸附法被认为是一种有效的方法。采用树脂吸附法可对*Holothuria forskali*和仿刺参的粗多糖进行脱色，但脱色率较低。活性炭吸附法似乎是去除色素的一种替代方法，但由于效率低和残留效应，活性炭的应用受到了限制。

　　未经有效原料预处理的仿刺参粗多糖的颜色为深灰色或黑色，消费者无法接受。到目前为止，还没有一种切实有效的方法来去除粗多糖或海参体壁中的色素，在这方面还需要做更多的工作。此外，在脱色的过程中要避免硫酸基团损失和糖苷键的断裂。

　　（3）无机矿物质的去除　无机矿物质的去除相对容易，通常用乙醇洗涤所得多糖，溶解并用蒸馏水透析以去除盐和其他矿物质。

5.3.2　多糖的分级纯化

　　分级纯化是多糖生产的最后一个关键步骤，通常采用阴离子交换色谱法和凝胶过滤色谱法。图5-2和表5-2提供了不同海参品种硫酸多糖的分离方法。其纯度对硫酸多糖的结构鉴定和生物活性评价至关重要。

　　（1）阴离子交换色谱法　离子交换色谱已被广泛用于根据分子电荷强度分离物质。海参多糖带有负电荷，因此采用阴离子交换色谱法进行分离，常用的色谱填料有DEAE cellulose、Express Ion D、DEAE Sephacel in Cl⁻ form、DEAE Sepharose Fast Flow、DEAE Sephadex、Strong ion of FPA98 resin in Cl⁻ form和Q Sepharose Fast Flow。

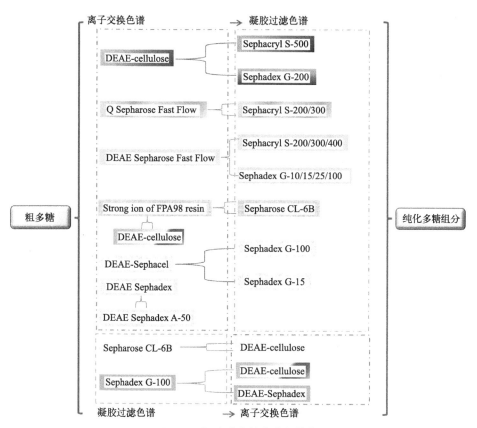

图 5-2　粗硫酸多糖的分级纯化

表 5-2　不同海参品种粗多糖的分级纯化

海参品种	硫酸多糖	分级纯化		海参多糖组分产率（%）/海参多糖组分的比例（%）	参考文献
地中海瓜参	岩藻糖基化硫酸软骨素	Q Sepharose Fast Flow	Sephadex G25	—	[2]
绿刺参	岩藻聚糖硫酸酯	Q Sepharose Fast Flow	Sephadex G25	3.9 (ddb)/	[3]
仿刺参	岩藻聚糖硫酸酯	Q sepharose Fast Flow	Sephacryl S200	—	[50]
北极海参	岩藻聚糖硫酸酯	Q Sepharose Fast Flow		—	[21]
小有刺参	岩藻聚糖硫酸酯和岩藻糖基化硫酸软骨素	Q Sepharose Fast Flow		—	[5]

续表

海参品种	硫酸多糖	分级纯化		海参多糖组分产率（%）/海参多糖组分的比例（%）	参考文献
白斑海参大乌爪参	岩藻糖基化硫酸软骨素	Q Sepharose Fast Flow	Sephacryl S-300	3.5 (ddb)/3.2 (ddb)/	[7]
仿刺参	糖胺聚糖	Q Sepharose Fast Flow	Sephadex G25	—	[6]
白斑海参	岩藻聚糖硫酸酯	Q Sepharose Fast Flow	Sephacryl S-400 HR	3.4 (ddb) /	[8]
大乌爪参	岩藻聚糖硫酸酯	Express Ion D (DEAE cellulose)	Sephacryl S-500 HR	2.5 (db) /	[9]
海地瓜美国肉参仿刺参	岩藻聚糖硫酸酯	Express Ion D (DEAE cellulose)	Sephacryl S-500 HR	—	[10]
仿刺参	岩藻聚糖硫酸酯	Express Ion D (DEAE cellulose)	Sephacryl S-500 HR	3.8 (db) /	[11]
梅花参	岩藻聚糖硫酸酯	Express Ion D (DEAE cellulose)	Sephacryl S-500 HR	3.1(db) /	[51]
东海海参	岩藻聚糖硫酸酯	Q Sepharose Fast Flow	—	3.8 (db) /	[12]
海地瓜仿刺参图纹白尼参黑海参	岩藻聚糖硫酸酯	Q Sepharose Fast Flow	—	3.8 (db) /2.4 (db) /3.7 (db) /3.0 (db) /	[13]
格皮氏海参美国肉参	岩藻聚糖硫酸酯	Q Sepharose Fast Flow	—	—	[14]
格皮氏海参美国肉参	岩藻聚糖硫酸酯和岩藻糖基化硫酸软骨素	Q Sepharose Fast Flow	Superdex 30	—	[15]
格皮氏海参美国肉参	岩藻聚糖硫酸酯	Q Sepharose Fast Flow	—	—	[17]
格皮氏海参玉足海参挪威红参美国肉参	岩藻糖基化硫酸软骨素	DEAE cellulose	HPLC 和 TSKgel-G4000	—	[18]
东海乌参	岩藻聚糖硫酸酯	Q Sepharose Fast Flow	Sephacryl S-200	—	[19]
东海乌参	硫酸多糖	Q Sepharose Fast Flow	—	—	[20]
美国肉参	岩藻聚糖硫酸酯	DEAE cellulose	—	—	[21]

海参品种	硫酸多糖	分级纯化		海参多糖组分产率（%）/海参多糖组分的比例（%）	参考文献
花刺参象牙参	岩藻糖基化糖胺聚糖	FPA98	—	1.1 (db) /0.8 (db) /	[52]
仿刺参	岩藻糖基化糖胺聚糖	FPA98	Sepharose CL-6B	0.32 (db) /	[23]
象牙参	岩藻聚糖硫酸酯和岩藻糖基化硫酸软骨素	FPA98	DEAE-52	—	[24]
秘鲁乌参	岩藻糖基化糖胺聚糖	FPA98	DEAE-52	—	[25]
象牙参梅花参糙刺参	岩藻聚糖硫酸酯	FPA98	DEAE-52	—	[26]
白腹海参	岩藻聚糖硫酸酯	FPA98	—	4.17% (db)	[27]
大西洋海参	岩藻聚糖硫酸酯和岩藻糖基化糖胺聚糖	FPA98	—	—	[25]
黄玉参	—	FPA98	—	1.25 (db) /	[28]
红腹海参仿刺参黑乳参	岩藻聚糖硫酸酯和岩藻糖基化硫酸软骨素	DEAE Sepharose Fast Flow	Sephadex G-100	0.03 (ft) /23.4	[29]
梅花参	岩藻糖基化硫酸软骨素	Sephadex G-100	DEAE cellulose	0.7 (db) /	[30]
仿刺参内脏	糖胺聚糖	DEAE 52 cellulose	Sephadex G-200	—	[31]
仿刺参	岩藻聚糖硫酸酯	DEAE Sepharose	Sephadex G75	—	[33]
光参	岩藻糖基化硫酸软骨素	DEAE Sephacel	—	0.07 (ft) / 9.7	[53]
Eupentacta fraudatrix	岩藻糖基化硫酸软骨素	DEAE Sephacel	Sephadex G-15	0.52 (ddb) /55.2	[54]
海棒槌黄刺参	岩藻糖基化硫酸软骨素	DEAE Sephacel DEAE Sephadex	Sephadex G-15	/16.1 /20.9	[55]
巴塔哥尼亚海参	岩藻糖基化硫酸软骨素	DEAE Sephacel	Sephadex G-15	0.89 (db)/24.4	[34]
大乌爪参小乌爪参	岩藻糖基化硫酸软骨素	DEAE Sephacel	Sephadex G-15 和 Sephadex G-100	0.17 (dft) /21.0 0.16 (dft) /19.0 (ft)	[35]

续表

海参品种	硫酸多糖	分级纯化		海参多糖组分产率（%）/海参多糖组分的比例（%）	参考文献
绿刺参糙刺参	岩藻糖基化硫酸软骨素	DEAE Sephacel	Sephadex G-15和Sephadex G-100	0.78 (db) /6.54 0.73 (db) /14.5	[37]
Cucumaria djakonovi	岩藻糖基化硫酸软骨素	DEAE Sephacel	Sephadex G-15	0.3 (ft) /28.0	[56]
糙刺参	岩藻聚糖硫酸酯	DEAE Sephacel	Sephadex G-15和Sephadex G-100	1.99 (db) /16.7	[37]
北极海参	岩藻糖基化硫酸软骨素	DEAE Sephacel	Sephadex G-15	2.13 (db) /44.4	[57]
仿刺参白底辐肛参	岩藻糖基化硫酸软骨素	DEAE Sephacel	Sephadex G-15和Sephadex G-100	0.86 (db) /12.9 0.64 (db) /13.06	[40]
花刺参	岩藻聚糖硫酸酯和岩藻糖基化硫酸软骨素	DEAE cellulose	—	3.13 (ddb) /46.0 2.6 (ddb) /35.6	[38]
北极海参	硫酸多糖	DEAE Sepharose Fast Flow	—	F1 0.02 (ft) / 6 F2 0.03 (ft) /10 F3 0.06 (ft) /21	[41]
仿刺参	蛋白质 - 岩藻聚糖硫酸酯	DEAE Sepharose Fast Flow	—	F1 1.1 (ddb) /11.9 F2 3.6 (ddb) /39.1 F3 2.4 (ddb) /26.4 F4 2.1 (ddb) /22.6	[42]
地中海瓜参	岩藻糖基化硫酸软骨素	DEAE cellulose	—	3.56 (ddb) /80.0	[43]
白斑海参	岩藻聚糖硫酸酯	DEAE cellulose	—	2.8 (ddb) /40.0	[44]
白斑海参	岩藻糖基化硫酸软骨素	DEAE cellulose	—	0.47(ddb) /60.0	[45]
光参	硫酸多糖	DEAE Sephadex A-50	—	/21.4	[46]
黑海参糙刺参沙海参	岩藻糖基化硫酸软骨素	DEAE Sephadex A-50	—		[47]
仿刺参	岩藻聚糖硫酸酯	Sepharose CL-6B	DEAE cellulose	0.016 (dft) /6.5	[58]
巴西海参	糖胺聚糖	DEAE 52 cellulose	—	—	[48]
海地瓜黑乳参	岩藻糖基化硫酸软骨素	DEAE Sepharose Fast Flow	Sephadex G-100	2.47 (db) /32.56 2.92 (db) /35.22	[49]

注: 1. 海参多糖组分产率（%）= 海参多糖组分质量/原料质量。

2. 海参多糖组分的比例（%）= 海参多糖组分的质量/海参粗多糖的质量。

3. —表示未做说明。

① DEAE cellulose 阴离子交换色谱法。DEAE cellulose 阴离子交换色谱法通常用于从海参中分离硫酸多糖。海参多糖溶解在 pH5.0～5.5 的 0.05～0.5mol/L 的醋酸钠缓冲液中进行上样，以 0.2～1.0mL/min 的流速，0～1.2mol/L 的 NaCl 溶液线性梯度进行洗脱，收集并进一步分离多糖组分。

海参多糖可通过 DEAE cellulose 阴离子交换色谱直接纯化，无需通过凝胶过滤色谱进一步纯化。例如，将地中海瓜参的硫酸多糖进行 DEAE cellulose 阴离子交换色谱纯化，分别用 0.5mol/L 和 0.85mol/L 的 NaCl 溶液洗脱，得到 F1 和 F2 的两个组分，F1 组分被确认为岩藻糖基化硫酸软骨素。同样，将白斑海参的硫酸多糖进行 DEAE cellulose 阴离子交换色谱纯化，分别用 0.7mol/L 和 0.9mol/L 的 NaCl 溶液洗脱得到 F1 和 F2 的两个组分，F1 组分被确认为岩藻糖基化硫酸软骨素，F2 组分被确认为岩藻聚糖硫酸酯。将花刺参的硫酸多糖进行 DEAE cellulose 阴离子交换色谱纯化，纯化获得了 F1、F2 和 F3 的三个多糖组分。F1 和 F2 组分被鉴定为岩藻糖基化硫酸软骨素，F3 组分被鉴定为岩藻聚糖硫酸酯。用 DEAE cellulose 阴离子交换色谱对来自格皮氏海参、挪威红参、玉足海参和美国肉参的硫酸多糖进行了分离，四种海参各有两个组分 F1 和 F2，F1 组分被鉴定为岩藻糖基化硫酸软骨素，F2 组分被确认为岩藻聚糖硫酸酯。类似地，分别从巴西海参、美国肉参、糙刺参、海地瓜和仿刺参中分离出了岩藻糖基化硫酸软骨素组分。

在此基础上，采用 DEAE cellulose 阴离子交换色谱纯化了来自 *Cucumaria syracusana* 产率为 3.56%（ddb）的岩藻糖基化硫酸软骨素，来自白斑海参产率为 0.47%（ddb）的岩藻糖基化硫酸软骨素，以及来自花刺参产率为 2.62%（ddb）的岩藻糖基化硫酸软骨素。此外，还获得了产率为 2.8%（ddb）的岩藻聚糖硫酸酯，占白斑海参粗硫酸多糖的 40%，以及产率为 3.13%（ddb）的岩藻聚糖硫酸酯，占花刺参粗硫酸多糖的 46%。

② Q Sepharose Fast Flow 阴离子交换色谱法。近年来，Q Sepharose Fast Flow 阴离子交换色谱法已被广泛用于从海参中分离硫酸多糖。目标多糖可以在 Q Sepharose Fast Flow 色谱柱上直接分离，无需通过凝胶过滤色谱进一步纯化。采用 0～3.0mol/L 的 NaCl 溶液线性梯度洗脱，获得含有目标多糖的组分在 Sephadex G10 或 G25 上进一步脱盐。

按照该方法，采用 Q Sepharose Fast Flow 阴离子交换色谱，用 1.5mol/L 的 NaCl 溶液洗脱来自绿刺参的岩藻糖基化硫酸软骨素，用 1.4mol/L 的 NaCl 溶液洗脱来自小有刺参的岩藻糖基化硫酸软骨素，并通过 Sephadex G10 或透析进一步脱盐。同样，也对来自格皮氏海参、美国肉参和 *Holothuria forskali* 的岩藻糖基化硫酸软骨素以及来自仿刺参和东海乌参的硫酸多糖进行了分离。

用2.0～2.5mol/L的NaCl溶液进行Q Sepharose Fast Flow阴离子交换色谱洗脱，也可分离出来自海地瓜、仿刺参、图纹白尼参和黑海参的岩藻糖基化硫酸软骨素。同样，来自格皮氏海参和美国肉参的岩藻糖基化硫酸软骨素也被分离。海地瓜、仿刺参、图纹白尼参和黑海参的岩藻糖基化硫酸软骨素，产率分别为3.8%、2.4%、3.7%和3.0%（db）。

③ Strong ion of FPA98 resin in Cl⁻ form阴离子交换色谱法。近年来，Strong ion of FPA98 resin in Cl⁻ form阴离子交换色谱已被普遍用于从海参中分离硫酸多糖，采用0～3.0mol/L的NaCl溶液进行线性梯度洗脱。用2mol/L的NaCl溶液洗脱获得了来自大西洋海参和象牙参的岩藻糖基化硫酸软骨素和来自黑乳参的岩藻聚糖硫酸酯。用1.5mol/L的NaCl溶液洗脱获得了来自秘鲁乌参的岩藻糖基化糖胺聚糖。同样地，也分离了来自象牙参和梅花参的岩藻聚糖硫酸酯，以及来自仿刺参的岩藻糖基化糖胺聚糖。从白腹海参、黄玉参、花刺参和象牙参中分别获得了4.17%、1.25%、1.1%和0.8%（db）的岩藻糖基化糖胺聚糖。

④ DEAE Sepharose Fast Flow阴离子交换色谱法。海参中的硫酸多糖也可以通过DEAE Sepharose Fast Flow阴离子交换色谱进行纯化，以0～2.0mol/L的NaCl溶液线性梯度洗脱。例如，仿刺参的硫酸多糖通过DEAE Sepharose Fast Flow阴离子交换色谱进行分离，分别用0mol/L、0.5mol/L、1.0mol/L和1.5mol/L的NaCl溶液进行等梯度洗脱，获得F1、F2、F3和F4的四个组分，分别占粗硫酸多糖的11.9%、39.1%、26.4%和22.6%。同样的方法，在东海海参和黑乳参的硫酸多糖中仅获得了两个组分。

⑤ DEAE Sephacel in Cl⁻ form阴离子交换色谱法。最近，DEAE Sephacel in Cl⁻ form阴离子交换色谱也经常被用来从海参中分离硫酸多糖。先用水洗脱，然后用等浓度梯度的NaCl溶液（0.5mol/L、0.75mol/L、1.0mol/L和1.5mol/L）洗脱，在1.0mol/L和1.5mol/L的NaCl溶液梯度下获得的洗脱液，再经过Sephadex G-15脱盐。用DEAE Sephacel in Cl⁻ form阴离子交换色谱分离和纯化来自巴塔哥尼亚海参、北极海参、仿刺参、远东海参、白底辐肛参和光参的岩藻糖基化硫酸软骨素，其产率分别为0.89%（db）、2.13%（db）、0.86%（db）、0.52%（ddb）、0.64%（db）（粗SP的13.06%）和0.3%。有时，DEAE Sephacel in Cl⁻ form阴离子交换色谱法分离的海参多糖组分必须通过凝胶过滤色谱进一步分离。

⑥ DEAE Sephadex阴离子交换色谱法。DEAE Sephadex阴离子交换色谱法有时用于直接从海参中分离硫酸多糖，无需通过凝胶过滤色谱进一步分离，通常

使用浓度梯度增加的 0.2 ～ 2.5mol/L 的 NaCl 溶液进行洗脱，缓冲液 pH 值为 7.0。例如，用 DEAE Sephadex A-50 阴离子交换色谱法对来自智利瓜参的硫酸多糖进行分离，采用 1.2mol/L 的 NaCl 溶液对硫酸多糖中的两个组分进行洗脱，主要组分 F1 的产率为 0.90%（ddb），占粗硫酸多糖的 21.4%。用 DEAE Sephadex 对来自黑海参、糙刺参和沙海参的硫酸多糖进行了分离，并对每种海参的两个组分进行了纯化。在 0.6 ～ 1.2mol/L 的 NaCl 溶液下洗脱的组分 F1 和在 1.4 ～ 1.87mol/L 的 NaCl 溶液下洗脱的组分 F2 分别被鉴定为岩藻糖基化硫酸软骨素和岩藻聚糖硫酸酯。

（2）凝胶过滤色谱法　基于多糖分子大小和形状的凝胶过滤色谱法也被用于对目标多糖进行分离，通常在最后一步对多糖进行进一步的纯化。对于海参多糖，通常采用 Sephadex G-200、Sephadex G-100、Sephadex G-75、Sephacryl S-500 HR、Sephacryl S-400 HR、Sephacryl S-200、Sephadex G-25 和 Sephadex G-15、Sepharose CL-6B 和 Superdex™ 200 凝胶过滤色谱，有时也用 TSK-G400 高效液相色谱法。

① Sephadex 凝胶过滤色谱法。通常使用 Sephadex G-200 或 Sephadex G-100 凝胶过滤色谱法进一步分离目标多糖。例如，提取仿刺参内脏中的硫酸多糖，用 0 ～ 1.0mol/L 的 NaCl 溶液在 DEAE cellulose 阴离子交换色谱上洗脱后，将 0.7mol/L 的 NaCl 溶液洗脱的组分再用 0.5mol/L 的 NaCl 溶液在 Sephadex G-200 凝胶过滤色谱进一步纯化，获得的糖胺聚糖类似于从海参体壁分离的岩藻糖基化硫酸软骨素。

通过 DEAE. Sepharose Fast Flow 阴离子交换色谱对来自东海海参和黑乳参的硫酸多糖进行分离，并使用 Sephadex G-100 凝胶过滤色谱进一步纯化，获得了岩藻糖基化硫酸软骨素，产率分别为 2.47%（db）和 2.92%（db），分别占其对应粗多糖的 32.56% 和 35.22%。

用 DEAE Sephacel in Cl⁻ form 阴离子交换色谱对乌爪参、小乌爪参、绿刺参和糙刺参的粗多糖进行了分离，1.0mol/L 和 1.5mol/L 的 NaCl 溶液梯度下的洗脱液，在 Sephadex G-15 凝胶过滤色谱上进行脱盐处理，然后在 Sephadex G-100 凝胶过滤色谱上进一步纯化。纯化出的岩藻糖基化硫酸软骨素产率分别为 0.17%（dft）、0.16%（dft）、0.78%（db）和 0.73%（db），分别占粗多糖的 21%、19.0%、6.54% 和 14.5%。此外，还从糙刺参中获得了 1.99%（db）的岩藻聚糖硫酸酯，占粗多糖的 16.7%。

② Sephacryl 凝胶过滤色谱法。使用 Sephacryl S-500 HR、Sephacryl S-400 HR、Sephacryl S-300 或 Sephacryl S-200 凝胶过滤色谱法进一步分离目标多糖组分。在 Express Ion D 阴离子交换色谱上，用 0 ～ 2.0mol/L 的 NaCl 溶液线性梯度洗脱来自不同海参物种的硫酸多糖，然后用 0.2mol/L 的 NH_4HCO_3 溶液在 Sephacryl

S-500 HR凝胶过滤色谱上进一步纯化，1.1 ～ 1.5mol/L的NaCl溶液洗脱获得了含有岩藻聚糖硫酸酯的组分。从仿刺参、大乌爪参和梅花参中获得的岩藻聚糖硫酸酯产率分别为3.8%、2.5%（db）和3.1%（db）。同样，也从海地瓜、美国肉参和仿刺参中获得了岩藻聚糖硫酸酯。

将不同种类海参的硫酸多糖进行Q Sepharose Fast Flow阴离子交换色谱分析，所得组分再经Sephacryl凝胶过滤色谱进一步纯化。用Q Sepharose Fast Flow阴离子交换色谱对来自白斑海参和大乌爪参的海参多糖进行分离，1.5mol/L的NaCl溶液洗脱的岩藻糖基化硫酸软骨素组分，再用Sephacryl S-300凝胶过滤色谱进一步纯化。从白斑海参获得的岩藻聚糖硫酸酯产率为3.4%（ddb），从白斑海参和大乌爪参获得的岩藻糖基化硫酸软骨素产率分别为3.5%和3.2%（db）。

③ Sepharose凝胶过滤色谱法。Sepharose凝胶过滤色谱有时也用于进一步分离海参中的硫酸多糖。例如，通过Strong ion of FPA98 resin in Cl⁻ form阴离子交换色谱初分，然后通过Sepharose CL-6B凝胶过滤色谱进一步分离，得到仿刺参的岩藻糖基化糖胺聚糖的产率为0.32%（db）。

然而，有时，海参多糖也可以先采用凝胶过滤色谱进行初分，再采用阴离子交换色谱进一步分离。例如，用Sephadex G-100凝胶过滤色谱对来自红腹海参、仿刺参和黑乳参的海参多糖进行纯化，然后再利用DEAE Sephadex FF阴离子交换色谱进行纯化，获得岩藻聚糖硫酸酯、岩藻糖基化硫酸软骨素和中性葡聚糖；此外，用Sephadex G-100凝胶过滤色谱和DEAE cellulose阴离子交换色谱纯化了来自梅花参的岩藻糖基化硫酸软骨素，产率为0.7%（db）。将仿刺参的硫酸多糖在Sepharose CL-6B凝胶过滤色谱上用0.2mol/L的NaCl溶液进行洗脱，然后进一步用DEAE cellulose阴离子交换色谱进行分离，纯化获得了两个岩藻聚糖硫酸酯组分，产率为0.016（dft）。

需要指出的是，如果不同结构的多糖分子具有相似的电荷密度或分子量，这些纯化程序可能无法将其进行分离。现有的研究建立了海参多糖的不同原料预处理、提取、分离、纯化和分级方法，并成功地从不同种类的海参中获得了许多具有合理提取率的多糖。然而，仍然存在一些不足和局限性。首先，海参多糖的原料预处理、提取、分离、纯化和分级方法的现状仍停留在实验室阶段，没有标准化的加工方法，商业化的大规模加工技术尚未建立；原料预处理方法和从海参中提取的粗多糖的纯化方法仍然普遍采用有机溶剂；缺乏海参多糖加工技术与海参食品加工技术的结合；此外，尚未正式批准海参多糖的具体商业应用，也没有研究聚焦在海参多糖的商业生产和应用上。

为了实现海参多糖的商业化生产，使具有广泛应用前景的海参多糖功能成分迅速进入市场，为海参食品工业增加经济价值，并为消费者带来健康效益，必须考虑四个方面。第一，需要进一步开发一种绿色、安全的海参原料预处理方法和粗多糖纯化方法，尤其是脱蛋白和脱色素的方法需要改进。第二，强烈建议海参多糖的制备与传统成熟的即食海参加工技术和最近新兴的增值海参肽加工技术紧密结合。一方面，一些高商业价值的海参品种本身作为海产品具有很高的经济价值，因此，有效地利用传统即食海参加工技术留下的蒸煮液作为海参多糖的来源，能够带来巨大的效益。从这个角度来看，热水提取多糖结合酶法提取和脱色是一种可行的解决方案，因此传统即食海参加工工艺需要进一步优化。第三，必须考虑进一步开发商业化大规模提取、分离和纯化的方法。第四，必须制定标准化的加工方法，并正式批准海参多糖的具体商业应用。

海藻和海参是硫酸多糖的主要来源，硫酸多糖在海藻中以岩藻聚糖硫酸酯的形式存在，广泛存在于细胞壁。硫酸多糖在海参中以糖胺聚糖、岩藻糖基化硫酸软骨素和岩藻聚糖硫酸酯的形式存在。海藻被认为是营养食品或功能性食品的潜在来源，含有许多生物活性化合物，如多不饱和脂肪酸、多肽、多酚和多糖。目前，海藻作为具有潜在益处的新型多糖来源，已引起许多西方和欧洲国家的注意。从海藻中提取硫酸多糖的商业加工技术已经成熟，与海藻中的硫酸多糖类似，海参体壁中硫酸多糖的含量和硫酸多糖的提取率也很高。此外，海藻中岩藻聚糖硫酸酯的结构复杂且不均匀，相反，许多不同海参中的岩藻聚糖硫酸酯结构更规则、更均匀，主要由岩藻糖和硫酸基团组成。毫无疑问，作为海参的功能性成分，硫酸多糖将具有广阔的前景和巨大的市场潜力，未来的研究工作将推动海参多糖在保健食品行业的快速商业应用。

5.4
海参多糖的提取、分离及纯化

5.4.1　海参体壁多糖的提取、分离及纯化

陈佳等[60]和穆琳等[61]分别采用酶解结合CPC沉淀法提取了刺参多糖，鲜刺参去除内脏并清洗后，冷冻干燥，研磨并过80目筛，得到刺参粉。将刺参

粉用丙酮浸泡脱脂。脱脂刺参干粉采用木瓜蛋白酶酶解，CPC法沉淀刺参多糖，沉淀物溶解于NaCl-乙醇溶液中，在混合溶液中加入2倍体积95%的无水乙醇，4℃条件下静置24h后，取下层沉淀用乙醇洗涤3次，加入蒸馏水溶解，用截留分子量为6000～8000Da的透析袋进行透析、浓缩并冷冻干燥，得到刺参粗多糖。由表5-3可得，刺参粗多糖的提取率为（11.20±0.84）%，多糖含量在（23.90±0.59）%，氨基糖、糖醛酸和硫酸根含量分别为（2.64±0.12）%、（6.87±0.25）%和（19.90±0.57）%[62]。

盛文静[63]通过研究不同种类海参多糖的化学组成发现，10种海参多糖的氨基糖含量在（4.92～10.18）g/100g范围内；糖醛酸含量在（9.85～13.38）g/100g范围内；硫酸根含量在（19.54～29.95）g/100g范围内。汪国威[64]通过研究发现，海南玉足海参多糖的氨基糖含量为15.03g/100g，糖醛酸含量为15.63g/100g，硫酸基含量为29.16g/100g。

表5-3　刺参粗多糖的提取率及组成成分分析　　　　　单位：%

产品	提取率	多糖含量	氨基糖含量	糖醛酸含量	硫酸根含量
FBP	11.20±0.84	23.90±0.59	2.64±0.12	6.87±0.25	19.90±0.57

采用DEAE sepharose Fast Flow阴离子交换色谱分离纯化刺参粗多糖，用4种不同浓度（0.4mol/L、0.8mol/L、1.5mol/L和2.5mol/L）的NaCl溶液进行梯度洗脱，结果如图5-3所示，洗脱浓度为1.5mol/L和2.5mol/L时，分别得到一个明显的洗脱峰，选取1.5mol/L处最大的洗脱峰命名为FBPD，并进行Sephacryl S-100HR凝胶色谱纯化[62]。

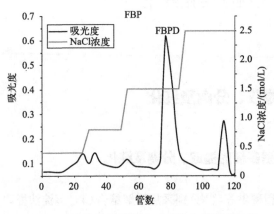

图5-3　刺参粗多糖的阴离子交换色谱洗脱曲线

经过Sephacryl S-100HR凝胶纯化刺参多糖洗脱曲线如图5-4所示，根据分子量大小，FBPD出现了两个峰，分别命名为FBPS1和FBPS2。对FBPS1和FBPS2进行收集、透析，冻干，测定FBPS1和FBPS2的分子量，结果如图5-5所示。经过凝胶色谱纯化后的样品分子量较为均一，纯度良好，适合进行结构分析，其中，FBPS1的分子量约为59 kDa，FBPS2的分子量约为19 kDa[62]。

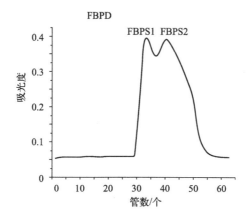

图5-4 FBPD 的 Sephacryl S-100 HR 凝胶洗脱曲线

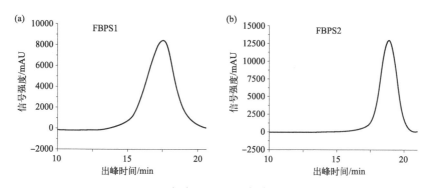

图5-5 FBPS1（a）和 FBPS2（b）的分子量峰图

组分FBPS1和FBPS2的单糖组成见图5-6和表5-4，组分FBPS1和FBPS2单糖组成中均是岩藻糖含量最高，分别为58.40%和82.08%，组分FBPS1的单糖组成质量比为甘露糖∶氨基葡萄糖∶葡萄糖醛酸∶氨基半乳糖∶半乳糖∶阿拉伯糖∶岩藻糖=2.23∶8.00∶12.7∶9.01∶8.22∶1.38∶58.40，组分FBPS2的单糖组成质量比为甘露糖∶氨基葡萄糖∶葡萄糖醛酸∶氨基半乳糖∶半乳糖∶阿拉伯糖∶岩藻糖=0.38∶1.54∶5.23∶7.49∶2.81∶0.46∶82.08[62]。

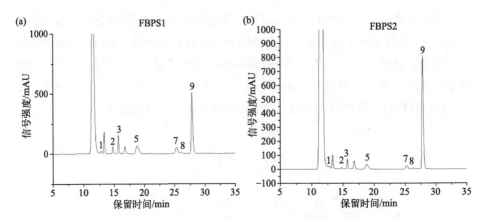

图 5-6　组分 FBPS1（a）和 FBPS2（b）的单糖组成分析图

1—甘露糖；2—氨基葡萄糖；3—葡萄糖醛酸；4—半乳糖醛酸；5—氨基半乳糖；6—葡萄糖；
7—半乳糖；8—阿拉伯糖；9—岩藻糖

表 5-4　组分 FBPS1 和 FBPS2 的单糖组成质量比　　　　单位：%

单糖组成	FBPS1	FBPS2
甘露糖	2.23	0.38
氨基葡萄糖	8.00	1.54
葡萄糖醛酸	12.7	5.23
半乳糖醛酸	—	—
氨基半乳糖	9.01	7.49
葡萄糖	—	—
半乳糖	8.22	2.81
阿拉伯糖	1.38	0.46
岩藻糖	58.40	82.08

　　组分 FBPS1 和 FBPS2 的 ^{1}H-NMR 如图 5-7 所示，组分 FBPS1 的 ^{1}H-NMR 峰型与组分 FBPS2 的峰型有所差别，2 个组分在化学位移 δ 1.17～1.30 处均有信号峰，这是代表岩藻糖甲基的信号峰，表明 2 个组分均含有岩藻糖；在化学位移 δ 1.96～1.98 处均有信号峰，这是代表乙酰基的信号峰；2 个组分均在化学位移 δ 4.50～5.60 处有信号峰，这是由于端基氢信号引起的；2 个组分的在化学位移 δ 3.60～3.99 处的质子信号归属于 C2-C6 的质子信号区[62]。

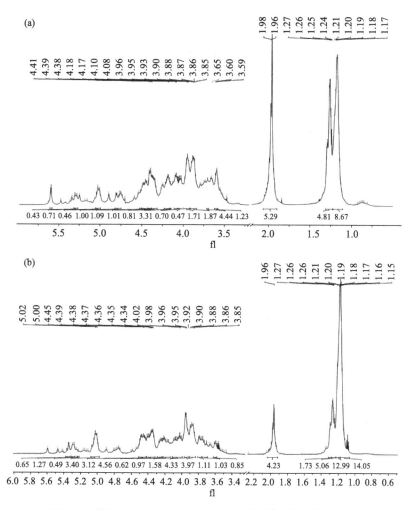

图 5-7　组分 FBPS1（a）和 FBPS2（b）的 ^{1}H 核磁共振图谱

组分 FBPS1 和 FBPS2 的 ^{13}C-NMR 如图 5-8 所示，2 个组分均在化学位移 δ 15.30 左右处有信号峰，这是代表岩藻糖的甲基碳信号峰；在化学位移 δ 22.60 左右处及化学位移 δ 51.33 左右处都发现信号峰，这是代表乙酰基端基碳的信号峰；在化学位移 δ 66.48～81.08 处的信号归属于 C2-C6 的质子信号区；在化学位移 δ 96.44～103.83 处有大约 5 个端基碳的信号峰；通过与氢谱比对发现，2 个组分在化学位移 δ 96.44～99.76 处的信号峰可能代表了 α 构型的糖，在化学位移 δ 100.00～103.83 处的信号峰可能代表了 β 构型的糖；2 个组分在化学位移 δ 175.00 左右的信号，归属于羰基碳的信号峰[62]。

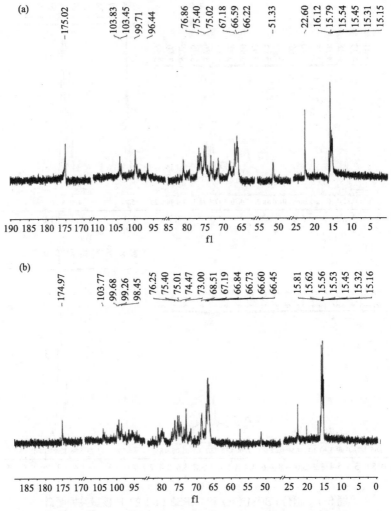

图5-8 组分FBPS1（a）和FBPS2（b）的 ^{13}C 核磁共振图谱

　　本节采用酶解结合CPC沉淀法提取刺参粗多糖，并通过DEAE-52纤维素阴离子交换色谱和Sephacryl S-100 HR凝胶排阻色谱进一步纯化刺参粗多糖，最终得到组分FBPS1和FBPS2。通过分子量分析发现，组分FBPS1和FBPS2的分子量较为均一，分别为59kDa和19kDa，各组分的单糖组成中均是岩藻糖含量最高，分别为58.40%和82.08%。通过核磁氢谱分析发现，各组分均有代表岩藻糖甲基与乙酰基的信号峰；通过核磁碳谱分析发现，各组分均含有代表乙酰基端基碳和岩藻糖甲基碳的信号峰，均有代表羧基碳的信号峰。

5.4.2 海参蒸煮液多糖的提取、分离及纯化

刺参蒸煮液浓缩后冻干制得刺参蒸煮液冻干粉，采用木瓜蛋白酶酶解结合CPC沉淀法提取刺参蒸煮液冻干粉粗多糖，采用苯酚硫酸法、凯氏定氮法、高温煅烧法和氯化钡沉淀法对刺参蒸煮液粗多糖的基本成分进行分析，结果如表5-5所示。刺参蒸煮液粗多糖的总糖含量为（34.92±0.16）%，蛋白质含量为（16.31±0.04）%，灰分含量为（10.49±0.11）%，硫酸根含量为（22.85±0.09）%[65]。李志超在100℃条件下分别蒸煮海参5min和30min，对比发现不同蒸煮时间对海参多糖基本成分影响较大，5min和30min的多糖损失率分别为9.91%和16.39%[66]。于双采用三种方法提取海参煮液多糖，发现不同方法提取的海参煮液多糖基本成分相差较大，其中采用CPC法提取的多糖硫酸根含量较高，为（23.86±0.76）%，与此结果相符[67]。刺参蒸煮液粗多糖的基本成分会因蒸煮时间及提取方法而存在较大差异。

表5-5　刺参蒸煮液粗多糖基本成分含量　　　　　　　　单位：%

样品	总糖	蛋白质	灰分	硫酸根
刺参蒸煮液粗多糖	34.92±0.16	16.31±0.04	10.49±0.11	22.85±0.09

采用PMP柱前衍生高效液相色谱法测定刺参蒸煮液粗多糖的单糖组成，结果如图5-9和表5-6所示。刺参蒸煮液粗多糖含有甘露糖、氨基葡萄糖、葡萄糖醛酸、半乳糖醛酸、氨基半乳糖、半乳糖和岩藻糖7种单糖，单糖组成质量比为甘露糖∶氨基葡萄糖∶葡萄糖醛酸∶半乳糖醛酸∶氨基半乳糖∶半乳糖∶岩藻糖=36.55∶6.00∶7.39∶6.76∶11.02∶8.45∶23.83[65]。刺参蒸煮液粗多糖主要以甘露糖和岩藻糖为主，这与刺参体壁多糖存在显著差异[68]。采用酶解结合CPC法提取的刺参体壁多糖，以岩藻聚糖硫酸酯和岩藻糖基化硫酸软骨素为主，前者的单糖组成仅含有岩藻糖，后者是由葡萄糖醛酸、氨基半乳糖和岩藻糖按1∶1∶1比例组成[69]。艾雨晴采用酶解结合CPC法提取刺参体壁粗多糖，测定单糖组成比为甘露糖∶氨基葡萄糖∶葡萄糖醛酸∶氨基半乳糖∶葡萄糖∶半乳糖∶岩藻糖=5.82∶6.52∶4.53∶10.13∶5.93∶6.10∶60.99[68]，刺参体壁粗多糖的单糖组成以岩藻糖为主，这与刺参蒸煮液粗多糖差异较大。多糖的结构决定其生物活性，许多研究人员对刺参体壁多糖的生物活性进了大量研究，证明刺参体壁多糖具有多种生理活性。但是，刺参蒸煮液粗多糖与刺参体壁多糖单糖组成存在较大差异，因此，有必要对刺参

蒸煮液粗多糖的生物活性进行研究，为刺参蒸煮液粗多糖的利用提供理论依据。

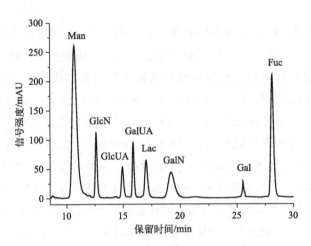

图 5-9　刺参蒸煮液粗多糖单糖组成高效液相色谱图

Man—甘露糖；GlcN—氨基葡萄糖；GlcUA—葡萄糖醛酸；GalUA—半乳糖醛酸；GalN—氨基半乳糖；
Gal—半乳糖；Fuc—岩藻糖；Lac—乳糖

表5-6　刺参蒸煮液粗多糖的单糖组成质量比　　　　单位：%

单糖种类	甘露糖	氨基葡萄糖	葡萄糖醛酸	半乳糖醛酸	氨基半乳糖	半乳糖	岩藻糖
比例	36.55	6.00	7.39	6.76	11.02	8.45	23.83

采用傅里叶变换红外光谱仪对刺参蒸煮液粗多糖的官能团进行表征，结果如图5-10所示，在$3507 \sim 3482cm^{-1}$范围内刺参蒸煮液粗多糖出现明显的吸收峰，这是由O—H的伸缩振动引起的，是多糖的特征吸收峰[70]。在$2979 \sim 2927cm^{-1}$波长范围内的吸收峰，由甲基的C—H伸缩振动引起的，推测是岩藻糖甲基化的特征吸收峰[71]。由羧基C═O伸缩振动引起的乙酰氨基特征峰通常出现在$1700 \sim 1660cm^{-1}$处，刺参蒸煮液粗多糖在$1660cm^{-1}$处有吸收峰，说明刺参蒸煮液粗多糖含有乙酰氨基。刺参蒸煮液粗多糖在$1256cm^{-1}$处，有来自S═O伸缩振动引起的吸收峰，说明刺参蒸煮液粗多糖含有硫酸根。在$850cm^{-1}$附近的吸收峰可能是由于C—O—S伸缩振动（轴向配位）引起的，也可能是由于α-端基差向异构C—H变角振动的糖环引起的，这与硫酸根的存在方式有关，是C-4位硫酸根取代的岩藻糖的特征吸收峰[72]。因此，刺参蒸煮液粗多糖是一种含有岩藻糖、乙酰氨基和硫酸根取代的多糖，这与单糖组成结果相符[65]。

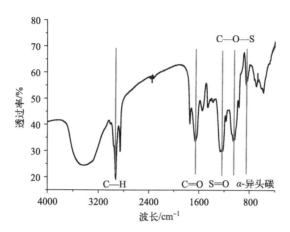

图 5-10　刺参蒸煮液粗多糖红外光谱图

差示扫描量热分析法是研究聚合物分解规律和热稳定性的一种简单而准确的方法，惰性气氛下测定样品中物理或化学变化引起的热损失或热增益[67]。对刺参蒸煮液粗多糖进行热力学分析，结果如图 5-11 所示，刺参蒸煮液粗多糖均发生一次吸热反应和一次放热反应，在 176.34℃处有一个吸热峰，热焓值为 114.69J/g，主要是由多糖组分内的水分蒸发引起的；在 232.32℃处有一个放热峰，热焓值为 108.49 J/g，主要是由多糖发生热分解引起的。差示扫描量热分析结果表明，刺参蒸煮液粗多糖具有较好的热稳定性，在食品或药品的生产过程中，可耐受 200℃以下的热处理[65]。

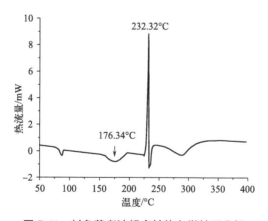

图 5-11　刺参蒸煮液粗多糖热力学性质分析

采用扫描电子显微镜对刺参蒸煮液粗多糖的微观形貌进行观察，不同放大倍数下刺参蒸煮液粗多糖扫描电镜结果如图 5-12 所示。200 倍放大倍数下，刺参蒸煮液粗多糖呈松散的蜂窝状结构，放大至5000倍放大倍数，刺参蒸煮液粗多糖表面完整且有突起，与王思琪对水溶性豆渣多糖高倍数下的微观形貌观察结果相似[73]，多糖呈现出薄片状结构[65]。

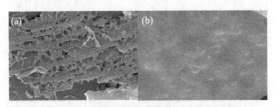

图 5-12　不同倍数下刺参煮液多糖扫描电镜图

（a）200 倍放大倍数；（b）5000 倍放大倍数

采用DEAE-52纤维素阴离子交换色谱，根据刺参蒸煮液粗多糖所含离子强弱的不同，利用氯化钠溶液进行梯度洗脱，洗脱浓度分别为0.5mol/L、1.0mol/L、1.5mol/L、2.0mol/L和2.5mol/L。由图5-13可看出共分离出4个洗脱峰，分别将4个洗脱峰命名为Q1、Q2、Q3、Q4，对四个组分进行收集浓缩，透析脱盐并冻干，得到4种刺参蒸煮液多糖组分[65]。

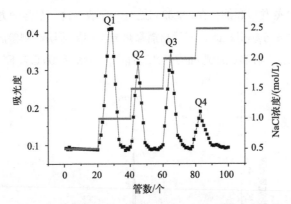

图 5-13　刺参蒸煮液粗多糖阴离子交换色谱洗脱曲线

采用苯酚硫酸法和氯化钡沉淀法对离子纯化后刺参蒸煮液多糖组分的基本成分进行分析，结果如表5-7所示。4种海参蒸煮液粗多糖组分的纯度介于71.24% ～ 90.56%之间，总糖和硫酸根含量存在较大差异，随着氯化钠洗脱浓度的增加，4个组分中的硫酸根含量逐渐增加[65]，这是因为硫酸根带负电荷，所以随着洗脱浓度的增加，被洗脱下来的多糖离子强度逐渐增强。酸性多糖的生物活性与硫酸根含量及其取代位置有关[63,74]。

表5-7　4种刺参蒸煮液多糖组分基本成分含量　　　单位：%

样品	总糖	硫酸根	纯度
Q1	47.92±1.04	23.32±1.13	71.24±1.09
Q2	55.84±1.10	24.04±0.98	79.88±1.04
Q3	60.78±0.98	27.51±1.02	88.29±1.01
Q4	61.65±1.22	28.91±0.60	90.56±0.91

采用紫外-可见光分光光度计对4种离子纯化后刺参蒸煮液多糖组分进行紫外波长的扫描，结果如图5-14所示。260nm和280nm是核酸和蛋白质的吸收峰[75]，4种刺参蒸煮液多糖组分在260nm和280nm处均无明显特征吸收峰，说明经过纯化后4种刺参蒸煮液多糖组分中几乎不再含有蛋白质和核酸[65]。

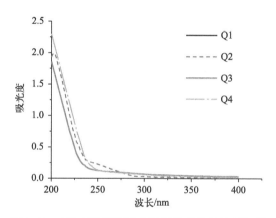

图 5-14　4种刺参蒸煮液多糖组分的紫外波长扫描

采用PMP柱前衍生高效液相色谱法测定4种离子纯化后刺参蒸煮液多糖组分的单糖组成，结果如图5-15和表5-8所示。4种刺参蒸煮液多糖组分的单糖组成及含量存在较大差异，组分Q2和组分Q3含有甘露糖、氨基葡萄糖、葡萄糖醛酸、半乳糖醛酸、氨基半乳糖、半乳糖和岩藻糖7种单糖，而组分Q1中不含氨基葡萄糖和半乳糖醛酸，组分Q4中不含氨基葡萄糖、半乳糖醛酸和氨基半乳糖。组分Q1单糖组成质量比为甘露糖：葡萄糖醛酸：氨基半乳糖：半乳糖：岩藻糖=41.91：14.96：22.30：9.48：11.35，组分Q2单糖组成质量比为甘露糖：氨基葡萄糖：葡萄糖醛酸：半乳糖醛酸：氨基半乳糖：半乳糖：岩藻糖=19.72：5.72：7.04：6.44：10.50：27.87：22.71，组分Q3单糖组成质量比为甘露糖：氨基葡萄糖：葡萄糖醛酸：半乳糖醛酸：氨基半乳糖：半乳糖：岩藻糖=39.67：0.42：3.23：0.80：3.79：6.96：45.13，组分Q4单糖组成质量比为甘露糖：葡萄糖醛酸：半乳糖：岩藻糖=25.44：0.70：1.43：72.43 [65]。与刺参体壁多糖不同，刺参蒸煮液多糖中甘露糖含量较高。随着氯化钠溶液洗脱浓度升高，被洗脱的刺参蒸煮液多糖组分中岩藻糖含量增多，这可能是由于岩藻糖在六碳原子上少一个羟基，与其他单糖相比岩藻糖拥有更强的疏水性 [76]，同时岩藻糖上通常带有硫酸基团取代，离子强度较大，也就更难被洗脱下来。

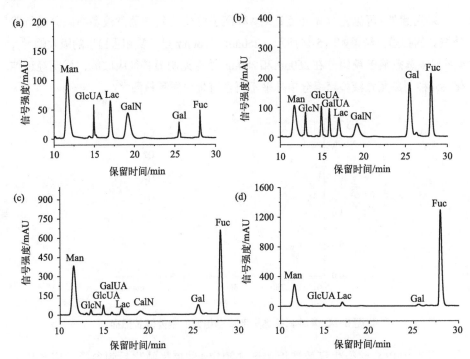

图 5-15　4种刺参煮液多糖组分单糖组成的高效液相色谱图

（a）组分Q1；（b）组分Q2；（c）组分Q3；（d）组分Q4；
Man—甘露糖；GlcN—氨基葡萄糖；GlcUA—葡萄糖醛酸；GalUA—半乳糖醛酸；Lac—乳糖；
GalN—氨基半乳糖；Gal—半乳糖；Fuc—岩藻糖

表 5-8　4种刺参蒸煮液多糖组分单糖组成质量比　　　　单位：%

单糖种类	Q1	Q2	Q3	Q4
甘露糖	41.91	19.72	39.67	25.44
氨基葡萄糖	—	5.72	0.42	—
葡萄糖醛酸	14.96	7.04	3.23	0.70
半乳糖醛酸	—	6.44	0.80	—
氨基半乳糖	22.30	10.50	3.79	

续表

单糖种类	Q1	Q2	Q3	Q4
半乳糖	9.48	27.87	6.96	1.43
岩藻糖	11.35	22.71	45.13	72.43

采用Sephacryl S-300凝胶色谱对组分Q1、Q2、Q3和Q4进行进一步纯化，根据多糖分子量的不同利用蒸馏水进行洗脱分离。由图5-16可看出共分离出6个洗脱峰，其中Q1分离出1个峰，Q2分离出2个峰，Q3分离出2个峰，Q4分离出1个峰，分别将6个洗脱峰命名为J1、J2、J3、J4、J5和J6，对各组分进行收集浓缩并冻干，得到6组凝胶纯化后的刺参蒸煮液多糖组分[65]。

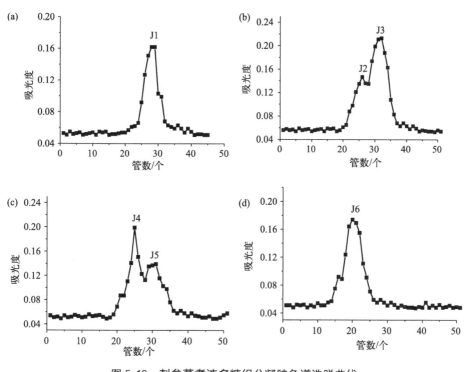

图 5-16　刺参蒸煮液多糖组分凝胶色谱洗脱曲线

（a）组分Q1；（b）组分Q2；（c）组分Q3；（d）组分Q4

采用高效凝胶排阻色谱法测定6种凝胶纯化后刺参蒸煮液多糖组分的分子量，结果如图5-17所示。各组分只含有一个吸收峰，表明收集的各组分都是均一分子质量的多糖组分。J1分子质量为1.48×10^4Da；组分J2分子质量为1.10×10^5 Da；

组分J3分子质量为6.33×10³Da；组分J4分子质量为9.46×10⁴Da；组分J5分子质量为9.56×10³Da；组分J6分子质量为3.78×10⁵Da[65]。

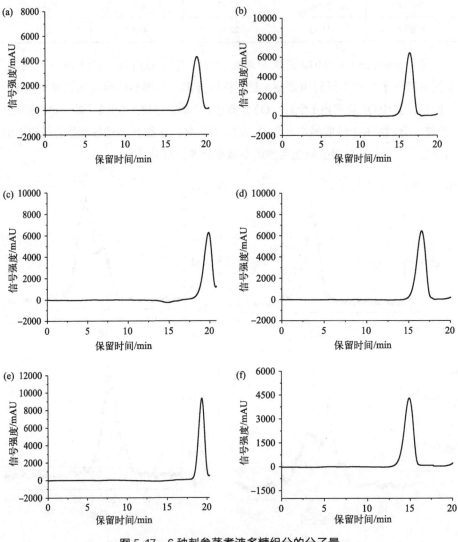

图5-17　6种刺参蒸煮液多糖组分的分子量

（a）组分J1；（b）组分J2；（c）组分J3；（d）组分J4；（e）组分J5；（f）组分J6

采用PMP柱前衍生高效液相色谱法测定6种凝胶纯化后刺参蒸煮液多糖组分的单糖组成，结果如图5-18和表5-9所示。6种刺参蒸煮液多糖组分的单糖组成相较于4种离子纯化后刺参蒸煮液多糖组分的单糖组成，单糖比例发生改变，单糖种类未发生变化。组分 J1 单糖组成质量比为甘露糖∶葡萄糖醛酸∶氨基半乳糖∶半乳糖∶岩藻糖=46.93∶9.84∶13.75∶5.77∶23.71，组分 J2 单糖组成质量比为甘露糖∶氨基葡萄糖∶葡萄糖醛酸∶半乳糖醛酸∶氨基半乳糖∶半乳糖∶岩藻糖=11.71∶2.52∶2.60∶2.03∶

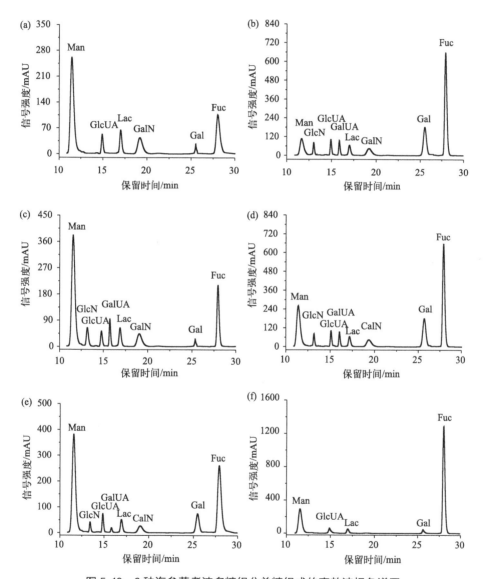

图 5-18　6 种海参蒸煮液多糖组分单糖组成的高效液相色谱图

（a）组分 J1；（b）组分 J2；（c）组分 J3；（d）组分 J4；（e）组分 J5；（f）组分 J6
Man—甘露糖；GlcN—氨基葡萄糖；GlcUA—葡萄糖醛酸；GalUA—半乳糖醛酸；Lac—乳糖；
GalN—氨基半乳糖；Gal—半乳糖；Fuc—岩藻糖

2.96∶10.11∶68.07，组分J3单糖组成质量比为甘露糖∶氨基葡萄糖∶葡萄糖醛酸∶半乳糖醛酸∶氨基半乳糖∶半乳糖∶岩藻糖=54.29∶5.16∶4.68∶5.81∶7.72∶1.87∶20.47，组分J4单糖组成质量比为甘露糖∶氨基葡萄糖∶葡萄糖醛酸∶半乳糖醛酸∶氨基半乳糖∶半乳糖∶岩藻糖=24.69∶1.98∶2.07∶2.04∶2.24∶12.39∶54.59，组分J5单糖组成质量比为甘露糖∶氨基葡萄糖∶葡萄糖醛酸∶半乳糖醛酸∶氨基半乳糖∶半乳糖∶岩藻糖=54.55∶1.68∶2.35∶1.09∶2.07∶2.63∶35.63，组分J6单糖组成质量比为甘露糖∶葡萄糖醛酸∶半乳糖∶岩藻糖=20.24∶1.45∶1.25∶77.06 [65]。

表5-9　6种刺参蒸煮液多糖组分单糖组成质量比　　　单位：%

单糖种类	J1	J2	J3	J4	J5	J6
甘露糖	46.93	11.71	54.29	24.69	54.55	20.24
氨基葡萄糖	—	2.52	5.16	1.98	1.68	—
葡萄糖醛酸	9.84	2.60	4.68	2.07	2.35	1.45
半乳糖醛酸	—	2.03	5.81	2.04	1.09	—
氨基半乳糖	13.75	2.96	7.72	2.24	2.07	
半乳糖	5.77	10.11	1.87	12.39	2.63	1.25
岩藻糖	23.71	68.07	20.47	54.59	35.63	77.06

采用红外光谱仪对6种凝胶纯化后刺参蒸煮液多糖组分的官能团进行表征，结果如图5-19所示，在3500cm^{-1}范围附近6种刺参蒸煮液多糖组分均出现明显的吸收峰，这是由O—H的伸缩振动引起的，是多糖的特征吸收峰[70]。在2980cm^{-1}波长范围附近的吸收峰，由甲基的C—H伸缩振动引起的，推测是岩藻糖甲基化的特征吸收峰[71]。由羧基C＝O伸缩振动引起的乙酰氨基特征峰通常出现在1700～1660cm^{-1}处，纯化后的6种多糖此范围内有吸收峰，说明6种刺参蒸煮液多糖组分均含有乙酰氨基。此外，6种刺参蒸煮液多糖组分在1250cm^{-1}处附近有来自S＝O伸缩振动引起的吸收峰，说明多糖均含有硫酸基团。在850cm^{-1}附近的吸收峰可能是由于C—O—S伸缩振动（轴向配位）引起的，也可能是由于α-端基差向异构C—H变角振动的糖环引起的，这与硫酸基团的存在方式有关，是C-4位硫酸基取代的岩藻糖的特征吸收峰[72]。综上，6种刺参蒸煮液多糖组分的官能团相似，均是含有岩藻糖、乙酰氨基以及硫酸根等取代基的多糖[65]。

采用酶解结合CPC法提取刺参蒸煮液粗多糖，并对其基本成分进行分析，结果表明，刺参蒸煮液粗多糖的总糖、蛋白质、灰分和硫酸根含量分别为

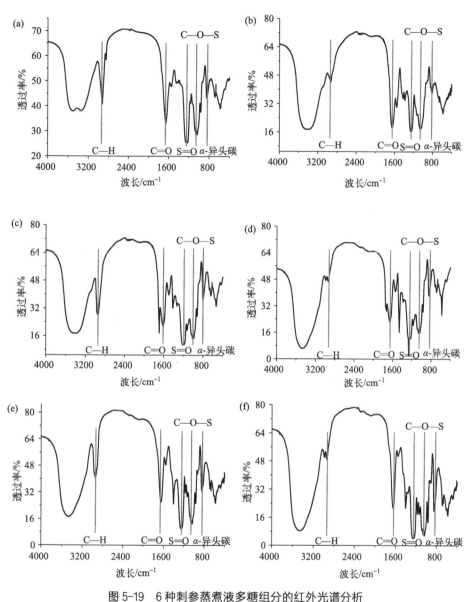

图 5-19　6 种刺参蒸煮液多糖组分的红外光谱分析

（a）组分 J1；（b）组分 J2；（c）组分 J3；（d）组分 J4；（e）组分 J5；（f）组分 J6

（34.92±0.16）%、（16.31±0.04）%、（10.49±0.11）%和（22.85±0.09）%。刺参蒸煮液粗多糖的单糖组成质量比为甘露糖:氨基葡萄糖:葡萄糖醛酸:半乳糖醛酸:氨基半乳糖:半乳糖:岩藻糖=36.55：6.00：7.39：6.76：11.02：8.45：23.83，是

一种含有岩藻糖、乙酰氨基和硫酸根取代的多糖，在176.34℃处有一个吸热峰，热焓值为114.69J/g，在232.32℃处有一个放热峰，热焓值为108.49J/g。200倍放大倍数下，刺参蒸煮液粗多糖呈松散的蜂窝状结构，5000倍放大倍数下，刺参蒸煮液粗多糖表面完整且有突起。

采用DEAE-52纤维素阴离子交换色谱对刺参蒸煮液粗多糖进行纯化，得到的4个组分Q1、Q2、Q3和Q4纯度介于71.24%～90.56%之间，其总糖和硫酸根含量均随氯化钠溶液洗脱浓度增加而增加，紫外光谱结果表明，4种刺参蒸煮液多糖组分中几乎不含有蛋白质和核酸。采用PMP柱前衍生高效液相色谱法测定4种刺参蒸煮液多糖组分的单糖组成，组分Q2和Q3含有甘露糖、氨基葡萄糖、葡萄糖醛酸、半乳糖醛酸、氨基半乳糖、半乳糖和岩藻糖7种单糖，组分Q1含有甘露糖、葡萄糖醛酸、氨基半乳糖、半乳糖和岩藻糖5种单糖，组分Q4含有甘露糖、葡萄糖醛酸、半乳糖和岩藻糖4种单糖，其中岩藻糖的质量比随着氯化钠溶液洗脱浓度增加而增加。

采用Sephacryl S-300凝胶色谱对组分Q1、Q2、Q3和Q4进行进一步纯化，得到的6个均一性组分J1、J2、J3、J4、J5和J6，其分子质量分别为1.48×10^4Da、1.10×10^5Da、6.33×10^3Da、9.46×10^4Da、9.56×10^3Da和3.78×10^5Da。红外光谱结果表明，6个均一性组分均具有岩藻糖、乙酰氨基和硫酸根取代。单糖组成结果显示，组分J1、J3和J5中甘露糖的质量比较高，而组分J2、J4和J6中岩藻糖的质量比较高。

参考文献

[1] Li Y, Li M, Xu B, et al. The current status and future perspective in combination of the processing technologies of sulfated polysaccharides from sea cucumbers: A comprehensive review[J]. J Funct Foods, 2021, 87: 104744.

[2] Mou J, Li Q, Shi W, et al. Chain conformation, physicochemical properties of fucosylated chondroitin sulfate from sea cucumber *Stichopus chloronotus* and its in vitro fermentation by human gut microbiota[J]. Carbohydr Polym, 2020, 228: 115359.

[3] Mou J, Li Q, Qi X, et al. Structural comparison, antioxidant and anti-inflammatory properties of fucosylated chondroitin sulfate of three edible sea cucumbers[J]. Carbohydr Polym, 2018, 185: 41-47.

[4] Dong Z, Zhang M, Li H, et al. Structural characterization and immunomodulatory activity of a novel polysaccharide from *Pueraria lobata* (Willd.) Ohwi root[J]. Int J Biol Macromol, 2020, 154: 1556-1564.

[5] Shi D, Qi J, Zhang H, et al. Comparison of hydrothermal depolymerization and oligosaccharide profile of fucoidan and fucosylated chondroitin sulfate from *Holothuria floridana*[J]. Int J Biol Macromol, 2019, 132: 738-747.

[6] Yang H, Hamel J F, Mercier A. The sea cucumber *Apostichopus Japonicus*: History, biology and aquaculture [M]. Pittsburgh : Academic Press, 2015.

[7] Niu Q, Li G, Li C, et al. Two different fucosylated chondroitin sulfates: Structural elucidation, stimulating hematopoiesis and immune-enhancing effects[J]. Carbohydr Polym, 2020, 230: 115698.

[8] Li C, Niu Q, Li S, et al. Fucoidan from sea cucumber *Holothuria polii*: Structural elucidation and stimulation of

hematopoietic activity[J]. Int J Biol Macromol, 2020, 154: 1123-1131.

[9] Chang Y, Hu Y, Yu L, et al. Primary structure and chain conformation of fucoidan extracted from sea cucumber *Holothuria tubulosa*[J]. Carbohydr Polym, 2016, 136: 1091-1097.

[10] Xu X, Xue C, Chang Y, et al. Chain conformation, rheological and charge properties of fucoidan extracted from sea cucumber *Thelenota ananas*: A semi-flexible coil negative polyelectrolyte[J]. Food Chem, 2017, 237: 511-515.

[11] Yu L, Xue C, Chang Y, et al. Structure and rheological characteristics of fucoidan from sea cucumber *Apostichopus japonicus*[J]. Food Chem, 2015, 180: 71-76.

[12] Yu L, Xu X, Xue C, et al. Enzymatic preparation and structural determination of oligosaccharides derived from sea cucumber (*Acaudina molpadioides*) fucoidan[J]. Food Chem, 2013, 139(1-4): 702-709.

[13] Chang Y, Xue C, Tang Q, et al. Isolation and characterization of a sea cucumber fucoidan-utilizing marine bacterium[J]. Lett Appl Microbiol, 2010, 50(3): 301-307.

[14] Li S, Li J, Mao G, et al. Effect of the sulfation pattern of sea cucumber-derived fucoidan oligosaccharides on modulating metabolic syndromes and gut microbiota dysbiosis caused by HFD in mice[J]. J Funct Foods, 2019, 55: 193-210.

[15] Li S, Li J, Zhi Z, et al. Macromolecular properties and hypolipidemic effects of four sulfated polysaccharides from sea cucumbers[J]. Carbohydr Polym, 2017, 173: 330-337.

[16] Li S, Li J, Zhi Z, et al. 4-*O*-Sulfation in sea cucumber fucodians contribute to reversing dyslipidiaemia caused by HFD[J]. Int J Biol Macromol, 2017, 99: 96-104.

[17] Hu Y, Li S, Li J, et al. Identification of a highly sulfated fucoidan from sea cucumber *Pearsonothuria graeffei* with well-repeated tetrasaccharides units[J]. Carbohydr Polym, 2015, 134: 808-816.

[18] Chen S, Xue C, Yin L, et al. Comparison of structures and anticoagulant activities of fucosylated chondroitin sulfates from different sea cucumbers[J]. Carbohydr Polym, 2011, 83(2): 688-696.

[19] He W, Sun H, Su L, et al. Structure and anticoagulant activity of a sulfated fucan from the sea cucumber *Acaudina leucoprocta*[J]. Int J Biol Macromol, 2020, 164: 87-94.

[20] Zhou T Y, Xiang X W, Du M, et al. Protective effect of polysaccharides of sea cucumber *Acaudina leucoprocta* on hydrogen peroxide-induced oxidative injury in RAW264.7 cells[J]. Int J Biol Macromol, 2019, 139: 1133-1140.

[21] Wang Y, Wang J, Zhao Y, et al. Fucoidan from sea cucumber *Cucumaria frondosa* exhibits anti-hyperglycemic effects in insulin resistant mice via activating the PI3K/PKB pathway and GLUT4[J]. J Biosci Bioeng, 2016, 121(1): 36-42.

[22] Gao N, Chen R, Mou R, et al. Purification, structural characterization and anticoagulant activities of four sulfated polysaccharides from sea cucumber *Holothuria fuscopunctata*[J]. Int J Biol Macromol, 2020, 164: 3421-3428.

[23] Guan R, Peng Y, Zhou L, et al. Precise structure and anticoagulant activity of fucosylated glycosaminoglycan from *Apostichopus japonicus*: Analysis of its depolymerized fragments[J]. Mar Drugs, 2019, 17(4): 195.

[24] Zheng W, Zhou L, Lin L, et al. Physicochemical characteristics and anticoagulant activities of the polysaccharides from sea cucumber *Pattalus mollis*[J]. Mar Drugs, 2019, 17(4): 198.

[25] Yang W, Cai Y, Yin R, et al. Structural analysis and anticoagulant activities of two sulfated polysaccharides from the sea cucumber *Holothuria coluber*[J]. Int J Biol Macromol, 2018, 115: 1055-1062.

[26] Shang F, Mou R, Zhang Z, et al. Structural analysis and anticoagulant activities of three highly regular fucan sulfates as novel intrinsic factor Xase inhibitors[J]. Carbohydr Polym, 2018, 195: 257-266.

[27] Cai Y, Yang W, Yin R, et al. An anticoagulant fucan sulfate with hexasaccharide repeating units from the sea cucumber *Holothuria albiventer*[J]. Carbohydr Res, 2018, 464: 12-18.

[28] Li X, Luo L, Cai Y, et al. Structural elucidation and biological activity of a highly regular fucosylated glycosaminoglycan from the edible sea cucumber *Stichopus herrmanni*[J]. J Agric Food Chem, 2017, 65(42): 9315-9323.

[29] Luo L, Wu M, Xu L, et al. Comparison of physicochemical characteristics and anticoagulant activities of polysaccharides from three sea cucumbers[J]. Mar Drugs, 2013, 11(2): 399-417.

[30] Wu M, Xu S, Zhao J, et al. Physicochemical characteristics and anticoagulant activities of low molecular weight fractions by free-radical depolymerization of a fucosylated chondroitin sulphate from sea cucumber *Thelenata ananas*[J]. Food Chem, 2010, 122(3): 716-723.

[31] Yang D, Lin F, Huang Y, et al. Separation, purification, structural analysis and immune-enhancing activity of sulfated polysaccharide isolated from sea cucumber viscera[J]. Int J Biol Macromol, 2020, 155: 1003-1018.

[32] Zhu Q, Lin L, Zhao M. Sulfated fucan/fucosylated chondroitin sulfate-dominated polysaccharide fraction from low-edible-value sea cucumber ameliorates type 2 diabetes in rats: New prospects for sea cucumber polysaccharide based-

hypoglycemic functional food[J]. Int J Biol Macromol, 2020, 159: 34-45.

[33] Zhang Y, Song S, Song D, et al. Proliferative effects on neural stem/progenitor cells of a sulfated polysaccharide purified from the sea cucumber Stichopus japonicus[J]. J Biosci Bioeng, 2010, 109(1): 67-72.

[34] Ustyuzhanina N E, Bilan M I, Dmitrenok A S, et al. Fucosylated chondroitin sulfate from the sea cucumber Hemioedema spectabilis: Structure and influence on cell adhesion and tubulogenesis[J]. Carbohydr Polym, 2020, 234: 115895.

[35] Ustyuzhanina N E, Bilan M I, Dmitrenok A S, et al. Fucosylated chondroitin sulfates from the sea cucumbers Holothuria tubulosa and Holothuria stellati[J]. Carbohydr Polym, 2018, 200: 1-5.

[36] Ustyuzhanina N E, Bilan M I, Dmitrenok A S, et al. A highly regular fucan sulfate from the sea cucumber Stichopus horrens[J]. Carbohydr Res, 2018, 456: 5-9.

[37] Ustyuzhanina N E, Bilan M I, Dmitrenok A S, et al. Two structurally similar fucosylated chondroitin sulfates from the holothurian species Stichopus chloronotus and Stichopus horrens[J]. Carbohydr Polym, 2018, 189: 10-14.

[38] Thinh P D, Ly B M, Usoltseva R V, et al. A novel sulfated fucan from Vietnamese sea cucumber Stichopus variegatus: Isolation, structure and anticancer activity in vitro[J]. Int J Biol Macromol, 2018, 117: 1101-1109.

[39] Ustyuzhanina N E, Bilan M I, Dmitrenok A S, et al. The structure of a fucosylated chondroitin sulfate from the sea cucumber Cucumaria frondosa[J]. Carbohydr Polym, 2017, 165: 7-12.

[40] Ustyuzhanina N E, Bilan M I, Dmitrenok A S, et al. Structural characterization of fucosylated chondroitin sulfates from sea cucumbers Apostichopus japonicus and Actinopyga mauritiana[J]. Carbohydr Polym, 2016, 153: 399-405.

[41] Kale V, Freysdottir J, Paulsen B S, et al. Sulphated polysaccharide from the sea cucumber Cucumaria frondosa affect maturation of human dendritic cells and their activation of allogeneic CD4(+) T cells in vitro[J]. Bioactive Carbohydrates & Dietary Fibre, 2013, 2(2): 108-117.

[42] Cao R A, Surayot U, You S. Structural characterization of immunostimulating protein-sulfated fucan complex extracted from the body wall of a sea cucumber, Stichopus japonicus[J]. Int J Biol Macromol, 2017, 99: 539-548.

[43] Chahed L, Balti R, Elhiss S, et al. Anticoagulant activity of fucosylated chondroitin sulfate isolated from Cucumaria syracusana[J]. Process Biochem, 2020, 91: 149-157.

[44] Mansour M B, Balti R, Yacoubi L, et al. Primary structure and anticoagulant activity of fucoidan from the sea cucumber Holothuria polii[J]. Int J Biol Macromol, 2019, 121: 1145-1153.

[45] Mansour B M, Balti R, Ollivier V, et al. Characterization and anticoagulant activity of a fucosylated chondroitin sulfate with unusually procoagulant effect from sea cucumber[J]. Carbohydr Polym, 2017, 174: 760-771.

[46] Matsuhiro B, Osorio-Román I, Torres R. Vibrational spectroscopy characterization and anticoagulant activity of a sulfated polysaccharide from sea cucumber Athyonidium chilensis[J]. Carbohydr Polym, 2012, 88(3): 959-965.

[47] Myron P, Siddiquee S, Azad S A. Partial structural studies of fucosylated chondroitin sulfate (FuCS) using attenuated total reflection fourier transform infrared spectroscopy (ATR-FTIR) and chemometrics[J]. Vib Spectrosc, 2016, 89: 26-36.

[48] Vieira R P, Mulloy B, Mourão P A. Structure of a fucose-branched chondroitin sulfate from sea cucumber. Evidence for the presence of 3-O-sulfo-beta-D-glucuronosyl residues[J]. J Biol Chem, 1991, 266(21): 13530-13536.

[49] Dong X, Pan R, Deng X, et al. Separation, purification, anticoagulant activity and preliminary structural characterization of two sulfated polysaccharides from sea cucumber Acaudina molpadioidea and Holothuria nobilis[J]. Process Biochem, 2014, 49(8): 1352-1361.

[50] Yin J, Yang X, Xia B, et al. The fucoidan from sea cucumber Apostichopus japonicus attenuates lipopolysaccharide-challenged liver injury in C57BL/6J mice[J]. J Funct Foods, 2019, 61: 103493.

[51] Yu L, Ge L, Xue C, et al. Structural study of fucoidan from sea cucumber Acaudina molpadioides: a fucoidan containing novel tetrafucose repeating unit[J]. Food Chem, 2014, 142: 197-200.

[52] Liu X, Zhang Z, Mao H, et al. Characterization of the hydrolysis kinetics of fucosylated glycosaminoglycan in mild acid and structures of the resulting oligosaccharides[J]. Mar Drugs, 2020, 18(6): 286-294.

[53] Ustyuzhanina N E, Bilan M I, Dmitrenok A S, et al. Structure and biological activity of a fucosylated chondroitin sulfate from the sea cucumber Cucumaria japonica[J]. Glycobiology, 2016, 26(5): 449-459.

[54] Ustyuzhanina N E, Bilan M I, Dmitrenok A S, et al. Two fucosylated chondroitin sulfates from the sea cucumber Eupentacta fraudatrix[J]. Carbohydr Polym, 2017, 164: 8-12.

[55] Ustyuzhanina N E, Bilan M I, Dmitrenok A S, et al. Fucosylated chondroitin sulfates from the sea cucumbers Paracaudina chilensis and Holothuria hilla: structures and anticoagulant activity[J]. Mar Drugs, 2020, 18(11): 540-550.

[56] Ustyuzhanina N E, Bilan M I, Panina E G, et al. Structure and anti-inflammatory activity of a new unusual fucosylated chondroitin sulfate from *Cucumaria djakonovi*[J]. Mar Drugs, 2018, 16(10): 389-489.

[57] Ustyuzhanina N E, Bilan M I, Dmitrenok A S, et al. The structure of a fucosylated chondroitin sulfate from the sea cucumber *Cucumaria frondosa*[J]. Carbohydr Polym, 2017, 165: 7-12.

[58] Kariya Y, Mulloy B, Imai K, et al. Isolation and partial characterization of fucan sulfates from the body wall of sea cucumber *Stichopus japonicus* and their ability to inhibit osteoclastogenesis[J]. Carbohydr Res, 2004, 339(7): 1339-1346.

[59] 于双, 李双双, 宋志远, 等. 海参多糖提取分离及纯化的研究概述[J]. 农产品加工, 2022, (07): 80-83+88.

[60] 陈佳, 姜淼, 郑杰, 等. 大连刺参多糖的提取纯化及体外抗氧化活性研究[J]. 食品工业科技, 2020, 41(14): 1-7+14.

[61] 穆琳, 赵晓玥, 高岳, 等. 刺参多糖的提取纯化及其组分的分析[J]. 食品安全质量检测学报, 2016, 7(01): 314-321.

[62] 赖帅众. 高温高压处理对海参多糖组成、结构和活性的影响[D]. 大连: 大连海洋大学, 2019.

[63] 盛文静. 不同海参多糖提取分离及化学组成分析比较[D]. 青岛: 中国海洋大学, 2007.

[64] 汪国威. 海南玉足海参的化学成分研究[D]. 海口: 海南大学, 2018.

[65] 秦娟. 海参蒸煮液多糖的理化性质、消化特性及活性研究[D]. 大连: 大连海洋大学, 2023.

[66] 李志超. 海参质量评定方法与加工工艺对品质的影响研究[D]. 大连: 大连海洋大学, 2014.

[67] 于双. 提取方法对海参煮液多糖的组成、结构及性质的影响[D]. 大连: 大连海洋大学, 2022.

[68] 艾雨晴. 纳豆芽孢杆菌发酵刺参中多糖的结构表征及消化特性研究[D]. 大连: 大连海洋大学, 2022.

[69] 鲁姣姣. 海洋动物酸性多糖的酸降解产物鉴定与分析方法研究[D]. 大连: 大连工业大学, 2017.

[70] Wu M, A S X, Zhao J, et al. Physicochemical characteristics and anticoagulant activities of low molecular weight fractions by free-radical depolymerization of a fucosylated chondroitin sulphate from sea cucumber *Thelenata ananas*[J]. Food Chem, 2010, 122(3): 716-723.

[71] Sun Y, Gong G, Guo Y, et al. Purification, structural features and immunostimulatory activity of novel polysaccharides from *Caulerpa lentillifera*[J]. Int J Biol Macromol, 2018, 108: 314-323.

[72] 杨嘉丹, 刘婷婷, 张闪闪. 微波辅助提取银耳多糖工艺优化及其流变, 凝胶特性[J]. 食品科学, 2019, 40(14): 7-15.

[73] 王思琪. 水溶性豆渣多糖作为一种天然的生物活性物质[D]. 长春: 长春大学, 2021.

[74] Harazono A, Kobayashi T, Kawasaki N, et al. A comparative study of monosaccharide composition analysis as a carbohydrate test for biopharmaceuticals[J]. Biologicals, 2011, 39(3): 171-180.

[75] 宋卓悦. 叶瓜参酸性多糖的制备, 表征及缓解肾间质纤维化作用研究[D]. 广州: 广州中医药大学, 2020.

[76] 刘媛媛, 王娜, 李雪静. 不同分子量墨西哥参岩藻聚糖硫酸酯抑制脂肪细胞脂生成活性比较研究[J]. 中国海洋药物, 2020, 39(3): 7-13.

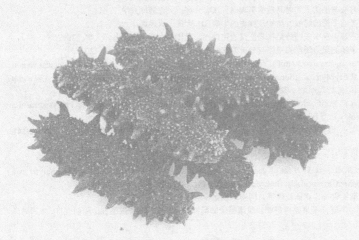

第 6 章

海参多糖的结构与功效

6.1
海参多糖的结构

　　19世纪晚期，德国科学家Fischer最先开始进行单糖化学结构研究工作，确定了D-葡萄糖的正确结构。随后，在1920年至1940年期间，哈沃斯确定了单糖的环结构，进行了二糖、淀粉和纤维素的结构分析。1988年，牛津大学教授德沃克首次提出糖生物学（glycobiology）一词，开启了这一学科分支。多糖结构的研究随着技术手段的革新而迅猛发展，其结构分类也沿用了蛋白质和核酸的分类方法，分为一级结构和空间结构。

　　多糖的一级结构是以"部分降解-甲基化-1D/2D NMR"为核心技术来进行表征的。一级结构相同的不同多糖，它们的生物学活性具有很大差异，所以仅了解一级结构是不够的[1]。多糖的高级结构一般包括主链的构象、侧链的空间排布及微观形貌等，除了传统的X射线衍射、圆二色谱、原子力显微镜，近些年一些高级的显微技术也应用于多糖高级结构的表征，比如激光共聚焦显微镜技术、拉曼光谱、分子成像技术。此外，高效排阻色谱（HPSEC）和多检测器联用，如多角度激光光散射（MALLS）和示差折光检测技术，也已广泛应用于确定多糖的链构象。

　　海洋生物生存在高盐、高压、低温的海洋环境中，其体内的多糖成分硫酸基团远高于陆地多糖。硫酸基团对多糖的生物功能有重要影响，许多研究已经证实，硫酸化修饰可以显著改善多糖的结构特征，甚至为多糖增加新的生物活性。海洋硫酸多糖广泛存在于海洋动物和植物中，其健康功能与来源和结构密切相关。目前已从海洋动植物中分离出多种硫酸多糖，如岩藻糖基化硫酸软骨素、硫酸软骨素、岩藻聚糖硫酸酯、硫酸角质素、硫酸肝素、卡拉胶和石莼多糖。硫酸软骨素是1种糖胺聚糖，由1分子N-乙酰氨基半乳糖（D-GalNAc）和1分子D-葡萄糖醛酸（D-GlcUA）交替连接组成。岩藻聚糖硫酸酯是由多个硫酸化岩藻糖（L-Fuc）重复单元通过α-1,3糖苷键或α-1,4糖苷键连接而成的线性多糖。硫酸角质素则是以半乳糖（Gal）和N-乙酰-D-氨基葡萄糖（D-GlcNAc）为主要结构。硫酸肝素由D-GlcNAc和艾杜糖醛酸残基以及具有各种硫酸化修饰的N-乙酰葡萄糖胺组成。卡拉胶的化学结构则大多是由Gal及3,6-脱水-D-半乳糖所组成的多糖类硫酸酯的钙、钾、钠、铵盐。石莼多糖高度磺化，其单糖组成通常为鼠李糖、木糖、葡萄糖醛酸和艾杜糖酸。海藻是海洋植物硫酸多糖的主要来源，其中包括绿藻门、红藻门和褐藻门，海洋动物硫酸多糖多分布在海胆纲、海参纲、海鞘纲。

　　海参多糖主要分为中性聚糖、岩藻糖基化硫酸软骨素和岩藻聚糖硫酸酯。海参岩藻糖基化硫酸软骨素是由 D-GalNAc、D-GlcUA 和 L-Fuc 组成的分支杂多糖，大多数岩藻聚糖硫酸酯则是由 L-Fuc 构成的直链多糖。海参多糖具有增强免疫、促进细胞增殖和造血活动、抗炎、抗凝血、抗血栓、抗肿瘤、抗代谢综合征以及改善肠道健康的作用。海参多糖的结构是其生物活性的基础，受海参品种、提取纯化方法等多种因素影响 [2,3]。

6.1.1　多糖结构的研究方法

　　多糖的生物活性是由其结构决定的，作为一种生物大分子，其结构可以分为一级结构和高级结构。海参多糖的结构是以一级结构为基础的，通常研究内容包括：分子量、单糖组成及比例、单糖构型、单糖的连接次序、异头构型、取代基情况以及糖链与非糖链的连接等。多糖的高级结构一般包括主链的构象、侧链的空间排布及微观形貌等 [4]。

6.1.1.1　一级结构的分析方法

　　（1）化学方法

　　① 水解法　分析多糖结构时，通常需要进行水解处理，将多糖链水解成单糖或多糖片段，再结合薄层色谱、气相色谱、高效液相色谱和离子色谱等方法，检测多糖中的单糖组成、连接方式、糖链组成等结构信息，实现对复杂结构多糖的精准分析。多糖的水解方法包括化学降解法、生物降解法及物理降解法，选择水解方法时，要考虑水解方法是否能够实现完全水解及对多糖结构的影响。酶水解法属于生物降解法，糖苷酶可以特异性水解多糖的糖苷键，生成不同聚合度的寡糖片段，其特点是反应条件温和、不破坏多糖的结构，但是目前商品化的糖苷酶种类少，合适的酶不容易获得，极大地限制了酶水解法的应用。Yu 等 [5] 利用一种海洋细菌黄杆菌 CZ1127 的糖苷酶，酶解海地瓜中的岩藻聚糖硫酸酯制备低聚糖，利用液相色谱-质谱联用技术对酶解液中的低聚糖进行了纯化，通过串联质谱和核磁共振技术鉴定了低聚糖的精细结构。物理降解法包括超声降解法和微波降解法，具有操作简单、无污染等特点，但是降解效率低，一般不单独使

用，而是与其他方法联合使用，以提升降解效率。Li 等 [6] 采用超声辅助非金属催化芬顿反应降解美国肉参中的岩藻糖基化硫酸软骨素，得到 2 个低分子质量片段，利用高效液相色谱、红外光谱和核磁共振谱对 2 个低分子质量片段的结构进行了鉴定。化学降解法中的酸水解法是目前最常用的方法，多糖水解的难易程度与其组成的单糖性质、单糖环的形状及糖苷键的构型有关，比如 α 型比 β 型糖苷键易水解，呋喃型比吡喃型糖苷键易水解，因此，根据多糖的特点，选择合适的水解条件能够提高结构分析的准确性。海参多糖在稀酸条件下不能被完全水解，在强酸条件下会造成多糖变构、脱羧而导致检测误差，常用的酸水解条件是采用 0.1mol/L 的三氟乙酸，在 80 ～ 100℃条件下水解 0.5 ～ 24h。Lu 等 [7] 采用三氟乙酸水解海参硫酸软骨素，建立了高效、准确的单糖组成分析方法，尤其适用于耐酸水解的高糖醛酸含量多糖的单糖组成分析。除此之外，碱水解法、离子液体水解法和氧化水解法也被用于多糖的不完全水解。Li 等 [6] 采用氧化水解法获得梅花参岩藻糖基化硫酸软骨素的 3 个不完全水解产物，并通过理化性质、红外光谱和核磁共振谱对产物的结构进行了表征。

② 甲基化分析　甲基化分析是将海参多糖中的酸性单糖乙酰化后，用无水二甲基亚砜使各种单糖残基中的游离羟基甲基化，使糖苷键水解，结合气相色谱-质谱联用技术，根据所得化合物甲基位置得知单糖残基的连接点、连接方式及连接键型在多糖重复结构中的比例。海参多糖通常含有糖醛酸或硫酸基团，而糖醛酸和硫酸基团的存在对多糖的甲基化分析存在干扰。糖醛酸在甲基化反应过程中容易发生 β- 消除反应，因此，需要将糖醛酸还原后再进行甲基化分析。硫酸基团在甲基化过程中不能被甲基化，但是可以在之后的水解过程中去硫酸化形成游离羟基，游离羟基进一步被乙酰化生成乙酰基，干扰实验结果。因此，对于高硫酸基团含量的海参多糖，可以对比脱硫前后的甲基化结果，分析硫酸基团所在位置。采用该方法分析叶瓜参酸性多糖的连接键型，结果表明，含有 SO_3^--O-4-α-L-Fuc$f$-(1→、→3)-α-L-Fuc$f$-(1→、→2SO_3^-,3)-α-L-Fuc$f$-(1→、→3,4SO_3^-)-α-L-Fuc$f$-(1→及→2SO_3^-, 3,4SO_3^-)-α-L-Fuc$f$-(1→糖残基 [8]。Chang 等 [9] 对大乌爪参岩藻聚糖硫酸酯进行甲基化分析，其主要糖苷键类型为 (1→3) 连接，末端由 Fuc 残基组成。

③ 高碘酸氧化和 Smith 降解　高碘酸氧化是利用高碘酸选择性断裂多糖链中邻二羟基或三羟基，生成多糖醛、甲醛或甲酸的反应。反应定量进行，每断裂 1 个 C—C 键，消耗 1 分子高碘酸，通过消耗高碘酸的数量及气相色谱检测产物的数量，从而推断出多糖链中糖苷键的种类及比例。Smith 降解只打断被高碘酸破坏的糖苷键，而未被高碘酸氧化的糖残基仍连在糖链上。因此，经 Smith 降解后，就可

以得到小分子的多元醇和未被破坏的多糖片段，对这些产物进行气相色谱或高效液相色谱分析，最终得到糖苷键的键型及位置信息。Shi 等[10]采用高碘酸氧化分析 4 种海参中的岩藻糖基化硫酸软骨素，发现由于羟基被糖苷键或硫酸基团取代，3 个单糖残基 GalNAc、半乳糖醛酸（GalUA）和 Fuc 中均不存在邻二羟基。刘义[11]对梅花参中的岩藻糖基化硫酸软骨素进行高碘酸氧化，得到了相同结果。

（2）物理学方法

① 红外光谱法　红外光谱是分析多糖链结构的常用方法，扫描 4000 ～ 200cm^{-1} 范围内的吸收，通过谱峰的位置、峰宽等，可以对其官能团、构型、糖苷键类型及呋喃环或吡喃环构型等结构信息进行推断。众多研究采用红外光谱法鉴定海参多糖的结构，3300 ～ 3400cm^{-1} 处的吸收峰是 O—H 的伸缩振动，这是多糖的特征吸收峰，对于海参多糖，2964cm^{-1} 处的吸收峰可归属为 Fuc 残基的甲基，1250cm^{-1} 处的吸收峰源自于硫酸基团的 S=O 伸缩振动，此外，820 ～ 860cm^{-1} 处的吸收峰还代表了硫酸基团取代模式，830cm^{-1} 处的吸收峰代表 2,4-O-二硫酸岩藻糖（Fuc2,4S）或 6-O-硫酸乙酰氨基半乳糖（GalNAc6S），850cm^{-1} 处的吸收峰代表 4-O-硫酸岩藻糖（Fuc4S）或 4-O-硫酸乙酰氨基半乳糖（GalNAc4S）。

② 紫外光谱法　由于多糖结构的复杂性，多糖的纯度实际上是指一定分子质量范围内的均一性，紫外光谱法是判断多糖中是否含有蛋白质或核酸的常用方法，在 200 ～ 400nm 波长范围内进行紫外光谱扫描，观察 260nm 和 280nm 波长处有无特征吸收峰来判断多糖中是否含有蛋白质和核酸。宋卓悦[8]分离得到的叶瓜参酸性多糖紫外全波长图谱在 260 ～ 280nm 波长处有弱吸收，说明多糖中含有少量蛋白质，紫外光谱法可以与凯氏定氮法联合使用分析多糖的纯度。

③ 色谱-质谱联用技术　色谱-质谱联用技术可以将气相、液相色谱的高效分离特性与质谱的高灵敏度检测优势相结合，获得更好的分析效果。气相色谱-质谱联用技术可判断单糖残基类型，确定链连接、糖序列和糖环形式，测定聚合度等各种结构信息。由于多糖是大分子物质，难以直接挥发，必须把多糖降解成单糖或寡糖，并转化为具有良好挥发性和良好热稳定性的衍生物。因此，色谱-质谱联用技术通常作为甲基化分析或高碘酸氧化和 Smith 降解的检测手段，通过对气相色谱的峰保留时间和质谱图谱的主要离子碎片的分析，可以较准确地确定糖的连接键型。董晓弟[12]采用气相色谱-质谱联用技术对海地瓜和黑乳参的岩藻糖基化硫酸软骨素中各单糖残基的连接方式进行分析，经过还原和脱硫后，2 种多糖的甲基化产物经气相色谱-质谱分析，均检测到 2,3,4,6-四-O-甲基-半乳糖醇（2,3,4,6-Me$_4$-Gal$p$）、3,6-二-O-甲基-半乳糖醇（3,6-Me$_2$-Gal$p$）、2,6-二-O-

甲基-葡萄糖醇（2,6-Me$_2$-Glc$p$）、2,3,6-三-O-甲基-葡萄糖醇（2,3,6-Me$_3$-Glc$p$）和2,3,4-三-O-甲基-岩藻糖醇（2,3,4-Me$_3$-Fuc$p$），说明2种多糖含有（1→）连接的Gal残基、（1→4）连接的GalN残基、（1→3,4）连接的GlcUA残基、（1→4）连接的GlcUA酸残基和（1→）连接的Fuc残基。

④ 核磁共振波谱法　核磁共振技术在分析复杂多糖的完整结构信息中具有十分重要的作用，不需要经过复杂的化学降解过程即可实现对结构的分析。核磁共振波谱分为一维和二维波谱两类，一维核磁共振又分为氢谱和碳谱，前者能测定多糖的糖苷键构型和异头质子等结构信息，异头质子的化学位移在4.8～5.5之间，比较容易解析，而C2-C6质子的化学位移在4.0～4.8之间，且相互重叠，难于解析；根据峰面积比还可以获得不同糖苷键相对含量等信息。后者可以确认糖残基的相对数量，不同残基的相对比例与峰的相对高度成正比。此外，通过碳谱还能确定某些特定单糖的种类，如δ 170～176范围内的低场信号表明存在己糖醛酸的羧基，δ 15～18范围内的高场信号表明存在6位脱氧糖的甲基。

二维核磁共振又分为同核化学位移相关谱（COSY）和异核单量子相干谱（HSQC），COSY谱提供糖环中相邻氢核之间的耦合关系，核欧沃豪斯效应谱（NOESY谱）交叉峰表示NOE关系，确定糖残基间的连接方式，HSQC谱反映直接相连的^{1}H和^{13}C之间的耦合关系，异核多键相关谱（HMBC谱）把^{1}H核与远程耦合的^{13}C核关联起来，能够提供分子骨架的结构信息。采用二维核磁共振分析海地瓜体壁中岩藻聚糖硫酸酯的结构时，利用^{1}H NMR、COSY、NOESY解析酶解后的低分子质量多糖结构，综合得出海地瓜多糖的主要结构为 [→3-α-L-Fuc-2,4(OSO$_3$)-1→3-α-L-Fuc-1→3-α-L-Fuc-1→3-α-L-Fuc-1→]$_n$ [13]。

（3）免疫学方法　利用单克隆抗体研究多糖结构是近几年发展起来的一种有效方法，已知单克隆抗体识别的表位结构特征，用这些抗体检测目的多糖，可以推测未知多糖的结构特征。有研究采用单克隆抗体分析了人参果胶的精细结构，但这种方法在海参多糖结构研究中还未见应用，原因是缺乏合适的单克隆抗体。

6.1.1.2　多糖高级结构的分析方法

（1）刚果红实验　刚果红实验能确定多糖是否包含三股螺旋结构。刚果红是一种酸性染料，能够与具有三股螺旋结构的多糖形成络合物，在一定氢氧化钠浓度范围内，络合物的最大吸收波长同刚果红相比发生红移，从而能够确定多糖的三股螺旋结构。Mou等[14]通过刚果红实验，测定了不同浓度NaOH溶液中绿刺参岩藻糖基化硫酸软骨素-刚果红复合物的红移，证明其具有高度有序的单螺旋结构。与其相反，杨东达[15]从仿刺参内脏提取纯化的2个多糖组分SCVP-1和SCVP-2均未呈现三股螺旋链构象。

（2）动态光散射法　动态光散射法能够测定多糖分子的粒径分布和尺寸。生物大分子在溶液中进行布朗运动，每个发生散射的颗粒之间的距离一直随时间变化，散射光的强度随时间而波动。动态光散射技术对颗粒的大小、形状及分子间相互作用非常敏感，因此，常用于表征生物大分子整体尺寸和构象变化，现已成为表征多糖溶液流变特性的有效方法。采用动态光散射技术分析仿刺参内脏中提取纯化的2个多糖组分SCVP-1和SCVP-2，两者的粒度分布较分散，在溶液中存在聚集行为，其有效直径分别为1112.4nm和1316.0nm[15]。

（3）差示扫描量热法　差示扫描量热法能够对多糖的热特性进行分析。聚合物在熔融、结晶、相变过程中，测定维持样品和参比物处于相同温度所需要的能量差，反映了样品焓的变化，常用来研究多糖的构象变化及热稳定性。Xu等[16]通过差示扫描量热法对仿刺参岩藻糖基化硫酸软骨素的热特性进行了分析，吸热转变发生在60～180℃的温度范围内，峰值为104℃，这是由于多糖样品粉末的自由水损失导致的，说明多糖样品中存在亲水基团。在221℃时观察到1个主要放热峰，表明多糖样品发生了分解或氧化降解。Mou等[14]对绿刺参岩藻糖基化硫酸软骨素的热特性进行研究时，得到了相似的结果，多糖样品的吸热转变发生在30～140℃范围内，放热峰出现在214℃时。差示扫描量热分析结果表明，海参多糖具有良好的热稳定性。

（4）X射线衍射　X射线衍射分析技术主要用于多糖的晶体形态分析，是一种使用广泛、方便快捷的材料表征方法。当X射线进入晶体时，晶体的电子振动会干扰射线并产生衍射图样，可以获取键角、键长和构型角等信息，据此可推测出多糖是否含有晶体结构。X射线衍射分析仿刺参内脏中提取纯化的2个多糖组分SCVP-1和SCVP-2，在衍射角2θ为5°～70°范围内均有明显的衍射峰，证明两者均具有晶体结构[15]。

（5）圆二色谱　圆二色谱可以用于测定多糖的绝对构型、构象等多方面信息。圆二色谱已广泛应用于蛋白质二级结构的分析，但由于多糖结构的复杂性及其吸收主要在200nm以下，且多糖的圆二色谱数据库并不完善，因此圆二色谱在多糖结构分析中的应用还有一定局限性。

（6）原子力显微镜　原子力显微镜被广泛用于多糖微观形貌检测。通过检测样品表面和微型力敏感元件之间的极微弱原子间相互作用力，来研究样品的表面结构及性质，从而以纳米级分辨率获得表面形貌结构信息及表面粗糙度信息。原子力显微镜已成为直接观察多糖大分子构象的常用工具，不规则卷曲链、螺旋状、蠕虫状、棒状和聚集体是多糖的常见构象。Li 等[17] 采用原子力显微镜对不同海参多糖的分子构象进行了比较，发现不同的海参多糖显示出不同的构象，格皮氏海参中的岩藻聚糖硫酸酯和岩藻糖基化硫酸软骨素主要是随机线性链，带有一些球形聚合，链长在 100 ～ 1000nm 之间；美国肉参中岩藻糖基化硫酸软骨素也是随机线性链构象，而岩藻聚糖硫酸酯则显示出完全的球形结构，直径约为 100nm。

（7）高效尺寸排阻色谱与多检测器联用技术　高效尺寸排阻色谱（HPSEC）可以根据多糖的分子大小进行分离，再与多角度激光光散射（MALLS）、示差折光（RI）等多个检测器联合使用，从而确定多糖的链构象，近年来，HPSEC-MALLS-RI 联用技术已广泛应用于海参多糖的高级构象研究。采用 HPSEC-MALLS-RI 联用技术分析绿刺参岩藻糖基化硫酸软骨素的链构象，结果表明，绿刺参[14] 中岩藻糖基化硫酸软骨素比仿刺参[16] 和梅花参[18] 中的岩藻糖基化硫酸软骨素具有更加延伸的链构象，基于构象参数和类蠕虫柱体模型推导出的刚度参数表明，绿刺参岩藻糖基化硫酸软骨素表现为刚性链构象。

6.1.2 海参岩藻聚糖硫酸酯

岩藻聚糖硫酸酯是海参中研究最多的生物活性多糖，主要由 Fuc 和硫酸基团组成，不同海参硫酸岩藻聚糖的化学组成如表 6-1 所示，具有抗肿瘤、抗氧化、抗炎、抑菌、增强免疫力、抗凝血以及降血脂等多种生物活性。研究表明，岩藻聚糖硫酸酯是由多个硫酸基 Fuc 重复单元通过 α-1,3 糖苷键或 α-1,4 糖苷键连接而成的线性多糖，如表 6-2 所示，它们具有不同的硫酸基 Fuc 重复单元、连接方式或硫酸基团取代模式。

表 6-1　不同海参硫酸岩藻聚糖的化学组成比较 [19]

海参种类	化学组成（物质的量比）		
	Fuc	硫酸根	其他
刺参	1.00	0.79	GlcUA (0.03)
仿刺参	1.00	0.57	—
	1.00	0.51	—
	1.00	0.42	Man (0.165)、GlcN (0.04)、GlcUA (0.11)、GalN (0.33)、Gal (0.07)

海参种类	化学组成（物质的量的比）		
	Fuc	硫酸根	其他
花刺参	1.00	0.99	GlcUA、GalN
	1.00	1.07	—
绿刺参	1.00	1.30	—
美国肉参	1.00	0.80	—
	1.00	0.92	—
挪威拟刺参	1.00	0.80	—
糙刺参	1.00	1.14	—
黄玉参	1.00	0.52	—
梅花参	1.00	0.67	—
	1.00	1.19	—
黑海参	1.00	0.58	—
黑乳参	1.00	0.51	—
玉足海参	1.00	0.70	Gal (0.10)
格皮氏海参	1.00	0.80	—
巴西海参	1.00	0.65	—
	1.00	0.89	—
白斑海参	1.00	1.40	GlcUA
	1.00	1.12	—
大乌爪参	1.00	1.00	—
图纹白尼参	1.00	0.64	—
红腹海参	1.00	0.80	—
白腹海参	1.00	0.83	—
大西洋海参	1.00	0.74	—
象牙参	1.00	1.41	—
	1.00	0.96	—
小有刺参	1.00	0.72	GlcUA (0.02)、GalN (0.05)、Man (0.01)、Gal (0.13)、GlcN (0.05)、Glc (0.06)
北极海参	1.00	0.73	Gal (0.22)、GlcN (0.07)、GalN (0.07)
海地瓜	1.00	0.61	—

注：1. —表示未检出或未检测。

2. GlcUA—葡萄糖醛酸；GalN—氨基半乳糖；Fuc—岩藻糖；GlcN—氨基葡萄糖；Man—甘露糖；Glc—葡萄糖；Gal—半乳糖。

表6-2　海参岩藻聚糖硫酸酯的结构分析 [4]

海参来源	分子质量/10⁶Da	化学组成	结构
仿刺参	1.970	n（Fuc）：n（Sulfate）=1.00：0.57	[α-L-Fuc$p$2(OSO$_3^-$)-1 → 3,(α-L-Fuc$p$-1 →4-α-L-Fuc$p$-1 →)4-α-L-Fuc$p$2(OSO$_3^-$)-1 →3-α-L-Fuc$p$2(OSO$_3^-$)]$_n$
美国肉参	0.450	n（Fuc）：n（Sulfate）=1.00：0.92	[→ 3-α-L-Fuc$p$2,4(OSO$_3^-$)-1 → 3-α-L-Fuc$p$2(OSO$_3^-$)-1 →3-α-L-Fuc$p$2(OSO$_3^-$)-1 →3-α-Fuc$p$-1 →]$_n$
东海海参	1.614	n（Fuc）：n（Sulfate）=1.00：0.35	[→ 3-α-L-Fuc$p$-1 → 3-α-L-Fuc$p$2,4(OSO$_3^-$)-1 → 3-α-L-Fuc$p$-1 → 3-α-L-Fuc$p$2(OSO$_3^-$)-1 →]$_n$
北大西洋瓜参	0.360	n（Fuc）：n（Gal）：n（GlcN）：n（GalN）=1.00：0.22：0.07：0.07	α-L-Fuc$p$2(OSO$_3^-$)；α-L-Fuc$p$
梅化参	1.284	n（Fuc）：n（Sulfate）=1.00：0.39	[→ 3-α-L-Fuc$p$-1 → 3-α-L-Fuc$p$-1 → 3-α-L-Fuc$p$2,4(OSO$_3^-$)-1 → 3-α-L-Fuc$p$2(OSO$_3^-$)-1 →]$_n$
巴西海参	0.554	n（Fuc）：n（Sulfate）=1.00：0.65	[→ 3-α-L-Fuc$p$2,4(OSO$_3^-$)-1 → 3-α-L-Fuc$p$-1 → 3-α-L-Fuc$p$2(OSO$_3^-$)-1 →3-α-L-Fuc$p$2(OSO$_3^-$)-1 →]$_n$
格皮氏海参	0.310	n（Fuc）：n（Sulfate）=1.00：0.80	[→ 3-α-L-Fuc$p$2,4(OSO$_3^-$)-1 → 3-α-L-Fuc$p$-1 → 3-α-L-Fuc$p$4(OSO$_3^-$)-1 →3-α-L-Fuc$p$-1 →]$_n$

注：GalNAc—乙酰半乳糖胺；Fuc—岩藻糖；Sulfate—硫酸根；Gal—半乳糖；GlcN—氨基葡萄糖；GalN—氨基半乳糖。

　　Chen 等 [20] 从四种不同地域海参中分离纯化出四种岩藻聚糖硫酸酯，它们仅由岩藻糖组成，但是硫酸基团与Fuc残基取代位点存在差异。多数海参岩藻聚糖硫酸酯结构如图6-1所示，主链结构主要为→3-α-L-Fuc-1 →或交替的→3-α-L-Fuc-1 →和→4-α-L-Fuc-1 →，→2-α-L-Fuc-1 →有时作为支链出现，Fuc的O-2或O-4位常出现硫酸取代位点。1994年，Mulloy等 [21] 从巴西海参体壁中提取到一种以(1 →3)连接的α-L-Fuc为重复单元的岩藻聚糖，并且Fuc的C-2或C-4位有硫酸基团取代。Kariya等 [22] 从刺参体壁中分离出两种多糖，多糖B为无支链取代的岩藻聚糖硫酸酯并以(1 →3)糖苷键相连，硫酸基团取代发生在C-2或者C-4位置；而多糖A是以(1 →3)糖苷键连接而成，C-4位则被Fuc支链取代，硫酸基团取代发生在C-2或者C-4位置。从大西洋海参中分离纯化出的岩藻聚糖硫酸酯，主链为4个L-Fuc残基以α-(1 →4)连接组成的重复单元，其中1个L-Fuc残基的C-3位上存在L-Fuc$p$4(OSO$_3^-$)支链，其余3个L-Fuc残基的C-3位上存在硫酸基团取代 [23]。于龙 [24] 分别从梅花参、海地瓜和仿刺参中分离纯化出岩藻聚糖硫酸酯，分别具有 $[\rightarrow 3\text{-}\alpha\text{-L-Fuc}p\text{-}1 \rightarrow 3\text{-}\alpha\text{-L-Fuc}p\text{-}1 \rightarrow 3\text{-}\alpha\text{-L-Fuc}p2,4(OSO_3^-)\text{-}1 \rightarrow 3\text{-}$ $\alpha\text{-L-Fuc}p2(OSO_3^-)\text{-}1 \rightarrow]_n$、$[\rightarrow 3\text{-}\alpha\text{-L-Fuc}p\text{-}1 \rightarrow 3\text{-}\alpha\text{-L-Fuc}p2,4(OSO_3^-)\text{-}1 \rightarrow 3\text{-}\alpha\text{-L-Fuc}p\text{-}$ $1 \rightarrow 3\text{-}\alpha\text{-L-Fuc}p2(OSO_3^-)\text{-}1 \rightarrow]_n$ 和 $[\rightarrow 3\text{-}\alpha\text{-L-Fuc}p2(OSO_3^-)\text{-}1 \rightarrow 3(\alpha\text{-L-Fuc}p\text{-}1 \rightarrow 4\text{-}\alpha\text{-L-}$ $\text{Fuc}p\text{-}1 \rightarrow)4\text{-}\alpha\text{-Fuc}p2(OSO_3^-)\text{-}1 \rightarrow 3\text{-}\alpha\text{-L-Fuc}p2(OSO_3^-)\text{-}1 \rightarrow]_n$ 结构。

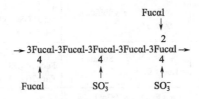

图 6-1　海参岩藻聚糖硫酸酯的平均结构模型

6.1.3　海参岩藻糖基化硫酸软骨素

　　岩藻糖基化硫酸软骨素是从海参中分离得到的一种具有良好体外活性的多糖，主要由 D-GalNAc、D-GlcUA 和 L-Fuc 组成，不同海参岩藻糖基化硫酸软骨素的化学组成如表6-3所示。不同种类的海参岩藻糖基化硫酸软骨素结构如表6-4所示，其结构差异主要体现在硫酸取代程度不同及分支硫酸取代模式的差异。

表6-3　不同海参岩藻糖基化硫酸软骨素的化学组成比较 [19, 25]

海参种类	化学组成（物质的量的比）				
	GlcUA	GalNAc	Fuc	硫酸根	其他
刺参	1.00	0.88	0.85	3.68	—
	1.00	0.85	2.36	4.63	Man、GlcN、Glc、Gal
仿刺参	/	/	/	15.74	Glc（＜0.01）
	1.00	1.05	1.03	2.96	—
	1.00	1.02	1.17	3.72	—
花刺参	1.00	0.83	1.07	3.82	—
绿刺参	1.00	1.11	1.20	3.53	—
	1.00	1.11	2.22	7.56	—
美国肉参	1.00	0.70	0.90	3.10	—
糙刺参	1.00	1.11	1.33	5.11	—
挪威拟刺参	1.00	0.80	1.20	3.00	—
梅花参	1.00	1.09	1.12	3.83	—
墨西哥海参	1.00	1.08	1.51	3.48	—

续表

海参种类	化学组成（物质的量的比）				
	GlcUA	GalNAc	Fuc	硫酸根	其他
玉足海参	1.00	1.06	0.89	3.83	—
	1.00	1.04	0.81	2.06	—
	1.00	1.10	0.90	2.70	—
黑海参	1.00	0.87	0.69	1.60	—
黑乳参	1.00	0.96	0.82	2.99	Glc（＜0.01）
	1.00	0.75	0.86	3.70	—
红腹海参	1.00	1.28	0.82	3.50	Glc（＜0.01）
糙海参	1.00	0.78	0.53	1.34	—
格皮氏海参	1.00	0.80	1.50	2.60	—
	1.00	0.80	1.30	2.50	—
巴西海参	1.00	0.85	1.85	2.04	—
	1.00	1.10	1.07	2.93	Gal（0.17）
	1.00	1.30	1.03	2.93	—
	1.00	0.92	1.23	2.21	—
白底辐肛参	1.00	1.15	0.88	2.72	—
	1.00	1.06	0.76	3.06	—
白斑海参	1.00	0.98	1.30	4.35	—
大乌爪参	1.00	1.02	1.33	4.70	—
小乌爪参	1.00	1.00	1.33	5.00	—
小有刺参	1.00	1.02	1.90	3.67	Man（0.53）、GlcN（0.16）、Glc（0.05）、Gal（0.28）
巴塔哥尼亚海参	1.00	0.87	0.96	3.39	—
Eupentacta fraudatrix	1.00	1.20	1.40	6.40	—
	1.00	1.27	1.55	5.27	—
大穴居海参	1.00	0.93	0.87	3.87	—
黄刺参	1.00	0.80	0.81	1.41	Gal（0.12）
象牙参	1.00	1.18	1.00	3.28	—
北极海参	1.00	0.96	0.86	2.61	—
光参	1.00	0.95	0.61	2.23	Gal（0.14）
智利瓜参	1.00	1.10	1.10	2.08	—
海地瓜	1.00	0.80	1.06	2,80	—
	1.00	1.22	1.07	3.71	—
海棒槌	1.00	0.77	0.96	1.47	GlcN（0.11）、Gal（0.38）

注：1.—表示未检出；/表示未表明。

　　2.Fuc—岩藻糖；GlcN—氨基葡萄糖；Man—甘露糖；Glc—葡萄糖；Gal—半乳糖。

表6-4 海参硫酸软骨素的结构分析 [4]

海参来源	分子质量/10^6 Da	n(GlcUA):n(GalNAc):n(Fuc):n(Sulfate)	结构（取代基）
黑乳参	0.136	1.00:0.75:0.86:3.70	Fuc3S; Fuc2,4S
海地瓜	0.091	1.00:0.80:1.06:2.80	Fuc4S; Fuc3,4S; Fuc2,4S
美国肉参	0.109	1.00:0.80:1.30:3.40	[→ 3)-β-GalNAc-4,6di(OSO$_3^-$)-(1 → 4)-β-GlcUA[α-Fuc-2,4di(SOSO$_3^-$)-(1 → 3)] -(1 →)$_n$
格皮氏海参	0.073	1.00:0.90:1.20:3.10	[→ 3)-β-GalNAc-4,6di(OSO$_3^-$)-(1 → 4)-β-GlcUA[α-Fuc-3,4di(SOSO$_3^-$)-(1 → 3)] -(1 →)]$_n$
大乌爪参	0.054	1.00:1.17:1.42:4.75	[→ 4)-β-D-GlcUA-(1 → 3)-β-D-GalNAc-(1 →]$_n$ n(Fuc$p$2,4S):n(Fuc$p$3,4S):n(Fuc$p$4S)=3:3:1 n(GalNAc4S):n(GalNAc4,6S)=1:4
小乌爪参	0.046	1.00:1.00:1.33:5.00	[→ 4)-β-D-GlcUA-(1 → 3)-β-D-GalNAc-(1 →]$_n$ n(Fuc$p$2,4S):n(Fuc$p$3,4S):n(Fuc$p$4S)=2:2:1 n(GalNAc4S):n(GalNAc4,6S)=1:4.5
硬瓜参	—	1.00:1.27:1.55:5.27	硫酸软骨素 A 型:E 型 =1:1 α-L-Fuc$p$3,4S
硬瓜参	—	1.00:1.20:1.40:6.40	→ 4)-β-D-GlcUAp2,3S-(1 → 3)-β-D-GalNAcp6S-(1 → α-L-Fuc$p$3,4S
墨西哥海参	0.100	1.00:1.08:1.51:3.48	[→ 4)-GlcUA-β-(1 → 3)-GalNAc-β-(1 →]$_n$ Fuc4S; Fuc2,4S GalNAc4S; GalNAc6S; GalNAc4,6S

注：GalNAc—乙酰氨基半乳糖；GlcUA—葡萄糖醛酸；Fuc—岩藻糖；Sulfate—硫酸根；GlcN—氨基葡萄糖。

岩藻糖基化硫酸软骨素由L-Fuc、D-GlcUA、N-GalNAc和硫酸基团组成，主链由D-GlcUA和N-GalNAc交替连接而成，侧链由硫酸化或非硫酸化的Fuc组成。海参岩藻糖基化硫酸软骨素与陆地哺乳动物硫酸软骨素的结构十分相似，不同之处在于海参岩藻糖基化硫酸软骨素存在Fuc侧链，有研究表明Fuc侧链的作用可能是为了防止海参体壁被软骨素酶消化。研究者从多种海参中分离得到了结构非常相似的岩藻糖基化硫酸软骨素，它们主链结构相同，Fuc支链及硫酸基团取代位点存在差异，如图6-2所示，岩藻糖基化硫酸软骨素的主链结构均为 [4-β-D-GlcUA-1 → 3-β-D-GalNAc-1]$_n$，在GalNAc的C-4位和/或6位上存在硫酸基团取代。支链以不同聚合度的硫酸化L-Fuc为主，目前没有发现其他类型支链，Fuc支链位于GlcUA的C-3位或GalNAc的C-6位，硫酸基团位于Fuc支链的C-3、C-4位单硫取代或C-2,4、C-3,4位双硫取代。Ustyuzhanina等 [26] 对大乌爪参岩藻糖基

化硫酸软骨素进行了纯化，采用核磁共振光谱法阐明了其详细结构，主链特征为
[→4)-β-D-GlcUA-(1→3)-β-D-GalNAc-(1→]$_n$，GalNAc4S、GalNAc4,6S 的物质的
量的比为 1:4，3 种类型的硫酸化侧链 Fuc$p$2,4S、Fuc$p$3,4S 和 Fuc$p$4S 的物质的
量的比为 3:3:1，均连接在 C-3 上的 GlcUA 上。Chen 等[20] 对比了 4 种海参的岩
藻糖基化硫酸软骨素的 Fuc 支链结构，格皮氏海参和美国肉参岩藻糖基化硫酸软
骨素的 Fuc 支链含有 C-4 位单硫取代和 C-2,4 位双硫取代；挪威红参和玉足海参岩
藻糖基化硫酸软骨素的 Fuc 支链除含有 C-4 位单硫取代和 C-2,4 位双硫取代外，还
含有 C-3,4 位双硫取代。研究还发现，4 种岩藻糖基化硫酸软骨素均具有抗凝活性，
且它们抗凝血活性的差异可归因于 Fuc 分支的硫酸化模式的差异，C-2,4 位双硫取
代对抗凝血活性很重要。

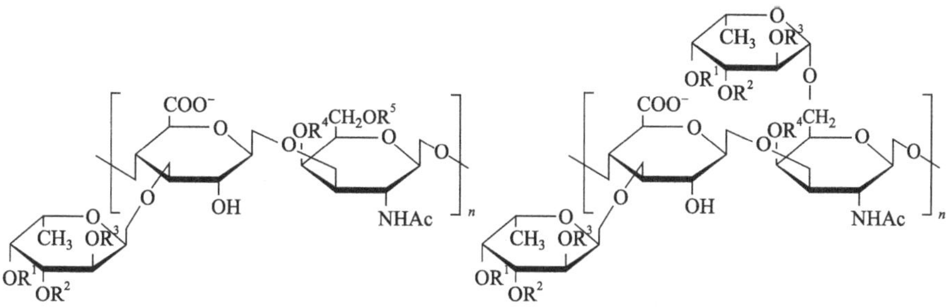

图 6-2　海参岩藻糖基化硫酸软骨素的平均结构模型

6.1.4　海参中性聚糖

关于海参中性聚糖结构的研究较为稀少，Luo 等[27] 首次在红腹海参体内分
离纯化出了中性葡聚糖，测得分子质量大于 2.53×10^5Da，结构由 α-(1→4)-D-Glc
组成，支链为 (1→6) 连接。Zheng 等[28] 在秘鲁乌参中获得了 2 种中性聚糖，测
得分子质量分别为 2.756×10^5Da 和 2.25×10^4Da，单糖组成仅包含葡萄糖，旋光度
分别为 +172.4° 和 +140.3°。海参中性聚糖的结构与 D-Glc 残基组成的动物糖原结
构相似，D-Glc 残基主要通过 α-1,4- 糖苷键连接，分支由 α-1,6- 糖苷键连接。

海参多糖的生物活性与其结构特征密切相关，现有的海参多糖构效关系研究
集中在两个方面，分别是分子质量和取代基（硫酸基团或糖醛酸）对生物活性的
影响。限制构效关系研究的原因是对海参多糖结构特征的研究尚不透彻，一方面
海参品种、生长期、加工工艺、分离纯化方法等因素均会对海参多糖结构产生影

响，控制单一变量探明这些因素对海参多糖结构的影响是未来的研究方向之一；另一方面，研究海参多糖的工具匮乏，仪器设备昂贵，开发海参多糖单克隆抗体、筛选特异性海参多糖降解酶，建立多糖降解酶库将极大促进对海参多糖结构的深入探究；最后，关于海参多糖的高级结构研究较少，导致其高级结构与生物活性之间的构效关系尚未明确，因此，研究海参多糖的高级结构具有重要意义。进一步深入分析阐明海参多糖的结构特征，有助于海参多糖构效关系和生物活性的分子机制研究，从而为海参多糖作为药物临床应用或作为功能性成分在保健品中的应用提供理论基础。

6.2
海参多糖的生物活性

海参多糖因其高生物学活性、低毒的特点一直以来都是国内外研究的热点。据报道，海参多糖具有增强免疫、促进细胞增殖和造血活动、抗炎、抗凝血、抗血栓、抗肿瘤、抗代谢综合征以及改善肠道健康等作用[29-31]。

6.2.1　海参煮液多糖对肠道菌群及其代谢产物的调节作用

近年来，肠道微生物的研究引起了人们广泛关注，海参硫酸多糖和肠道微生物群之间的相互作用已在许多研究中被发现，其与肠道微生物的关系逐渐清晰起来，这为海参硫酸多糖在肠道健康调节中发挥的作用及机制研究提供了新思路。肠道微生物有一系列降解硫酸多糖的基因，包括编码糖苷水解酶、多糖裂解酶、糖基转移酶和其他相关酶（如硫酸酯酶）的基因。海参硫酸多糖通常不能被人体消化，但肠道微生物能够对其进行酵解，其酵解产物反过来会影响肠道微生物，通过提高人体肠道微生物多样性，调节肠道菌群组成，增加肠道有益菌的丰度，抑制肠道致病菌的增殖，能够起到缓解及预防疾病的作用。因此，海参硫酸多糖对健康的预防及缓解，始于肠道微生物的降解，作用于肠道微生物群的失调，并具有改善肠道功能的深远影响。本节选用普通小鼠作为实验模型，探究海参煮液多糖（AJSP）对普通小鼠肠道菌群及其代谢产物的调节作用机制。

（1）AJSP对普通小鼠体重的影响　C57BL/6小鼠随机分成三组，实验分组如表6-5所示：分别是空白组（Control）、空白加低剂量组（Control-SP-L）、空白加高剂量组（Control-SP-H），每组8只，饲养于动物室，实验动物室温度为(23±2)℃，光照日夜交替进行，小鼠采用自由进食的方式饲养。

动物实验方案与设计如图6-3所示，实验共计8周，第1周为适应周，第2～8周为AJSP干预期。在适应期，3组小鼠均进食正常饲料（D12450B，脂肪供能比为10）；在干预期，三组小鼠喂食正常饲料，并且，每日进行一次灌胃。此外，Control-SP-L组和Control-SP-H组小鼠分别按照250mg/(kg·d)和500mg/(kg·d)的剂量灌胃AJSP，Control组灌胃生理盐水作为阴性对照。实验期间，每天记录小鼠的体重和进食量。处死小鼠后，测量肝脏、肾脏、附睾脂肪、盲肠、结肠等的质量或长度[32]。

表6-5　动物分组

分组名称	饲料	灌胃	剂量
空白组（Control）	普通饲料	生理盐水	0.2mL
低剂量组（Control-SP-L）	普通饲料	250mg/(kg·d)，AJSP	0.2mL
高剂量组（Control-SP-H）	普通饲料	500mg/(kg·d)，AJSP	0.2mL

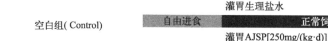

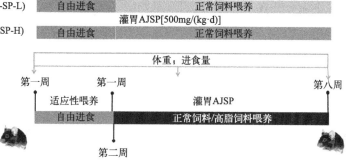

图 6-3　动物实验方案与设计

考虑到个体基因、生活习惯的差异性，正常饮食也会引起肥胖症。体重能更直观的衡量小鼠的肥胖程度，如图6-4所示，三组小鼠毛发黑亮柔顺、细腻，反应灵敏，普通饲料喂养的小鼠体重增长明显快于低剂量和高剂量组小鼠。但是，低剂量组和高剂量组小鼠体重增长的变化不显著（$P < 0.05$）。空白组小鼠体重增加最为明显，而不论是灌胃低剂量还是高剂量AJSP，均能够显著抑制小鼠体重

的增加（$P < 0.05$）。因此，与空白组小鼠相比较而言，经过不同浓度的AJSP的干预，能够有效减缓小鼠体重的增加。

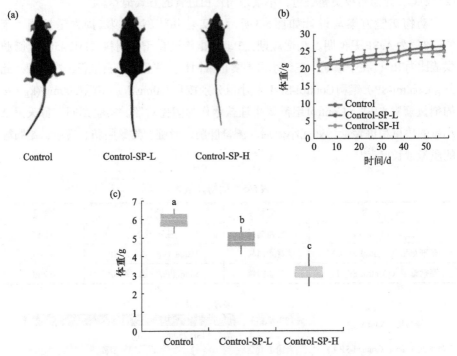

图6-4　小鼠形态（a）、小鼠体重变化情况（b）和小鼠体重增加情况（c）

（2）AJSP对普通小鼠脏器质量的影响　小鼠脏器质量如图6-5所示，和

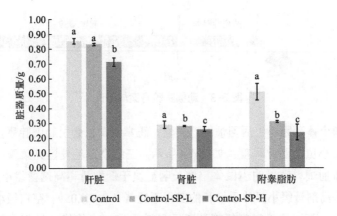

图6-5　AJSP对普通小鼠脏器质量的影响

Control组相比，经过8周不同浓度的AJSP的干预，Control-SP-L和Control-SP-H组的肝脏质量、肾脏质量和附睾脂肪质量显著低于Control组（$P < 0.05$）。尤其是Control-SP-H组，各项均显著低于Control组。由此可见，AJSP能够减缓脂肪堆积，减少小鼠肝脏内甘油三酯的积累。

（3）肝脏及附睾脂肪组织病理学H&E染色分析　各组小鼠肝脏及附睾脂肪H&E染色如图6-6所示，通过光学显微镜观察发现，经过不同浓度的AJSP的干预之后，Control组、Control-SP-L和Control-SP-H组间的变化不显著。

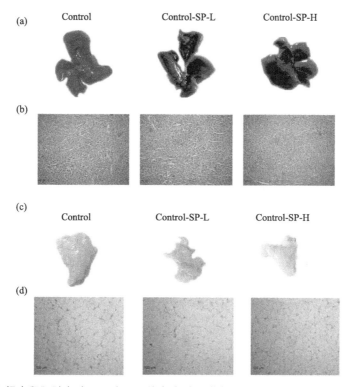

图6-6　各组小鼠肝脏（a）、肝脏H&E染色（b）、附睾脂肪（c）和附睾脂肪H&E染色（d）

（4）AJSP对结肠长度的改善　在肠道方面，体重的增加会导致结肠长度变短，肠道的通透性增加[33]。各组小鼠结肠的长度如图6-7所示，与Control-SP-H组相比，Control组小鼠结肠的长度较短，结肠的外壁透亮程度相近。不同浓度的AJSP干预以后，Control-SP-H组的小鼠结肠长度略有增加，而Control-SP-L组小鼠的结肠长度几乎没有发生变化。由此可以看出，高剂量AJSP对小鼠的结肠长度有一定的影响。

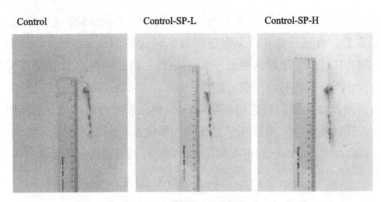

图 6-7　各组小鼠结肠长度

（5）AJSP对普通小鼠血脂含量的影响　小鼠血清指数，包括总胆固醇（TC）、甘油三酯（TG）、高密度脂蛋白胆固醇（HDL-c）和低密度脂蛋白胆固醇（LDL-c）等均能清楚地反映脂质代谢状态。因此，对各组小鼠TG、TC、HDL-c、LDL-c及过氧化反应（丙二醛MDA）的含量进行测定。各组小鼠血清血脂含量变化如图6-8所示，Control组小鼠血清中TG、TC、LDL-c、MDA的含量显著高于Control-SP-H组，而Control组与Control-SP-H组HDL-c的含量差异不显著（P＜0.05）。由以上结果可以看出，高剂量AJSP的干预对普通小鼠的血脂含量造成一定的影响。

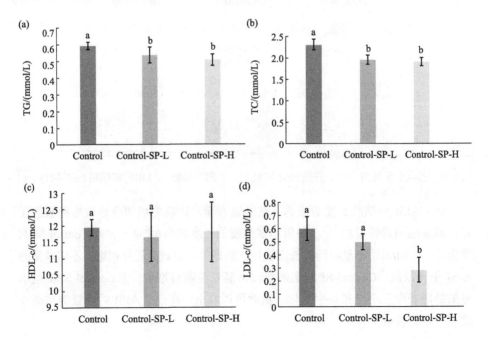

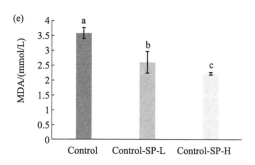

图 6-8 AJSP 对普通小鼠血脂含量的影响

（a）TG；（b）TC；（c）HDL-c；（d）LDL-c；（e）MDA

（6）AJSP对小鼠肠道菌群的影响 为了探究AJSP对普通小鼠肠道菌群的影响，通过16S rDNA测序来分析小鼠粪便中的菌群组成。Rank丰度曲线表明测序深度涵盖了肠道中的大部分生物。等级丰度曲线如图6-9所示，大多数样品在OTU数目达300时，曲线趋于平缓。

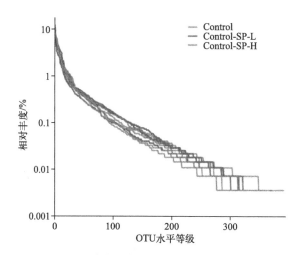

图 6-9 AJSP 对普通小鼠肠道菌群物种多样性的影响

各组小鼠肠道菌群Alpha多样性如表6-6所示，与Control组相比较而言，Control-SP-L组和Control-SP-H组的效果并不显著。其中Shannon指数越高则反映该微生物群落多样性越高，而Simpson指数越高说明该微生物群落多样性越低。Ace及Chao指数强调的是微生物群落丰富度，两者指数越高，说明该微生物群落丰富度越高。因此，三组小鼠肠道菌群的丰富度和多样性相似，无显著差异。

表6-6　各组小鼠肠道菌群Alpha多样性

指数	Control	Control-SP-L	Control-SP-H
Sobs	10.000±0.000	9.667±0.577	10.000±0.000
Shannon	1.111±0.026	1.084±0.077	1.154±0.063
Simpson	0.415±0.070	0.416±0.021	0.394±0.023
Ace	6.667±5.774	10.040±1.061	10.000±0.000
Chao	10.000±0.000	9.667±0.0577	10.000±0.000
Coverge	100%	100%	100%

Venn图通过选择各组相似水平为97%的OTU样本，并将其进行统计分析，用于统计各个组中所共有和独有的OTU数目，最后能够更加直观地观察出各个组样本之间OTU数目组成相似性及重叠情况[34]。结果如图6-10所示，Control-SP-L组和Control-SP-H组分别与Control组共有423个和429个OTU。3组样品共有的OTU数目为387个，不同样品中特有OTU表现为Control-SP-L组19个，Control-SP-H组13个。通过PLS-DA检测各组群落结构之间的关系，可以看出Control组不同于Control-SP-L组和Control-SP-H组，同时Control-SP-L组和Contro-SP-H组也显著分离。

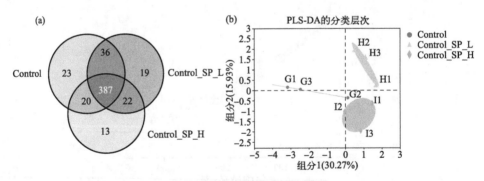

图 6-10　AJSP 对肠道组成的影响

（a）Venn图；（b）PLS-DA分析

为了进一步研究AJSP的干预是否会引起普通小鼠肠道菌群的变化，对Control、Control-SP-L、Control-SP-H组菌群进行物种组成分析，结果如图6-11所示，3组小鼠在门水平上主要以拟杆菌门（Bacteroidetes）、厚壁菌门（Firmicutes）和放线菌门（Actinobacteriota）为主。其中，拟杆菌门和厚壁菌门在肠道微生物中相对丰度约为90%以上，这与其他人的研究一致[35]。Control-SP-H组的拟杆菌门、放线菌门和变形菌门数目增加，而厚壁菌门数目降低。与此同时，在经过高剂量AJSP干预后，相比于Control组，小鼠厚壁菌门（Firmicutes）与拟杆菌门（Bacteroidetes）的比值（F/B）显著降低（$P < 0.05$），而Control-SP-L组与Control组差异不大，这与血清指标趋势一致。物种关系图结果表明，Control组中主要以Firmicutes为主；Control-SP-L组中Bacteroidetes与Firmicutes所占的比例基本相同；而Control-SP-H组中主要以Bacteroidetes为主，由此也可以证明，经过AJSP的干预，小鼠肠道菌群发生了变化。

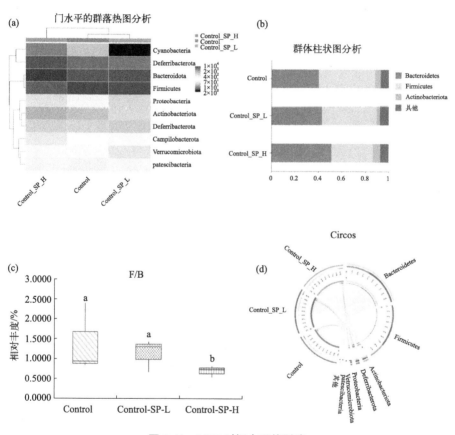

图 6-11 AJSP 对门水平的影响

（a）门水平热图；（b）群落组成分析-门水平；（c）F/B值；（d）Circos样本与物种关系图

为进一步研究AJSP对普通小鼠肠道菌群的影响，对肠道菌群中丰度最高的50个属进行了对比分析。与Control组相比，摄入AJSP引起小鼠肠道菌群中40个菌属发生明显的变化。结果如图6-12所示，与Control相比，Control-SP-H组的颤杆菌克属（*Oscillibacter*）、毛螺菌科NK4A136群（*Lachnospiraceae-NK4A136-*

group）、肠杆菌属（*Enterorhabdus*）、毛螺菌科-UCG-006（*Lachnospiraceae-UCG-006*）丰度减少；摄入高剂量的 AJSP 导致副萨特氏菌属（*Parasutterella*）、拟杆菌属（*Bacteroides*）、异杆菌属（*Allobaculum*）和阿克曼菌属（*Akkermansia*）丰度增加。其中，*Lachnospiraceae-UCG-006*、*Lachnospiraceae-NK4A136-group*和 *Oscillospira* 属于厚壁菌门，*Parasutterella*、*Bacteroides*、普雷沃科NK3B31群（*Prevotellaceae-NK3B31-group*）属于拟杆菌门。这也与摄入 AJSP 后 F/B 值降低这一现象保持一致。从图6-12（b）中可以看出，Control组主要以未分类

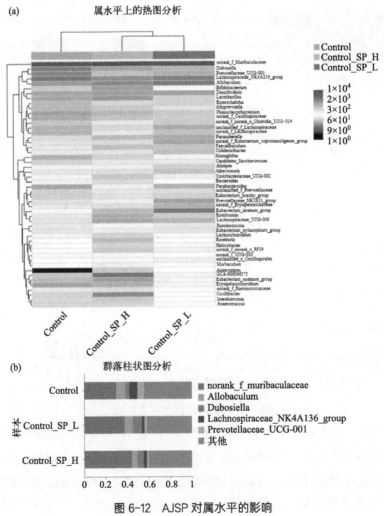

图 6-12　AJSP 对属水平的影响

（a）属水平热图；（b）群落组成分析-属水平

的鼠杆菌科（norank-f-Muribaculaceae）、*Lachnospiraceae-NK4A136-group*、异杆菌属（*Allobaculum*）、杜氏杆菌属（*Dubosiella*）和普雷沃菌（*Prevotellaceae-UCG-001*）为主，其中含量最多的*norank-f-Muribaculaceae*及*Lachnospiraceae-NK4A136-group*相对丰度共约为40%左右。与Control组相比，Control-SP-L组和Control-SP-H组均增加了*norank-f-Muribaculaceae*和*Allobaculum*的有益菌丰度，减少了*Lachnospiraceae-NK4A136-group*和*Dubosiella*的丰度。

为明确肠道微生物与肥胖相关指数之间的相互作用与影响，采用Spearman相关分析方法，对肠道微生物组成与肥胖相关指数在属水平上进行了相关性研究。如图6-13所示，拟杆菌属（*Bacteroides*）、副拟杆菌属（*Parabacteroides*）

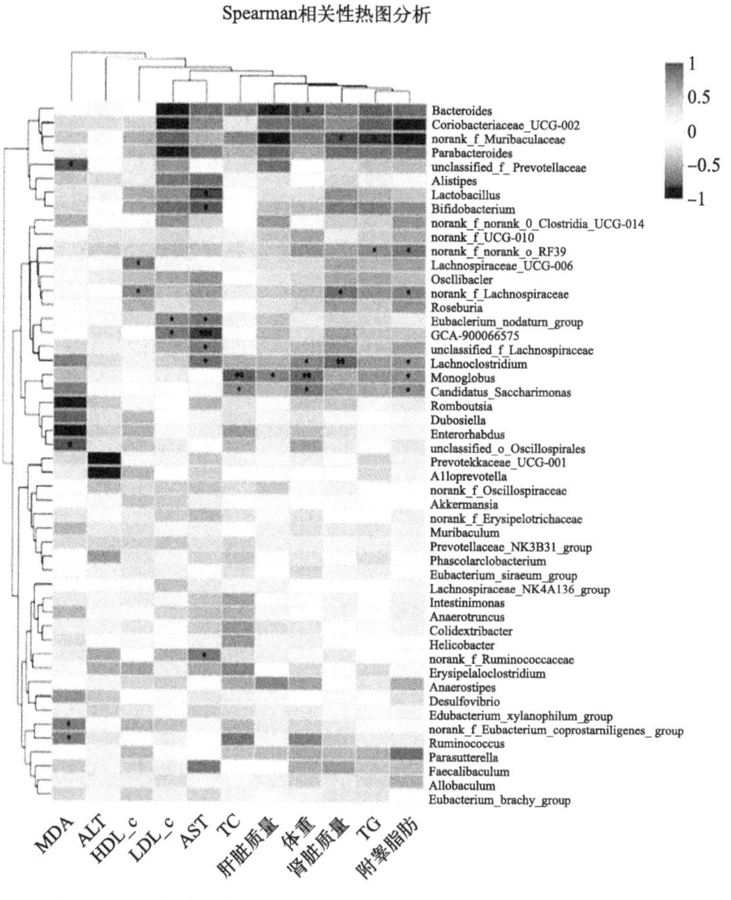

图6-13 脂代谢与炎症相关指标与肠道微生物相关性分析；

红色部分代表正相关，蓝色部分代表负相关；**$P < 0.01$；*$P < 0.05$（$n=3$）

与HDL-C、LDL-c、AST、TC、肝脏质量、体重、肾脏质量、TG和附睾脂肪质量呈负相关。其中*Parabacteroides*与LDL-c呈显著负相关，而拟杆菌属与LDL-c、肝脏质量、体重呈显著负相关；乳杆菌属（*Lactobacillus*）和双歧杆菌属（*Bifidobacterium*）均与AST呈显著负相关；蓝绿藻菌属（*Lachnoclostridium*）、*Lachnospiraceae-UCG-006*、*Oscillibacter*和未分类的毛螺菌属（*unclassified-f-Lachnospiraceae*）与HDL-c、LDL-c、AST、TC、肝脏质量、体重、肾脏质量、TG和附睾脂肪质量呈正相关。其中，*Lachnoclostridium*与AST、体重、肾脏质量和附睾脂肪质量呈显著正相关，而*Lachnospiraceae*与HDL-c、肾脏质量和附睾脂肪质量呈显著正相关。由此说明，*Lachnoclostridium*、*Lachnospiraceae-UCG-006*、*Oscillibacter*和*Lachnospiraceae*对普通小鼠脂代谢有抑制作用。而拟杆菌属、*Parabacteroides*、*Lactobacillus*和*Bifidobacterium*均对普通小鼠脂代谢具有促进作用。

（7）AJSP对普通小鼠代谢组学的分析　粪便代谢物是肠道菌群与机体代谢的重要产物，既反映了肠道菌群的状态，又成为共生菌与机体之间的桥梁。其中，肠道菌群也影响了机体的代谢特性，广泛参与了菌群与机体的共代谢。通过PLS-DA分析两组间代谢轮廓的整体差异发现阳离子模式下：R^2Y(cum)=0.951，Q^2(cum)=0.849；阴离子模式下：R^2Y(cum)=0.996，Q^2(cum)=0.969，如图6-14所示。Control组与Control-SP-H组样本有明显不同的分布趋势，表明两组代谢样本的整体结构有显著差异。

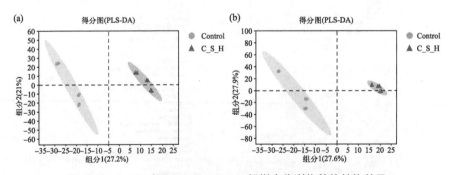

图6-14　Control组和Control-SP-H组样本代谢物整体结构差异

（a）阳离子模式下的比较；（b）阴离子模式下的比较

为避免模型的过拟合以及评估模型的统计显著性，对以上所有的PLS-DA模型进行了置换检验，如图6-15所示。PLS-DA模型R^2Y非常接近1，这说明建立的模型符合样本数据的真实情况。其中R^2、Q^2表示拟合优度系数，图中所有蓝色的

Q^2 点均低于最右的原始的蓝色的 Q^2 点。Q^2 的回归线与纵轴的截距小于 0，这说明 PLS- DA 模型具有良好的稳健性，不存在过拟合现象。

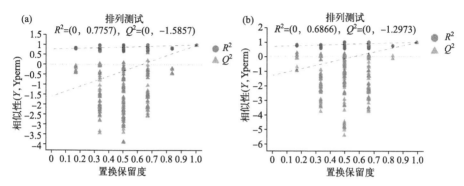

图 6-15　Control 组和 Control-SP-H 组样本 PLS-DA 模型的置换检验结果

（a）阳离子模式下的比较；（b）阴离子模式下的比较

根据 t 检验的 $P<0.05$ 且 PLS-DA 模型第一主成分的 VIP>1 的标准进行差异代谢物筛选，如图 6-16 所示，共筛选出 116 个可作为区别 Control-SP-H 组与 Control 组的小鼠潜在代谢标志物。

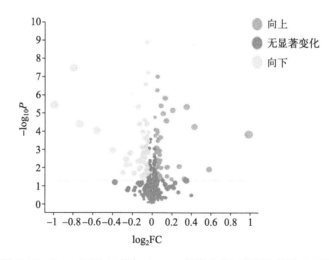

图 6-16　Control-SP-H 组与 Control 组样本差异代谢物筛选火山图

经过 8 周不同剂量 AJSP 对普通小鼠的干预，发现低剂量和高剂量组均能缓解普通小鼠体重及脏器质量的增加，说明 AJSP 的干预能够预防普通小鼠体重的增加。通过对各组小鼠肝脏及附睾脂肪 H&E 染色分析，发现 AJSP 对普通小鼠肝脏和附睾脂肪细胞大小的变化影响不显著；对结肠长度的测定，可以看出高剂量AJSP对小鼠的结肠长度有一定的影响。通过对各组小鼠血清TG、TC、HDL-c、LDL-c、MDA含量的测定，发现AJSP能够显著降低普通小鼠血清中TG、TC、LDL-c、MDA的含量，HDL-c含量差异不显著。此外，不同剂量的AJSP对普通小鼠的血脂含量造成一定的影响，但低剂量组与正常组无明显差异。说明高剂量的AJSP能够对普通小鼠的血脂含量造成一定的影响。通过对各组普通小鼠肠道内容物进行16S rDNA扩增子测序，并且从各组普通小鼠的微生物多样性、肠道组成以及门和属水平的菌群分布情况研究AJSP对普通小鼠肠道菌群的影响。研究发现，摄入AJSP可以改善普通小鼠的肠道微生物的多样性。AJSP的干预在门水平上显著降低F/B相对丰度。在属水平上，AJSP显著降低 *Oscillibacter*、*Lachnospiraceae-NK4A136-group*、*Enterorhabdus*、*Lachnospiraceae-UCG-006* 的丰度，显著增加了 *Parasutterella*、*Bacteroides*、*Allobaculum* 和 *Akkermansia* 丰度。综上所述，AJSP能够改善普通小鼠肠道菌群。通过非靶向代谢组学的测定分析，Control和Control-SP-H组代谢样本的整体结构有显著差异。并对两组样本进行差异代谢物筛选，共筛选出116个可作为区别Control-SP-H组与Control组的小鼠潜在代谢标志物[32]。

6.2.2　海参煮液多糖对肥胖的调节作用及机制

肥胖是脂肪在人体内过度累积而引起的一种病理状态，不仅影响身体的美观，而且给生活带来不便，也是诱发机体内产生炎症、高血脂、高血糖、胰岛素抗性等多种代谢综合征的危险因素，最终会导致高血压、糖尿病及心脑血管等疾病。肥胖的发病因素包括环境因素及遗传因素，具有多靶点、多通路、联合增效、协同交互的特点。糖脂代谢紊乱是肥胖的主要发病原因，近年来，随着微生物组学技术的发展，越来越多的研究证实肠道微生物也与肥胖有着密不可分的关系。到目前为止，肥胖的药物治疗主要包括阻止食物吸收或增加新陈代谢，而药物治疗可能会引起副作用和耐药性，因此具有预防和缓解肥胖功能的海参硫酸多糖引起了研究人员的兴趣。本节以高脂膳食构建的小鼠肥胖模型为研究对象，系统研究了AJSP对高脂饮食引发的肥胖及其相关症状的调节作用、对高脂饮食诱发的肠道菌群失调及代谢紊乱的缓解作用，并对作用机制进行综述。

（1）刺参煮液多糖对肥胖的调节作用

① AJSP对小鼠体重的影响　C57BL/6小鼠随机分成4组，实验动物分组

如表6-7所示：分别是空白组（Control）、高脂组（HFD）、高脂加低剂量组（HFD-SP-L）、高脂加高剂量组（HFD-SP-H），每组8只，饲养于动物室，实验动物室温度为(23±2)℃，光照日夜交替进行，小鼠采用自由进食的方式饲养。

动物实验方案与设计如图6-17所示，实验共计8周，第1周为适应周，第2～8周为多糖（AJSP）干预期。在适应期，6组小鼠均进食正常饲料（D12450B，脂肪供能比为10）；在干预期，HFD组、HFD-SP-L组、HFD-SP-H组小鼠喂食高脂饲料（D12451，脂肪供能比为45），Control组喂食正常饮食；此外，HFD-SP-L组小鼠按照250mg/(kg·d)的低剂量灌胃AJSP，HFD-SP-H组按照500mg/(kg·d)的高剂量灌胃AJSP，Control组和HFD组灌胃生理盐水作为对照。实验期间，每天记录小鼠的体重和进食量。处死小鼠后，测量肝脏、肾脏、附睾脂肪、盲肠、结肠等的质量或长度[32]。

表6-7　动物分组

分组名称	饲料	灌胃	剂量
空白组（Control）	普通饲料	生理盐水	0.2mL
高脂组（HFD）	高脂饲料	生理盐水	0.2mL
高脂加低剂量组（HFD-SP-L）	高脂饲料	250mg/(kg·d)，灌胃 AJSP	0.2mL
高脂加高剂量组（HFD-SP-H）	高脂饲料	500mg/(kg·d)，灌胃 AJSP	0.2mL

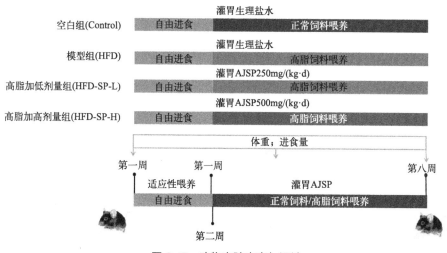

图 6-17　动物实验方案与设计

考虑到个人基因、生活习惯的差异性，正常饮食也会引起肥胖症。但是，长期、过度地摄入高能量的食物被认为是诱发肥胖症及其相关疾病的根本因素。体重能更直观地衡量小鼠的肥胖程度，结果如图6-18所示，空白组小鼠毛发黑亮柔顺、细腻，反应灵敏，而相比之下，高脂饲料喂养的小鼠均出现毛发油腻、色浅、反应迟钝且颈部、背部毛发稀疏；低剂量和高剂量组小鼠毛发油腻有缓解，且掉毛也有所改善。高脂饲料喂养的小鼠体重增长明显快于正常组小鼠，而与高脂组小鼠相比，低剂量组和高剂量组小鼠体重增长显著低于高脂组小鼠（$P < 0.05$）。与此同时，高脂组小鼠体重增加最为明显，而不论是和空白组小鼠还是高脂组小鼠相比，低剂量和高剂量组的小鼠均能够显著抑制小鼠体重的增加（$P < 0.05$）。因此，高脂饲料使小鼠体重显著增加，并且对小鼠的生长形态造成了影响，经过不同浓度的AJSP的干预，能够有效缓解小鼠体重的增加，并且改变小鼠的状态。

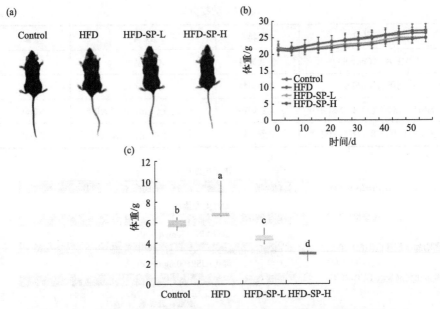

图6-18　小鼠形态（a）、小鼠体重变化情况（b）和小鼠体重增加情况（c）

② AJSP刺参煮液多糖对小鼠脏器质量的影响　小鼠脏器质量如图6-19所示，和空白组相比，长期喂食高脂饲料使小鼠的肝脏质量、肾脏质量和附睾脂肪质量都显著增加（$P < 0.05$），说明高脂饮食能够引发小鼠体内脂肪的堆积，同时高脂饮食可能使肝脏内的甘油三酯大量堆积，导致肝脏质量的增加。经过8周不

同浓度的 AJSP 的干预，HFD-SP-L 和 HFD-SP-H 组的肝脏质量、肾脏质量和附睾脂肪质量显著低于 HFD 组（$P < 0.05$），并且呈剂量性依赖。由此可见，AJSP 能够减缓高脂膳食小鼠体内的脂肪堆积，减少肥胖和高脂小鼠肝脏内甘油三酯的积累。

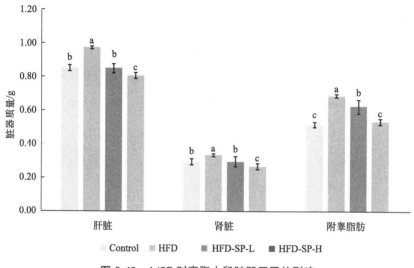

图 6-19　AJSP 对高脂小鼠脏器质量的影响

③ 肝脏及附睾脂肪组织病理学 H&E 染色分析　各组小鼠肝脏 H&E 染色如图 6-20 所示，通过光学显微镜观察发现，与 Control 组相比，HFD 组的小鼠肝脏出现大量脂肪空泡，说明高脂膳食的摄入使得大量甘油三酯未能被肝脏及时分解代谢出去，导致大量甘油三酯的堆积，最终产生脂肪空泡。经过不同浓度的 AJSP 的干预之后，出现不同程度的好转，HFD-SP-L 组肝脏内的脂肪空泡变小，但是脂肪空泡的数量依然很多，而 HFD-SP-H 组肝脏内的脂肪空泡不仅变小，数量也少了很多。相比较而言，HFD-SP-H 组肝脏内脂肪空泡的大小和数量变化更加显著。

与 Control 组相比，HFD 组小鼠的附睾脂肪细胞显著大于 Control 组，说明高脂膳食的摄入会引起附睾脂肪细胞变大。经过不同浓度的 AJSP 干预以后，发现 HFD-SP-L 和 HFD-SP-H 组的小鼠附睾脂肪细胞体积均出现不同程度的减小，尤其是 HFD-SP-H 组的脂肪细胞体积明显小于 HFD 组，与 Control 组的脂肪细胞大小基本一致，说明 AJSP 的干预能够调节肝脏脂质代谢，减少肝脏内甘油三酯的积累并缓解高脂膳食小鼠体内脂肪的积累。

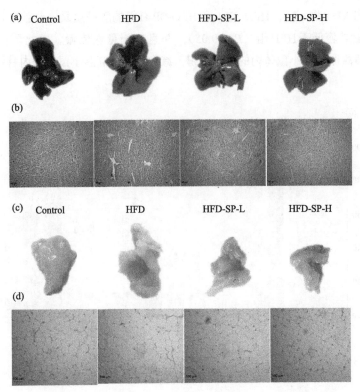

图 6-20　各组小鼠肝脏（a）、肝脏 H&E 染色（b）、附睾脂肪（c）和附睾脂肪 H&E 染色（d）

④ AJSP 对各组小鼠结肠长度的影响　在肠道方面，高脂膳食的长期摄入会导致结肠长度变短，肠道的通透性增加。各组小鼠结肠的长度如图 6-21 所示，与Control 组相比，HFD 组的小鼠结肠长度明显较短，结肠的外壁薄而透亮。经过不同浓度的 AJSP 干预以后，HFD-SP-L 和 HFD-SP-H 组的小鼠结肠长度出现不同

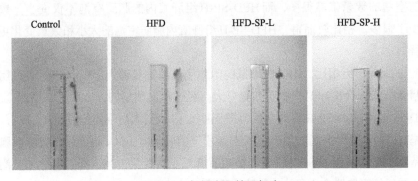

图 6-21　各组小鼠结肠长度

程度的改善，而对HFD-SP-H组小鼠的结肠长度的效果更加明显。

⑤ AJSP对小鼠血脂含量的影响　肝脏是体内具有代谢和脂肪生成功能的主要器官，小鼠血清指数，包括总胆固醇（TC）、甘油三酯（TG）、高密度脂蛋白胆固醇（HDL-c）和低密度脂蛋白胆固醇（LDL-c）等均能清楚地反映脂质代谢状态。高脂饮食导致肝脏过多地分解甘油三酯，从而引起血清中TC和TG含量的增加，而LDL-c会运载胆固醇进入外周组织细胞，其含量的增加导致过多的胆固醇积存在动脉壁上，引发心血管疾病。HDL-c能够促进血液中的胆固醇、甘油三酯等转移到肝脏中，并以胆汁酸的形式分解代谢，以此降低机体中的脂质含量，其含量的增加有助于预防动脉粥样硬化。

高脂饮食经常引发血脂异常，高脂膳食的长期摄入会导致血清中TG、TC、LDL-c等含量的升高，以及HDL-c水平的降低，从而引发高血脂、高血压和心脑血管疾病的发生。肝脏中的脂肪积累为氧化应激和脂质过氧化提供了底物，是引发脂肪肝、肝炎和肝硬化等肝脏疾病的重要诱因。长时间的高脂饮食将会对脂肪的分解、利用以及代谢产生一定的影响，引起血清或肝脏中TG、TC、LDL-c的含量增加，HDL-c的含量降低，最终引发高脂血症和肥胖症等疾病。因此，对各组小鼠TG、TC、HDL-c、LDL-c及MDA的含量进行测定。各组小鼠血清血脂含量变化如图6-22所示，摄入高脂饲料的小鼠血清中TG、TC、LDL-c、MDA的含量显著高于Control组；与HFD组相比，HFD-SP-L和HFD-SP-H组显著降低了小鼠血清中TG、TC、LDL-c、MDA的含量，增加了HDL-c的含量（$P<0.05$），缓解了脂肪浸润程度，从而抑制了高脂饮食引发的肝脏炎症反应。此外，HFD-SP-H组小鼠血清的TG、TC、LDL-c和MDA的含量也显著低于HFD-SP-L组。并且，HDL-c的含量显著高于HFD-SP-L组。由以上结果可以看出，AJSP的干预能够缓解高脂小鼠的血脂异常，并且呈剂量性依赖。

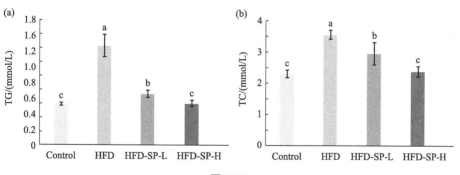

图 6-22

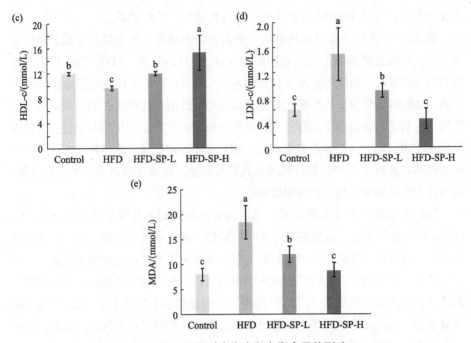

图 6-22　AJSP 对高脂小鼠血脂含量的影响

(a) TG; (b) TC; (c) HDL-c; (d) LDL-c; (e) MDA

⑥ AJSP对肝脏AST及ALT的影响　血清中AST（天冬氨酸氨基转移酶）和ALT（丙氨酸氨基转移酶）的水平对于肝功能具有重要的指示作用。在肝功能检查中，AST和ALT是反映肝损伤程度的指标。从图 6-23 中可以看出，HFD组小鼠血清中AST和ALT的含量显著高于Control组（$P<0.05$），而HFD-SP-L组的AST和ALT的含量略高于Control组（但不显著），这表明高脂膳食在一定程度上会损伤肝细胞。经过不同浓度的AJSP干预以后，HFD-

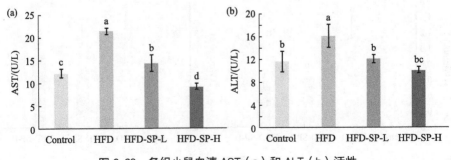

图 6-23　各组小鼠血清 AST（a）和 ALT（b）活性

SP-L和HFD-SP-H组的AST和ALT的含量较HFD组显著降低（$P < 0.05$），使其接近Control组的水平，说明AJSP的干预能够缓解高脂饮食所引发的肝细胞的损伤。

⑦ 刺参煮液多糖对小鼠肠道菌群的影响　研究发现，与正常组小鼠的菌群相比较，高脂饮食会引发小鼠肠道菌群失调。为了探究AJSP对高脂饮食小鼠肠道菌群的影响，通过16S rDNA测序来分析小鼠肠道内容物中的细菌组成。如等级丰度曲线图6-24所示，大多数样品在OTU数目达200时，曲线趋于平缓。

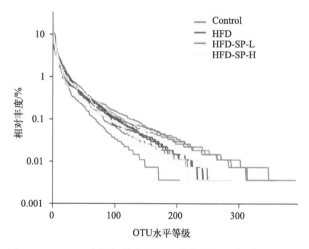

图6-24　AJSP对高脂膳食小鼠肠道菌群物种多样性的影响

各组小鼠肠道菌群Alpha多样性如表6-8所示，与Control组相比较而言，HFD组降低了Shannon指数，增加了Simpson指数（$P < 0.05$）。Shannon指数和Simpson指数强调的是微生物群落的多样性，Shannon指数越高表明该微生物群落越丰富，而Simpson指数越高则该微生物群落多样性越低。而HFD-SP-L和HFD-SP-H组显著升高了Shannon指数，降低了Simpson指数（$P < 0.05$），说明AJSP能够显著上调HFD组小鼠肠道内微生物多样性。Ace和Chao指数强调的是微生物群落丰富度，两者指数越高，说明该微生物群落丰富度越高。与Control组相比，HFD降低了Ace及Chao指数。由此可知，高脂饮食降低了小鼠肠道微生物丰富度，经过AJSP干预后，HFD-SP-L及HFD-SP-H组显著上调了Chao指数，而HFD、HFD-SP-L及HFD-SP-H组之间Ace指数差异不显著，说明AJSP不能完全影响HFD组小鼠肠道微生物群的丰富度。

表6-8　各组小鼠肠道菌群Alpha多样性

指数	Control	HFD	HFD-SP-L	HFD-SP-H
Sobs	10.000±0.000[a]	9.000±0.000[b]	9.667±0.577[a]	10.000±0.000[a]
Shannon	1.111±0.026[a]	0.795±0.154[b]	1.013±0.079[a]	1.139±0.132[a]
Simpson	0.415±0.007[b]	0.627±0.073[a]	0.520±0.054[b]	0.455±0.064[b]
Ace	6.667±5.774[a]	6.000±5.196[a]	9.667±0.577[a]	10.934±0.903[a]
Chao	10.000±0.000[a]	9.000±0.000[b]	9.667±0.577[a]	10.000±0.000[a]
Coverage	100%	100%	100%	100%

Venn图能够直观地观察出各组样本之间OTU数目组成相似性及重叠情况。结果如图6-25所示，HFD组、HFD-SP-L组和HFD-SP-H组分别与Control组共有334个、313个和333个OTU，4组样品共有的OTU数目为310个，不同样品中特有OTU表现为HFD组4个，HFD-SP-L组2个，HFD-SP-H组7个。Control组距离HFD、HFD-SP-L、HFD-SP-H组较远，说明其物种相似性较差。同时，HFD和HFD-SP-L、HFD-SP-H组之间也显著分离。这表明肠道菌群在通过饮食进行自然选择和竞争的过程中，AJSP起到了作用。

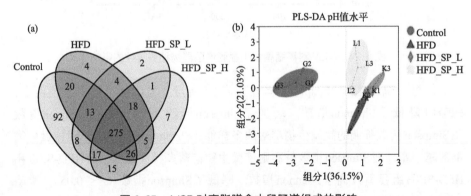

图6-25　AJSP对高脂膳食小鼠肠道组成的影响

（a）Venn图；（b）PLS-DA分析

为了进一步研究AJSP的添加是否会引起高脂膳食小鼠肠道菌群的变化，通过四组小鼠存在显著变化的OTU进行热图分析。如图6-26（a）所示，摄入AJSP后，与Control组相比，高脂饮食导致厚壁菌门（Firmicutes）、脱硫菌门（Desulfobacterota）和脱铁杆菌门（Deferribacterota）的丰度增加。与HFD组相比，HFD-SP-L、HFD-SP-H组增加了与肥胖呈负相关的拟杆菌门（Bacteroidetes）、放线菌门（Actinobacteriota）和变形菌门（Proteobacteria）的丰度。正常人体粪便微生物中，除了主要的优势菌群Firmicutes和Bacteroidetes以外，变形菌门（Proteobacteria）也占较大的比例 [36,37]。由图6-26（b）可知，4组小鼠在门水平上主要以Firmicutes、Bacteroidetes、Desulfobacterota为主，HFD组中厚壁菌门和脱硫菌门均高于Control组，而HFD-SP-H组则显著增加了Bacteroidetes和Actinobacteriota。其中Firmicutes和Bacteroidetes在肠道微生物中相对丰度为80%～90%。

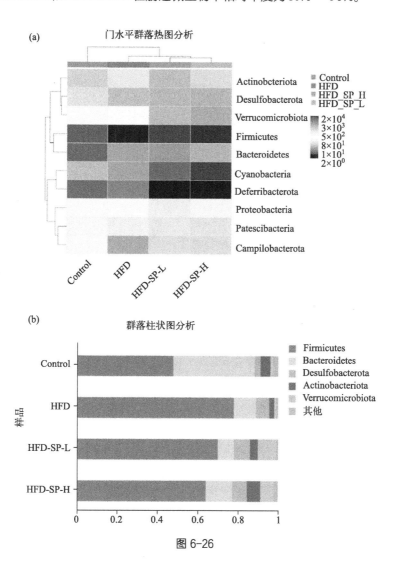

图6-26

(c)

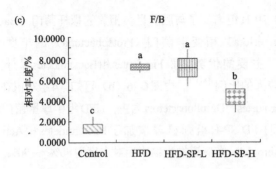

(d)

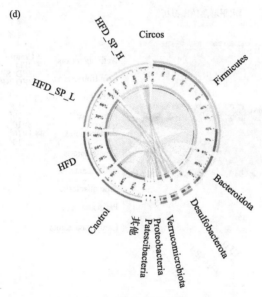

(e)

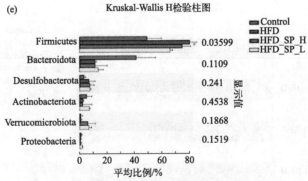

图 6-26　AJSP 对门水平的影响

（a）门水平热图；（b）群落组成分析-门水平；（c）F/B 值；（d）Circos 样本与物种关系图；（e）LEfSe 物种
差异

有研究结果表明,在动物实验中,正常小鼠与肥胖小鼠的肠道中F/B的相对丰度具有显著差异。并且,F/B的相对丰度的增加会加快肠道内能量的吸收,从而引发肥胖[38]。已经有研究人员发现,多糖能够通过降低F/B的相对丰度,抑制高脂饮食诱发的肥胖及其相关的症状[39]。图6-26(c)为各组小鼠Firmicutes与Bacteroides的比值,发现与Control组相比,HFD组F/B显著增加($P<0.05$),经过不同浓度的AJSP干预以后,HFD-H组F/B显著降低($P<0.05$)。

从图6-26(d)和图6-26(e)中,可以看出与Control组相比,HFD组中主要以Firmicutes为主,厚壁菌门所占比例高达75%;而HFD-SP-L、HFD-SP-H组中的厚壁菌门比例依次减少,拟杆菌门的比例增加。食用高脂饲料显著增加小鼠肠道内Desulfobacterota的比例,降低Actinobacteriota和疣微菌门(Verrucomicrobiota)的比例。然而,摄入高剂量的AJSP能够显著降低Desulfobacterota比例,增加Actinobacteriota和Verrucomicrobiota的比例[32]。

为进一步研究AJSP对高脂小鼠肠道菌群的影响,对肠道菌群中丰度最高的50个属进行了对比分析。如图6-27(a)所示,在属水平上看,HFD组的颤杆菌克科(Oscillibacter)、毛螺菌属(Lachnospira)、Lachnospiraceae-UCG-006数目增加,而在HFD-SP-H组有所恢复;摄入高剂量的AJSP导致双歧杆菌(Bifidobacterium)、拟杆菌(Bacteroides)、粪杆菌属(Faecalibaculum)、拟普雷沃菌属(Alloprevotella)和阿克曼菌属(Akkermansia)数目增加,在HFD组有所下降。这也与摄入AJSP后F/B值降低这一现象保持一致。图6-27(b)和图6-27(c)分别为各组小鼠在属水平上的菌群分布结果和物种差异。Control组主要以毛螺菌(Lachnospiraceae-NK4A136-group)及异杆菌属(Allobaculum)为主。与前文的属水平热图分析结果相同,尤其是与HFD组相比,HFD-SP-H组的Akkermansia丰度显著增加,其丰度甚至超过了Control组。值得一提的Akkermansia具有调节机体代谢的功能,还可以减少机体内毒素血症的发生。另外,膳食纤维中的低聚果糖能够促进Akkermansia的增加[40]。放线菌门中的双歧杆菌科与乳杆菌一起被称为有益菌[41]。从海带中提取的岩藻聚糖硫酸酯在体外发酵过程中能够调节微生物组成,岩藻聚糖硫酸酯处理组的双歧杆菌明显高于空白组中的相对丰度[42]。因此,从以上结果可知,AJSP通过增加有益菌的丰度和调节小鼠肠道环境,缓解了高脂膳食小鼠的肠道菌群失调。

采用Spearman相关分析方法对肠道微生物组成与肥胖相关指数在属水平

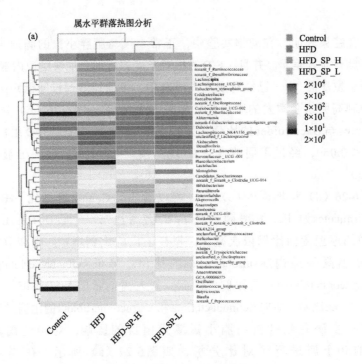

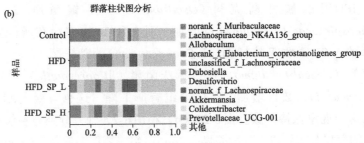

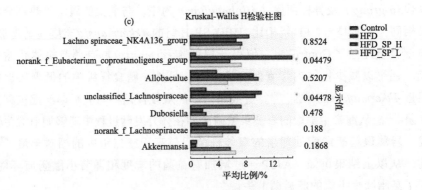

图 6-27　AJSP 对属水平的影响

（a）属水平热图；（b）群落组成分析 - 属水平；（c）LEfSe 物种差异

上进行了相关性研究，结果如图6-28所示。*Oscillospira*、*Lachnospiraceae-NK4A136-group*、大肠埃希菌（*Colidextribacter*）和厌氧棍状菌属（*Anaerotruncus*）与TG、MDA、TC、附睾脂肪质量、肝脏质量、AST、LDL-c和ALT呈正相关；与HDL-c呈负相关。其中，*Oscillospira*、*Colidextribacter*和*Anaerotruncus*与TG、MDA、TC、附睾脂肪质量呈显著正相关。*Bifidobacterium*、乳杆菌属（*Lactobacillus*）和罗姆布茨菌（*Romboutsia*）与TG、MDA、TC、附睾脂肪质量、肝脏质量、AST、LDL-c和ALT呈负相关；与HDL-c呈正相关。其中，*Lactobacillus*和*Romboutsia*与TG、MDA、TC、附睾脂肪质量呈显著负相关。以上结果表明，*Oscillospira*、*Lachnospiraceae-NK4A136-group*、*Colidextribacter*和*Anaerotruncus*可能在肥胖的发展中发挥重要的作用；而*Bifidobacterium*、*Lactobacillus*和*Romboutsia*可能在肥胖的预防方面发挥关键作用。

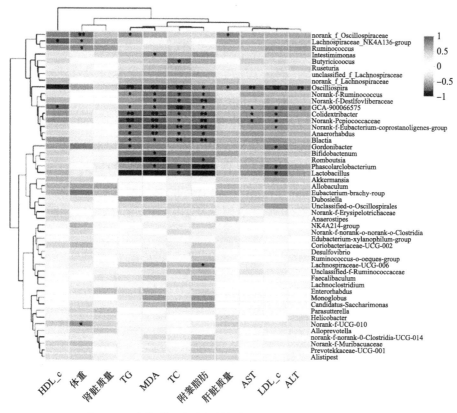

图 6-28　脂代谢和炎症相关指标与肠道微生物相关性分析

红色部分代表正相关，蓝色部分代表负相关；**P＜0.01；*P＜0.05

⑧ 刺参煮液多糖对高脂小鼠代谢组学的分析 为了较全面地了解样本代谢物信息，后续分析将采用阴阳两种离子模式对数据进行处理。QC样本在正负离子模式下均比较集中，差异较小说明此方法稳定性较高、数据质量良好、数据可靠，实验系统误差在可控范围内。如图6-29所示，阳离子模式下：R^2Y(cum)=0.925，Q^2(cum)=0.809；阴离子模式下：R^2Y(cum)=0.994，Q^2(cum)=0.975；两种离子模式所得数据表明模型预测能力较好，样品总体分离效果明显，四组总体样本区分明显。由于相对于HFD-SP-L组，HFD-SP-H组与HFD组分离效果更加显著，后续分析将针对HFD与HFD-SP-H两组进行。

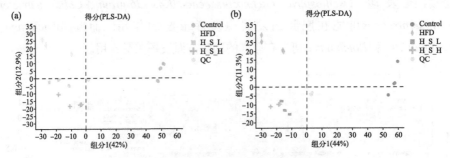

图 6-29　样本代谢物整体结构差异

（a）阳离子模式下的比较；（b）阴离子模式下的比较

正负离子模式下PLS-DA模型的置换检验结果，置换检验用来评估模型是否过度拟合，其中R^2、Q^2表示拟合优度系数，图6-30中所有蓝色的Q^2点均低于最右的原始的蓝色的Q^2点，Q^2的回归线与纵轴的截距小于0，这说明PLS-DA模型具有良好的稳健性，模型有效可靠，不存在过拟合现象，可用于不同组样本的对比区分。

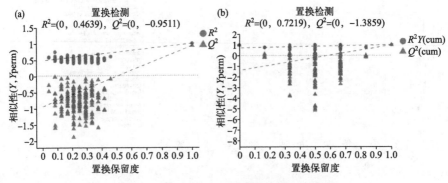

图 6-30　样本 PLS-DA 模型的置换检验结果

（a）阳离子模式下的比较；（b）阴离子模式下的比较

最终代谢物结果以P值（显著性）和差异倍数两个指标所绘制的火山图(Volcano plot)形式呈现，通常差异代谢物筛选条件为：VIP>1，$P < 0.05$。up表示差异显著且上调的代谢物；down表示差异显著且下调的代谢物；nosig则表示差异不显著的代谢物。根据t检验的$P < 0.05$且PLS-DA模型第一主成分的VIP>1的标准进行差异代谢物筛选，如图6-31（a）所示，共筛选出150个可作为区别HFD和HFD-SP-H的小鼠潜在代谢标志物。为了更好地分析代谢产物相关的KEGG代谢通路差异，制作如图6-31（b）所示的气泡图。从图中可以看出，主要代谢通路有组氨酸代谢，精氨酸和脯氨酸代谢，甘油磷脂代谢，色氨酸代谢，柠檬酸循环，光合生物的固碳作用，精氨酸生物合成，原核生物的碳固定途径，乙醛酸和二羧酸的代谢，嘧啶代谢，丙氨酸、天冬氨酸和谷氨酸代谢，氨基糖和核苷酸糖代谢。图中的圈越大、颜色越深则说明在这个代谢通路中的差异代谢物越多，占比越大。由此可以看出，含有差异代谢物最多的代谢通路是丙氨酸、天冬氨酸和谷氨酸代谢。在研究tadalafil（他达拉非）对结直肠癌的抗肿瘤机制中发现，丙氨酸、天冬氨酸和谷氨酸代谢是最多的差异累积代谢物。并且，丙氨酸、天冬氨酸和谷氨酸代谢的紊乱很可能是tadalafil抗肿瘤活性机制的主要解释[43]；甲基苯胺依赖会扰乱人体的正常代谢状态，而运动会恢复新陈代谢。有趣的是，丙氨酸、天冬氨酸和谷氨酸代谢是受到显著影响的代谢途径[44]。综上所述，摄入高剂量的AJSP后，丙氨酸、天冬氨酸和谷氨酸代谢是受到显著影响的代谢通路。

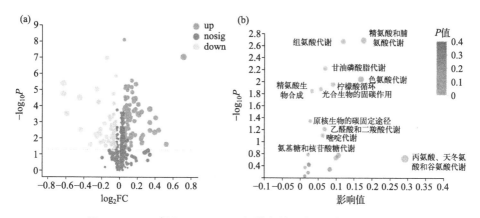

图 6-31　HFD 组和 HFD-SP-H 组样本差异代谢物筛选火山图

（a）150个可作为区别的小鼠潜在代谢标志物；（b）潜在代谢标志物的代谢通路分析

根据t检验的$P < 0.05$且PLS-DA模型第一主成分的VIP>1的标准进行差异代谢物筛选，结果如图6-32所示，筛选出150个潜在代谢标志物。由于数量过多，以$\log_2$Fold change>1.2筛选出了16个可作为区别HFD和HFD-SP-H的小鼠潜在代谢标志物。为了更好地分析代谢产物相关的KEGG代谢通路差异，制作如图6-32（b）所示的气泡图。经筛选后代谢物差异性较高的通路有D-精氨酸和D-鸟氨酸代谢、生物碱生物合成、花生四烯酸代谢、谷胱甘肽代谢、精氨酸和脯氨酸代谢。其中含有差异代谢物最多的代谢通路是精氨酸和脯氨酸代谢。有研究表明，在肠代谢受损的情况下，如在肠外营养或胃肠道疾病期间，精氨酸和脯氨酸是必不可少的，起到了核心的作用[45]。以上的结果表明，精氨酸和脯氨酸代谢在肠代谢紊乱中起到关键作用。

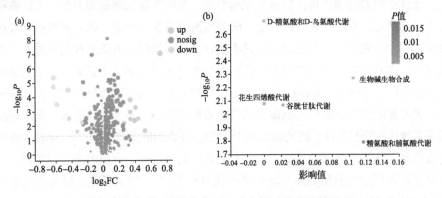

图 6-32　HFD 组和 HFD-SP-H 组样本代谢通路分析

（a）16个可作为区别的小鼠潜在代谢标志物的代谢通路分析；（b）潜在代谢标志物的代谢通路分析

通过对16个潜在代谢标志物进行分析之后，发现其中10种代谢产物，如表6-9所示，分别是曲多普利-d5二酮哌嗪、荧光素酸D2、3-羟基十二酸乙酯、1-(4-羟苯基)二乙基甲酮、1-羟基乙酰丙酮、蜜环菌素、6-6-XX、6-2-YY、N-4-氨基丁基-ZZ和抗坏血素。值得注意的是，AJSP恢复了HFD改变的代谢产物。具体而言，高剂量的AJSP逆转了曲多普利-d5二酮哌嗪、3-羟基十二酸乙酯、1-(4-羟苯基)二乙基甲酮、蜜环菌素的增加，以及高脂饮食引起荧光素酸D2、1-羟基乙酰丙酮、6-6-XX、6-2-YY和抗坏血素的降低。

表6-9　HFD 和 HFD-SP-H 组样本差异代谢物

模式	代谢物	所属类别
阳离子模式	曲多普利-d5 二酮哌嗪	有机酸及其衍生物
阳离子模式	荧光素酸 D2	脂类和类脂类分子
阳离子模式	3-羟基十二酸乙酯	脂类和类脂类分子

续表

模式	代谢物	所属类别
阳离子模式	1-(4-羟苯基) 二乙基甲酮	苯环类化合物
阴离子模式	1-羟基乙酰丙酮	有机含氧化合物
阴离子模式	蜜环菌素	脂类和类脂类分子
阴离子模式	6-[(6-[3-(3,4-二甲氧基苯基)-7-甲氧基-8-甲基-4-氧代-4*H*-铬-5-yl]oxy-3,4-二羟基(6-6-XX)	苯丙烷类和聚酮类
阴离子模式	6-[(2-[3-(3,4-二甲氧基苯基)-7-甲氧基-8-甲基-4-氧代-4*H*-铬-5-yl]oxy-5-二羟基-6-(羟甲基)-3-[(3,4,5-三羟基-6-甲基噁烷-2-yl)oxy]噁烷-4-yl)oxy]-3,4,5-三羟基噁烷-2-羧酸(6-2-YY)	苯丙烷类和聚酮类
阴离子模式	*N*-(4-氨基丁基)-3-[3-甲氧基-4-(磺酰氧基)苯基]prop-2-嘧啶酸（*N*-4-氨基丁基-ZZ）	苯丙烷类和聚酮类
阴离子模式	抗坏血素	有机杂环化合物

从10个代谢产物的热图分析（图6-33）中可以看出，Control组、HFD组和HFD-SP-H组间占比最多的6类代谢物。占比最大的代谢物是脂类和类脂类分子，其次是苯丙烷类和聚酮类、有机含氧化合物、有机杂环化合物、苯环类化合物，占比最小的是有机酸及其衍生物。与Control组和HFD-SP-H相比较而言，HFD组增加了蜜环菌素、3-羟基十二酸乙酯、1-（4-羟苯基）二乙基甲酮和曲多普利-d5二酮哌嗪含量，降低了荧光素酸D2、6-6-XX、6-2-YY、*N*-4-氨基丁基-ZZ、1-羟基乙酰丙酮和抗坏血素含量。

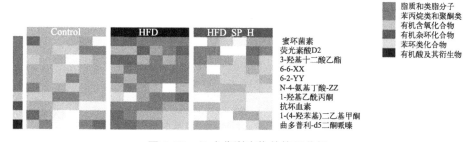

图 6-33　10 个代谢产物的热图分析

从图6-34菌群和代谢产物的相关性分析中可以看出，考拉杆菌属（*Phascolarctobacterium*）、未分类的颤螺菌属（*Unclassified-O-Oscillospira*）、普雷沃菌（Prevotellaceae-UCG-001）、未分类的鼠杆菌科（norank-f-Muribaculaceae）、罗姆布茨菌属（*Romboutsia*）、*Lactobacillus* 和拟雷沃菌属（*Alloprevotella*）与1-羟基乙酰丙酮、*N*-4-氨基丁基-ZZ、抗坏血素和荧光素酸D2呈显著正相关。并且，

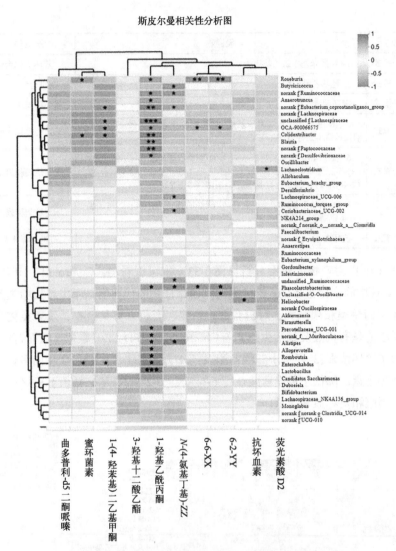

图 6-34　菌群和代谢产物的相关性热图分析

红色部分代表正相关，蓝色部分代表负相关；**$P<0.01$；*$P<0.05$

与曲多普利-d5 二酮哌嗪、蜜环菌素和 1-(4-羟基苯基)戊烷 -3- 酮呈显著负相关。罗氏菌属（*Roseburia*）、瘤胃菌属（*Ruminococcaceae*）、*Anaerotruncus*、未分类的毛螺菌科（*Unclassified-f-Lachnospiraceae*）和 *Colidextribacter* 与 1- 羟基乙酰丙酮、*N*-4- 氨基丁基 -ZZ、抗坏血素和荧光素酸 D2 呈负相关，特别是与 1- 羟基乙酰丙酮、*N*-4- 氨基丁基 -ZZ 呈显著负相关。并且，与曲多普利-d5 二酮哌嗪、蜜环菌素呈正相关，其中与1-(4-羟苯基)二乙基甲酮呈显著正相关。由此可以说明，1-羟基乙酰丙酮、N-4-氨基丁基-ZZ、抗坏血素和荧光素酸D2这四种代谢产物对小鼠脂代谢及肠道炎症有缓解作用，曲多普利-d5二酮哌嗪、蜜环菌素和1-(4-羟苯基)二乙基甲酮三种代谢产物对小鼠脂代谢及肠道炎症有促进作用。

　　为了确定相关代谢物的变化与抗肥胖效果之间的潜在联系，对改变的代谢物和肥胖相关指数进行了spearman相关分析。如图6-35所示，6-6-XX、6-2-YY、1-羟基乙酰丙酮和抗坏血素与甘油三酯、总胆固醇、附睾脂肪、低密度脂蛋白、天门冬氨酸氨基转移酶、丙氨酸氨基转移酶、丙二醛、体重增加量、肝脏质量和肾脏质量呈显著负相关，与高密度脂蛋白呈正相关。1-(4-羟苯基)二乙基甲酮、曲多普利-d5二酮哌嗪和蜜环菌素与甘油三酯、总胆固醇、附睾脂肪、低密度脂蛋白、天门冬氨酸氨基转移酶、丙氨酸氨基转移酶、丙二醛、体重增加量、肝脏质量和肾脏质量呈显著正相关，与高密度脂蛋白呈负相关。由此也可以说明6-6-XX、6-2-YY、1-羟基乙酰丙酮和抗坏血素四种代谢产物对小鼠脂代谢及肠道炎症有缓解作用，曲多普利-d5二酮哌嗪、蜜环菌素和1-(4-羟苯基)二乙基甲酮三种代谢产物对小鼠脂代谢及肠道炎症有促进作用。

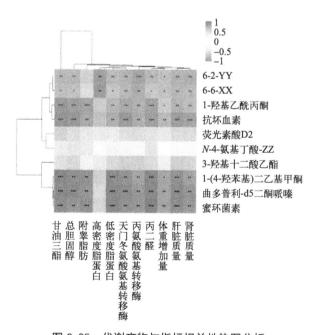

图 6-35　代谢产物与指标相关性热图分析

红色部分代表正相关，蓝色部分代表负相关；**P＜0.01；*P＜0.05（n=6）

  对差异表达代谢物的结果按照KEGG功能通路类型进行分类，如图6-36（a）所示。在代谢通路中以氨基酸代谢为主，其次是脂质代谢和核苷酸代谢，与前文结论一致。因此，对氨基酸代谢物进行聚类分析，如图6-36（b）所示，与Control组相比，*N*-氨基甲酰-L-谷氨酸、苯乙酰甘氨酸、*N*-乙酰-L-谷氨酸、3-羟基丙酸、L-芳醚酸盐、4-羟基-2-喹啉酸、2-羟基乙基磺酸钠等在HFD组降低，在HFD-SP-L、HFD-SP-H组升高，并且，HFD-SP-H组几乎达到和Control组相同的水平；3-羟基肉桂酸、尿刊酸、L-天冬氨酸、L-4-羟基脯氨酸等水平在HFD组降低，而在HFD-SP-L、HFD-SP-H组升高。值得注意的是，在HFD-SP-L、HFD-

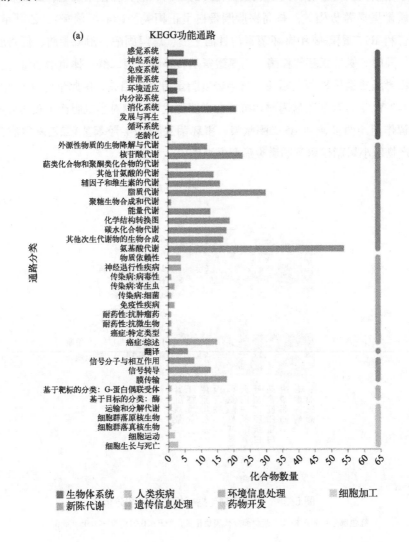

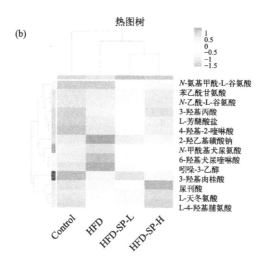

图 6-36 KEGG 功能通路（a）和氨基酸代谢物聚类分析（b）

SP-H组的水平甚至超过了Control组。由此可见，摄入高剂量的AJSP显著增加HFD组降低的氨基酸代谢物，包括N-氨基甲酰-L-谷氨酸、苯乙酰甘氨酸、N-乙酰-L-谷氨酸、3-羟基丙酸、L-芳醚酸盐、4-羟基-2-喹啉酸2-羟基乙基磺酸钠、3-羟基肉桂酸、尿刊酸、L-天冬氨酸和L-4-羟基脯氨酸。

为了研究肠道微生物群和代谢物之间的关系，在前50个属（根据群落热图分析结果）和改变的代谢物之间进行了spearman相关分析（$P < 0.05$和$\log_2$Fold change>1.2），如图6-37所示，肠杆菌属（*Intestinimonas*）、*Lachnospiraceae-UCG-006*、未分类的脱硫杆菌（*norank-f-Desuifovlbrionaceae*）、*Colidextribacter*、*Anaerotruncus*和未分类的瘤胃菌属（*norank-f-Ruminococcaceae*）与苯乙酰甘氨酸、L-芳醚酸盐、N-氨基甲酰-L-谷氨酸、2-羟乙基磺酸钠、6-羟基犬尿喹啉酸、N-甲酰基犬尿氨酸和吲哚-3-乙醇呈负相关。其中，*norank-f-Desulfovibrio*、*Lachnospiraceae-UCG-006*、*norank-f-Lachnospiraceae*、*Anaerotruncus*和*norank-f-Ruminococcaceae*均与吲哚-3-乙醇呈显著负相关。*phascolarctobacterium*、*Unclassified-O-Oscillospirales*、*Prevotellaceae-UCG-001*、*norank-f-Muribaculaceae*、*Romboutsia*、*Lactobacillus*和*Alloprevotella*与3-羟基丙酸、苯乙酰甘氨酸、L-芳醚酸盐、N-氨基甲酰-L-谷氨酸、2-羟乙基磺酸钠、6-羟基犬尿喹啉酸、N-甲酰基犬尿氨酸和吲哚-3-乙醇呈正相关。其中，*Prevotellaceae-UCG-001*、*norank-f-Muribaculaceae*、*Romboutsia*、*Lactobacillus*和*Alloprevotella*均与尿刊酸呈显著正相关。由此可以判断出，3-羟基丙酸、苯乙酰甘氨酸、L-芳醚酸盐、N-氨基甲酰-L-

谷氨酸、2-羟乙基磺酸钠、6-羟基犬尿喹啉酸、N-甲酰基犬尿氨酸和吲哚-3-乙醇对脂代谢及肠道炎症具有调节作用，尤其是吲哚-3-乙醇。从张春等[46]的研究中可得知，吲哚-3-乙醇能有效缓解乙醇所致的肝损伤，其拮抗机制与改变乙醇代谢途径有关。

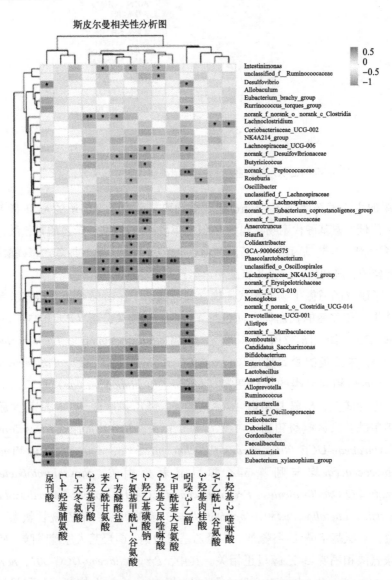

图 6-37　氨基酸代谢产物和菌群的相关性热图分析

红色部分代表正相关，蓝色部分代表负相关；**$P < 0.01$；*$P < 0.05$（n=3）

由于差异性代谢物主要富集在氨基酸代谢中，因此对改变的代谢物和肥胖相关指数进行spearman相关分析，以确定潜在的关联。如图6-38所示，3-羟基丙酸、苯乙酰甘氨酸、L-芳醚酸盐、N-氨基甲酰-L-谷氨酸、2-羟乙基磺酸钠、6-羟基犬尿喹啉酸、N-甲酰基犬尿氨酸和吲哚-3-乙醇与甘油三酯、总胆固醇、附睾脂肪、低密度脂蛋白、天门冬氨酸氨基转移酶、丙氨酸氨基转移酶、丙二醛、体重增加量、肝脏质量和肾脏质量呈显著负相关，与高密度脂蛋白呈显著正相关。由此更加证明了这些氨基酸代谢物对脂代谢及肠道炎症具有调节作用。

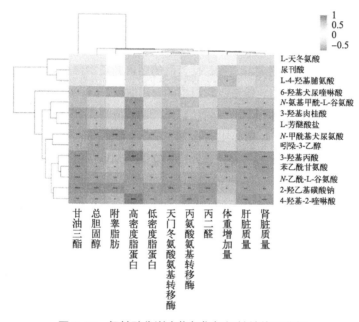

图6-38　氨基酸代谢产物与指标相关性热图分析

红色部分代表正相关，蓝色部分代表负相关；**$P < 0.01$；*$P < 0.05$（$n = 6$）

经过8周不同剂量AJSP对高脂膳食小鼠的干预，发现低剂量和高剂量组均能减缓高脂膳食小鼠体重及脏器质量的增加，说明AJSP的干预能够减缓高脂膳食小鼠体重的增加。通过对各组小鼠肝脏及附睾脂肪H&E染色以及结肠长度的测量，发现AJSP能够减少高脂膳食小鼠肝脏内脂肪空泡和附睾脂肪细胞的大小，结肠长度的测定发现AJSP能够改善高脂膳食小鼠的结肠长度。AJSP的干预能够缓解高脂膳食小鼠肝脏内甘油三酯的积累。通过对各组小鼠血清甘油三酯、总胆固醇、高密度脂蛋白、低密度脂蛋白、丙二醛、天门冬氨酸氨基转移酶和丙氨酸氨基转移酶含量的测定，发现AJSP能够显著降低高脂膳食小鼠血清中甘油三酯、总胆固醇、低密度脂蛋白、丙二醛、天门冬氨酸氨基转移酶和丙氨酸氨基转移酶的含量，显著升高高密度脂蛋白的含量。说明AJSP能够缓解高脂膳食小鼠的血脂紊乱。通过对各组高脂膳食小鼠肠道内容物进行16S rDNA扩增子测序，并且，从各组高脂小鼠的微生物多样性、肠道组成以及门和属水平的菌群分布情况研究AJSP对小鼠肠道菌群的影响。研究发现，摄入AJSP可以改善高脂膳食小鼠的肠道微生物的多样性。AJSP的干预在门水平上显著降低Firmicutes、Desulfobacterota和Deffribacterota的丰度以及F/B值。在属水平上，AJSP显著降低*Oscillospira*、*Lachnospira*、*Lachnospiraceae-UCG-006*的丰度，显著增加了双歧杆菌*Bifidobacterium*、*Bacteroides*、*Faecalibaculum*、*Alloprevotella*和*Akkermansia*丰度。综上所述，AJSP改善了由高脂饮食引起的肠道菌群紊乱，降低了与肥胖成正相关的菌群丰度，使紊乱的菌群向正常菌群方向发展。通过对各组高脂膳食小鼠肠道内容物进行代谢组学分析发现，6-6-XX、6-2-YY、1-羟基乙酰丙酮和抗坏血素四种代谢产物对小鼠脂代谢及肠道炎症有缓解作用，曲多普利-d5二酮哌嗪、蜜环菌素和1-(4-羟苯基)二乙基甲酮三种代谢产物对小鼠脂代谢及肠道炎症有促进作用。另外，差异代谢物的通路以氨基酸代谢为主，对氨基酸代谢物聚类分析后得知，*N*-氨基甲酰-L-谷氨酸、苯乙酰甘氨酸、*N*-乙酰-L-谷氨酸、3-羟基丙酸、L-芳醚酸盐、4-羟基-2-喹啉酸、2-羟基乙磺酸钠等在HFD组降低，在HFD-SP-L、HFD-SP-H组升高。在这些氨基酸代谢中，3-羟基丙酸、苯乙酰甘氨酸、L-芳醚酸盐、*N*-氨基甲酰-L-谷氨酸、2-羟乙基磺酸钠、6-羟基犬尿喹啉酸、*N*-甲酰基犬尿氨酸和吲哚-3-乙醇对脂代谢及肠道炎症具有调节作用[32]。

（2）海参多糖对肥胖的调节作用机制　海参硫酸多糖对肥胖的作用机制如图6-39所示。对海参多糖在肥胖预防和缓解中的作用机制进行综述，有助于为海参多糖作为减肥药物的开发应用提供启发[47]。

糖代谢	脂代谢	肠道微生物
调节糖代谢中关键酶的活性	提高抗氧化能力	调节肠道菌群组成
改善胰岛素抵抗	调节脂代谢中关键酶的活性	增加肠道有益菌的丰度
增加肝糖原的合成	调节脂代谢相关基因的表达	增加短链脂肪酸含量

肥胖

图6-39　海参硫酸多糖对肥胖的作用机制

糖代谢紊乱通常是指胰岛素分泌不足或是胰岛素抵抗导致的血糖过高，海参硫酸多糖作为降血糖功能成分备受关注。报道证实了从海参中提取出来的岩藻糖基化硫酸软骨素和岩藻聚糖硫酸酯能够改善胰岛素的抵抗，有效地减轻 2 型糖尿病及其相关并发症。Zhu 等[48]研究发现，来自梅花参的岩藻聚糖硫酸酯和来自北大西洋海参的岩藻糖基化硫酸软骨素，通过促进胰岛素分泌或者增强胰岛素的敏感性来降低血糖水平和改善葡萄糖耐量，改善血糖异常。叶瓜参中的硫酸软骨素也能够提高胰岛素的敏感性，改善胰岛素抵抗[49]。

调节糖代谢的方法之一是控制葡萄糖的吸收，食物中的淀粉不能被人体直接吸收，需要在 α-淀粉酶和 α-葡萄糖苷酶的作用下生成葡萄糖后才能被机体吸收，一些研究侧重于海参硫酸多糖对糖代谢中关键酶活性的影响，以此降低餐后高血糖。薛峰[50]对 33 种海洋无脊椎动物多糖的 α-葡萄糖苷酶抑制活性进行研究，发现海筒螅、海燕、刺参和毛蚶的粗提物对 α-葡萄糖苷酶的抑制率分别达到 56.1%、67.3%、62.2% 和 66.3%，有望开发具有降糖功效的成分。Zhao 等[51]从海参中提取的岩藻糖基化硫酸软骨素对 α-淀粉酶的活性有显著的抑制效果。

胰岛素抵抗是指机体对胰岛素的敏感性降低，使胰岛素促进葡萄糖摄取和利用的效率下降，海参硫酸多糖中的岩藻聚糖硫酸酯对胰岛素抵抗有良好的改善效果。张珣[52]通过对海地瓜、冰岛刺参和海带多糖的提取研究，发现 3 种岩藻聚糖硫酸酯都能有效提高脂肪组织分泌的脂联素的含量，能降低血清中肿瘤坏死因子 -α（TNF-α）和瘦素的含量，从而提高胰岛素的敏感性，改善胰岛素抵抗。由于不同来源的岩藻聚糖硫酸酯的结构不同，并非所有的岩藻聚糖硫酸酯都改善胰岛素抵抗。除了岩藻聚糖硫酸酯外，岩藻糖基化硫酸软骨素、硫酸软骨素、石莼多糖等不同来源的海参硫酸多糖均表现出抗胰岛素抵抗的潜力。

餐后血糖升高，肝细胞将葡萄糖以糖原形式储存，当空腹或运动时，肝糖原能够快速分解释放葡萄糖提供能量。因此，增加肝糖原的合成可以有效调控血糖的稳定。来自梅花参的岩藻聚糖硫酸酯和来自北极参的岩藻糖基化硫酸软骨素，均能通过激活胰岛素受体底物（IRS）/磷脂酰肌醇 -3- 激酶（PI3K）/蛋白激酶 B（AKT）信号和调节糖原合成酶激酶 -3β（GSK-3β）基因表达促进肝糖原的积累，改善 2 型糖尿病小鼠高血糖症状[48]。

高血脂是由机体内脂蛋白异常导致的，是动脉粥样硬化的重要因素之一，也是引发冠心病和缺血性中风的危险因素。海参硫酸多糖具有降血脂作用，且有研究表明，海参硫酸多糖降血脂作用与多糖的分子量、硫酸基团含量及硫酸化模式有密切关系。海参中以4-*O*-硫酸化模式为主的海参硫酸多糖对脂质调节有显著影响；然而以2-*O*-硫酸化模式为主的海参中的海参硫酸多糖则显示出有限的效果[53]。

研究证实，肠道微生物群在肥胖及其能量代谢的过程中起着重要的作用。肥胖可能与两个优势的细菌门有关系：厚壁菌门和拟杆菌门。众多研究表明，肥胖小鼠的肠道微生物群显示拟杆菌门的数量减少，厚壁菌门的数量成比例增加，在人类和动物的肥胖模型的许多研究中发现，F/B的值与肥胖呈正相关的趋势。从海地瓜中提取的岩藻糖基化硫酸软骨素、从刺参中提取的海参硫酸多糖以及从格皮式海参中提取到的岩藻聚糖硫酸酯都能够降低肥胖小鼠的厚壁菌门/拟杆菌门的数值，起到减肥的效果[54]。

胰脂肪酶能够分解膳食中的脂肪，脂肪只有被水解后，才能被机体所吸收，抑制胰脂肪酶的活性，有利于减少脂肪的摄入。Zhao等[51]从海参中提取的岩藻糖基化硫酸软骨素对脂肪酶有显著的抑制作用。武苏凤[55]发现，岩藻聚糖硫酸酯也能够抑制胰脂肪酶活性，但是其脱硫产物失去了对胰脂肪酶的抑制活性，说明硫酸基团在岩藻聚糖硫酸酯对胰脂肪酶的抑制作用中起着至关重要的作用。

海参硫酸多糖可以通过调控脂代谢相关基因的表达来调节脂代谢紊乱，海参岩藻聚糖硫酸酯显著增加高脂高果糖饮食小鼠Wnt/*β*-连环蛋白相关基因的表达，并降低关键转录因子如SREBP-1c增强子结合蛋白-α（C/EBPα）和过氧化物酶体增殖物激活受体γ（PPARγ）的表达。*β*-连环蛋白抑制PPARγ和C/EBPα的表达，与SREBP-1c的作用相反，从而减缓脂肪细胞分化[56]。

肥胖是威胁现代社会公共健康最主要的非传染性疾病之一。近年来，许多研究已经证实海参硫酸多糖对糖脂代谢具有积极的调节作用，与传统药物相比，来源于食物中的天然化合物海参硫酸多糖安全且副作用低，因此在肥胖预防和缓解中展现出良好的应用前景。目前对海参硫酸多糖的研究多集中在结构及生物活性的表征，对其产业化应用仍存在两方面问题：一方面海参硫酸多糖生物活性的作用机制有待深入研究，构效关系仍不明确；另一方面现有研究多集中在体外试验和动物实验，临床数据支撑相对较少，海参硫酸多糖在人体内的安全性和有效性有待进一步考察。随着现代化学和生物技术的发展，从海洋资源中提取、鉴定和评价生物活性化合物已经变得快速和容易，海洋生物加工副产物中的新型海参硫酸多糖有待研究人员去开发，提升海洋产业的经济价值，实现废弃物综合利用。

6.2.3 海参多糖的抗氧化活性

海参多糖具有一定的抗氧化活性，张睿聪[57]从海参中提取的多糖对DPPH自由基、羟基自由基和ABTS$^+$自由基的清除率分别达到47.56%、74.04%和41.67%，且清除率与多糖浓度呈正相关，说明海参多糖具有较强的抗氧化活性。Qi等[58]证明从海参加工液中提取的多糖同样具有抗氧化活性，该多糖能够清除DPPH自由基、羟基自由基和超氧阴离子自由基。本节对大连不同产地刺参体壁多糖及不同方法提取的刺参加工蒸煮液多糖的抗氧化活性进行研究，为开发功效明确的保健食品提供重要的理论基础，为刺参多糖的高值化利用提供技术支撑。

（1）大连不同产地刺参多糖的抗氧化活性分析　抗氧化剂能够与DPPH自由基上的孤对电子配对，从而使DPPH乙醇溶液的紫色褪色，其褪色程度与其接受的电子数成定量关系。图6-40为维生素C和大连不同产地刺参多糖的DPPH自由基清除率。当维生素C浓度达到1mg/mL时，DPPH自由基清除率几乎接近100%。大连不同产地刺参多糖的DPPH自由基清除率随着浓度的增加而升高，当多糖浓度大于1.25mg/mL，DPPH自由基清除率增幅逐渐变小，不同产地刺参多糖DPPH自由清除率逐渐接近70.0%；当多糖浓度达到3mg/mL，广鹿岛刺参多糖的DPPH自由基清除率最高，达到90.64%，其他产地刺参多糖DPPH自由基清除率在70%～80%范围内（IC$_{50}$=0.474mg/mL）[59]。

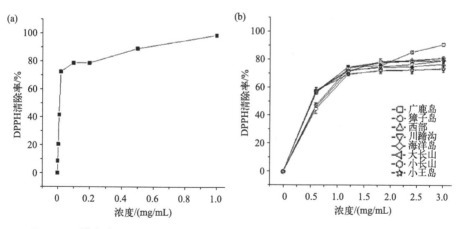

图6-40　维生素C（a）和大连不同产地刺参多糖（b）的DPPH自由基清除率

抗氧化物质与ABTS$^+$发生反应使反应体系褪色，此时溶液在734 nm处的吸光度会变小，因而可以根据这一变化来评价抗氧化剂对ABTS$^+$自由基的清除效果。图6-41为维生素C和大连不同产地刺参多糖ABTS$^+$自由基清除率结果。当维生素C浓度达到1mg/mL时，ABTS$^+$自由基清除率几乎达到100%。大连不同产地刺参多糖ABTS$^+$自由基清除率随着多糖浓度的升高而升高，当多糖浓度达到1.75mg/mL时，不同产地刺参多糖ABTS$^+$自由基清除率增幅趋缓，随着浓度的进一步增加，ABTS$^+$自由基清除率逐渐接近80.0%。当多糖浓度达到1.75mg/mL时，西部刺参多糖的ABTS$^+$自由基清除率最高，为92.46%（IC$_{50}$=0.915mg/mL）。

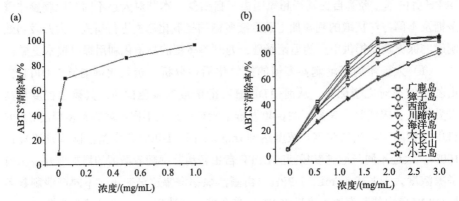

图6-41　维生素C（a）和大连不同产地刺参多糖（b）的ABTS$^+$自由基清除率

还原剂可使铁氰化合物中的Fe^{3+}还原为Fe^{2+}，在这过程中会有颜色变化，用分光光度计在700nm波长处测的吸光度来判断多糖还原能力的高低，还原能力与吸光度的高低呈现正比例关系。图6-42为大连不同产地刺参多糖的铁还原能力。大连不同产地刺参多糖的铁还原能力随着多糖浓度的增加而呈线性增加，不同产地底播刺参多糖铁还原能力平均为0.217，其中，獐子岛刺参多糖铁还原能力最高，达到0.295。

羟基自由基可以氧化水杨酸，得到2,3-二羟基苯甲酸，其在510 nm处有极强的吸光度。若在反应体系中加入能够清除羟基自由基的物质，就会减少2,3-二羟基苯甲酸的生成，从而使吸光度降低，吸光度越低，则说明羟基自由基的清除效果越好。图6-43为维生素C和大连不同产地刺参多糖羟基自由基清除率。当维生素C浓度为0.5mg/mL时，羟基自由基清除率几乎达到100%。大连不同产地刺参多糖羟基自由基清除率随着多糖浓度的增加而呈线性增加，当多糖浓度达到6.0mg/mL时，不同产地刺参多糖的羟基自由基清除率平均为57.05%，其中，獐子岛刺参多糖羟基自由基清除率最高，为64.10%（IC$_{50}$=4.378mg/mL）。

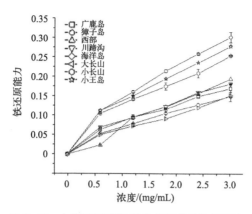

图 6-42 大连不同产地刺参多糖的铁还原能力

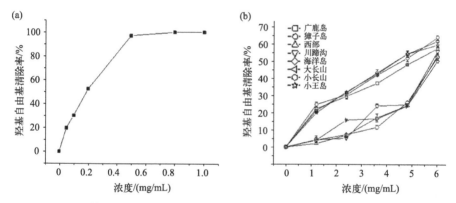

图 6-43 维生素 C（a）和大连不同产地刺参多糖（b）羟基自由基清除率

图6-44为维生素C和大连不同产地刺参多糖超氧阴离子清除率。当维生素C浓度达到1.25mg/mL时，多糖超氧阴离子清除率几乎达到100%。大连不同产地刺参多糖随着多糖浓度的增加，超氧阴离子的清除率随之升高。当多糖浓度达到6.0mg/mL时，不同产地刺参多糖超氧阴离子清除率平均为75.12%，其中，西部刺参多糖超氧阴离子清除率最高，为90.19%（IC_{50}=3.958mg/mL）。

不同产地刺参多糖都具有较强的抗氧化性。DPPH自由基清除率在1.25mg/mL浓度内，$ABTS^+$自由基清除率在1.75mg/mL浓度内，呈线性增加，超过此浓度后，自由基清除率呈缓慢增长趋势；铁还原能力、羟基自由基清除率和超氧阴离子清除率呈线性增加[59]。

（2）不同方法提取的刺参煮液多糖抗氧化活性分析　分别采用盐析萃取法、CPC法和醇沉法提取刺参煮液多糖，图6-45（a）是三种粗多糖对DPPH自由基的清

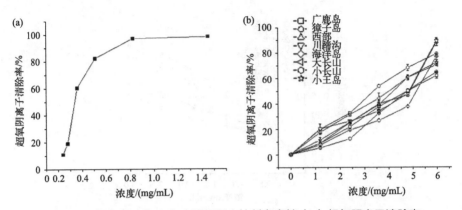

图 6-44　维生素 C（a）和大连不同产地刺参糖（b）超氧阴离子清除率

除能力，在浓度为 2mg/mL 前，三种粗多糖的 DPPH 自由基清除率均随浓度增加呈增长的趋势，盐析萃取法多糖浓度在 1mg/mL 时 DPPH 自由基清除能力达到了 74.5%，明显高于 CPC 法多糖和醇沉法多糖。之后呈缓慢增长趋势，在 4mg/mL 达到最大值，约为 90% 左右，然后趋于稳定，表明三种粗多糖的 DPPH 自由基清除能力较好[60]。

由图 6-45（b）可以看出，三种粗多糖的羟基自由基清除率随着浓度的增加呈现先增加然后趋于稳定的趋势。CPC 法多糖和醇沉法多糖对羟基自由基的清除能力在其浓度为 2 mg/mL 时达到最大值分别为 63.4% 和 78.8%，而盐析萃取法多糖的羟基自由基清除能力在多糖浓度为 2mg/mL 时为 70.3%，随着多糖浓度的增加，盐析萃取法多糖的羟基自由基清除能力在不断增加，当多糖浓度为 4mg/mL 时其清除能力达到最大值为 83.5%。总体来看，羟基自由基清除能力为盐析萃取法多糖>醇沉法多糖>CPC 法多糖，而盐析萃取法提取的刺参煮液多糖中甘露糖含量最高而岩藻糖最低，CPC 法提取的刺参煮液多糖中则相反，醇沉法提取的刺参煮液多糖中甘露糖和岩藻糖含量介于二者之间，由此可以推断甘露糖可能具有更好的羟基自由基清除能力。

图 6-45（c）是三种粗多糖对 ABTS[+] 自由基清除能力，盐析萃取法多糖和醇沉法多糖的 ABTS[+] 自由基清除率在 3mg/mL 之前随着浓度的增加呈增长的趋势，在 3mg/mL 时清除率分别为 89.72% 和 81.22%，在这之后趋于稳定，CPC 法多糖的 ABTS[+] 自由基清除率随着浓度的增加而增大，在浓度 5mg/mL 时，清除率为 63.24%。由此可以看出盐析萃取法多糖对 ABTS[+] 自由基清除率要明显高于其他两种方法提取的粗多糖，因此也可以推断甘露糖可能具有更好的 ABTS[+] 自由基清除能力，从而具有更好的体外抗氧化活性。

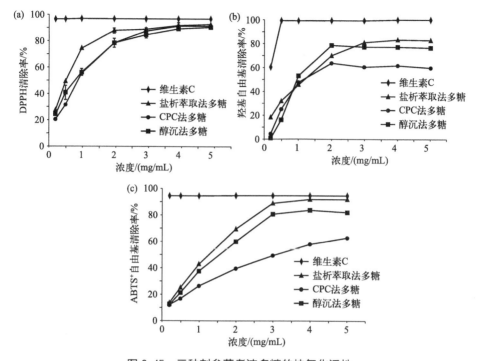

图 6-45 三种刺参蒸煮液多糖的抗氧化活性

（a）DPPH自由基清除能力；（b）羟基自由基清除能力；（c）ABTS⁺自由基清除能力

三种不同提取方法提取的多糖均具有较好的抗氧化活性，而且都随着浓度的增加而增大，总体看来，盐析萃取法的抗氧化活性优于醇沉法和CPC法提取的多糖。

（3）刺参蒸煮液粗多糖的抗氧化活性分析 体外抗氧化试验能在一定程度上反映多糖的抗氧化活性，但在体内多糖是否能够发挥抗氧化作用仍是未知的，因此，进一步采用细胞试验，研究刺参蒸煮液粗多糖对过氧化氢诱导的巨噬细胞RAW264.7氧化应激的缓解作用及机制。

采用MTT法研究刺参蒸煮液粗多糖对巨噬细胞RAW264.7的细胞毒性。用浓度分别为200μg/mL、400μg/mL和600μg/mL的刺参蒸煮液粗多糖细胞培养基，培养巨噬细胞RAW264.7，测定细胞存活率，结果如图6-46所示。刺参蒸煮液粗多糖对巨噬细胞RAW264.7没有明显的细胞毒性（$P < 0.05$）。因此，选择200μg/mL、400μg/mL和600μg/mL的刺参蒸煮液粗多糖进行进一步研究[61]。

过氧化氢能够迅速渗透细胞，产生活性很高的羟基自由基，攻击细胞的各个成分，引起细胞氧化应激性损伤，是一种成熟的细胞损伤造模剂，被广泛用于建

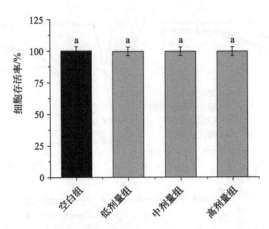

图 6-46　刺参蒸煮液粗多糖对巨噬细胞 RAW264.7 存活率影响

立细胞氧化损伤模型。建立过氧化氢诱导巨噬细胞RAW264.7氧化损伤模型，研究刺参蒸煮液粗多糖对巨噬细胞RAW264.7抗氧化活性的影响。结果如图6-47所示，模型组的细胞存活率较空白组显著降低，仅为53.28%，说明过氧化氢能够有效引起巨噬细胞RAW264.7氧化应激，导致细胞存活率降低。刺参蒸煮液粗多糖对过氧化氢诱导巨噬细胞RAW264.7氧化损伤具有显著的缓解作用，模型-低剂量组的细胞存活率为61.69%，但是刺参蒸煮液粗多糖对巨噬细胞RAW264.7氧化损伤的缓解作用并没有随着浓度的升高而增强。刺参蒸煮液粗多糖能够提高氧化损伤巨噬细胞RAW264.7的存活率。

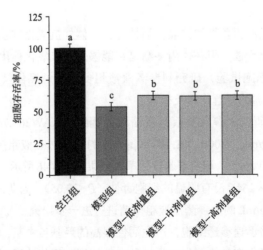

图 6-47　刺参蒸煮液粗多糖对过氧化氢诱导损伤的巨噬细胞 RAW264.7 存活率影响

乳酸脱氢酶（LDH）存在于正常细胞的细胞质内，催化丙酮酸生成乳酸，是一种重要的能量代谢酶。但是当细胞受到损伤时，LDH会被释放到细胞外，因此，可以通过检测细胞培养液中LDH的活性，来判断细胞损伤的程度。MDA是细胞内脂质过氧化的终产物，其含量高低直接影响抗氧化酶活性，是判断细胞氧化损伤程度的重要指标之一。测定刺参蒸煮液粗多糖对氧化损伤巨噬细胞RAW264.7的MDA含量和LDH活性的影响，结果如图6-48所示。与空白组相比，模型组的MDA含量和LDH活性均显著升高，说明过氧化氢引起了巨噬细胞RAW264.7内的脂质过氧化，导致细胞受损。而不同浓度的模型-剂量组均显著降低了细胞内的MDA含量和LDH活性，且呈剂量依赖性。说明刺参蒸煮液粗多糖能够降低过氧化氢诱导巨噬细胞RAW264.7造成的细胞损伤。

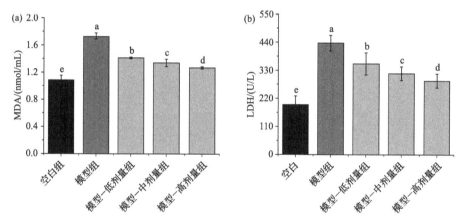

图 6-48　刺参蒸煮液粗多糖对巨噬细胞 RAW264.7MDA（a）和 LDH（b）的影响

抗氧化酶系统作为保护机体免受氧化损伤的屏障之一，主要由过氧化氢酶（CAT）、超氧化物歧化酶（SOD）和谷胱甘肽过氧化物酶（GSH-Px）等多种抗氧化酶组成。CAT、GSH-Px和SOD作为重要的抗氧化酶，其活性直接反映了机体清除自由基的能力，在机体的抗氧化作用中起着至关重要的作用。测定刺参蒸煮液粗多糖对巨噬细胞RAW264.7CAT、GSH-Px和SOD活性的影响，结果如图6-49所示。模型组中，CAT、GSH-Px和SOD活性较空白组显著降低，仅为空白组的43.04%、43.56%和54.39%，说明过氧化氢处理能够显著降低巨噬细胞RAW264.7内抗氧化酶的活性，导致细胞自由基清除能力降低，引起氧化应激。刺参蒸煮液粗多糖能够显著提高过氧化氢处理的巨噬细胞RAW264.7中CAT、GSH-Px和SOD的活性，在不同浓度的模型-剂量组中，CAT和GSH-Px的活性随着刺参蒸煮液粗多糖浓度的增加而显著升高。与模型组相比，低剂量刺参蒸煮液粗多糖能够显著提高过氧化氢处理的巨噬细胞RAW264.7中SOD的活性，但不存在剂量依赖性。说明刺参蒸煮液粗多糖通过提高氧化损伤巨噬细胞RAW264.7内抗氧化酶的活性发挥抗氧化作用。

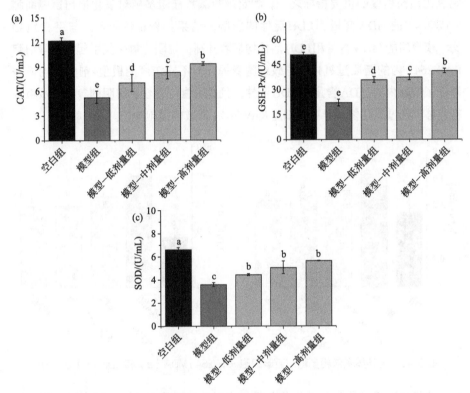

图 6-49　刺参蒸煮液粗多糖对巨噬细胞 RAW264.7CAT（a）、GSH-Px（b）和 SOD（c）的影响

　　为了进一步揭示刺参蒸煮液粗多糖对过氧化氢诱导的巨噬细胞RAW264.7氧化损伤缓解作用机制，采用RT-PCR（反转录-聚合酶链反应）法测定谷胱甘肽过氧化物酶1（GPX1）和超氧化物歧化酶1（SOD1）基因表达水平，结果如图6-50所示。与空白组相比，模型组细胞内 SOD1 和 GPX1 基因表达水平显著降低，仅为空白组的57.02%和53.88%。刺参蒸煮液粗多糖能够显著提高过氧化氢处理的巨噬细胞RAW264.7中 SOD1 和 GPX1 的基因表达水平，并与剂量浓度呈正相关 [61]。

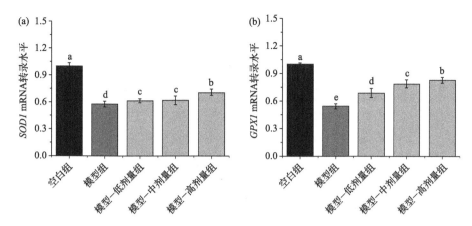

图 6-50　刺参蒸煮液粗多糖对 *SOD1*（a）和 *GPX1*（b）基因转录表达的影响

　　本节采用过氧化氢诱导的巨噬细胞 RAW264.7 氧化应激模型，对刺参蒸煮液多糖缓解巨噬细胞 RAW264.7 氧化损伤的作用及机制进行研究。各剂量组的刺参蒸煮液粗多糖对巨噬细胞 RAW264.7 的存活率均没有显著影响。建立过氧化氢诱导巨噬细胞 RAW264.7 氧化损伤模型，各模型-剂量组的刺参蒸煮液粗多糖均能显著提高氧化损伤巨噬细胞 RAW264.7 的存活率，降低细胞内的 MDA 含量和 LDH 活性，说明刺参蒸煮液粗多糖能够减少过氧化氢诱导巨噬细胞 RAW264.7 造成的细胞损伤。各模型-剂量组的刺参蒸煮液粗多糖均能够显著提高过氧化氢处理的巨噬细胞 RAW264.7 中 CAT、GSH-Px 和 SOD 的活性，提高 *SOD1* 和 *GPX1* 的基因表达水平，说明刺参蒸煮液粗多糖通过提高巨噬细胞 RAW264.7 中抗氧化酶活性，促进抗氧化酶基因表达发挥抗氧化作用。

参考文献

[1] 潘如佳. 两种海参多糖的结构分析及生物活性研究 [D]. 南京：南京农业大学，2015.

[2] 于双，李双双，宋志远，等. 海参多糖提取 分离及纯化的研究概述 [J]. 农产品加工，2022, 12(07): 80-83+88.

[3] Li Y, Li M, Xu B, et al. The current status and future perspective in combination of the processing technologies of sulfated polysaccharides from sea cucumbers: A comprehensive review[J]. J Funct Foods, 2021, 87: 104744.

[4] 顾兴宇，白光辉，刘璐，等. 海参多糖结构表征的研究进展 [J]. 中国海洋药物，2023, 42(01): 66-75.

[5] Yu L, Xu X Q, Xue C H, et al. Enzymatic preparation and structural determination of oligosaccharides derived from sea cucumber (*Acaudina molpadioides*) fucoidan[J]. Food Chem, 2013, 139(1/4): 702-709.

[6] Li J H, Li S, Wu L M, et al. Ultrasound-assisted fast preparation of low molecular weight fucosylated chondroitin sulfate with antitumor activity[J]. Carbohydr Polym, 2018, 209: 82-91.

[7] Lu J J, Ai C Q, Guo L, et al. Characteristic oligosaccharides released from acid hydrolysis for the structural analysis of chondroitin sulfate[J]. Carbohydr Res, 2017, 449: 114-119.

[8] 宋卓悦. 叶瓜酸性多糖的制备，表征及缓解肾间质纤维化作用研究 [D]. 广州：广州中医药大学，2020.

[9] Chang Y G, Hu Y F, Yu L, et al. Primary structure and chain conformation of fucoidan extracted from sea cucumber

Holothuria tubulosa[J]. Carbohydr Polym, 2016, 136: 1091-1097.

[10] Shi D, Qi J, Zhang H, et al. Comparison of hydrothermal depolymerization and oligosaccharide profile of fucoidan and fucosylated chondroitin sulfate from *Holothuria floridana*[J]. Int J Biol Macromol, 2019, 132: 738-747.

[11] 刘义. 梅花参糖胺聚糖的提取、分离纯化及结构研究[D]. 无锡: 江南大学, 2005.

[12] 董晓弟. 两种海参多糖的分离纯化, 结构鉴定及其生物活性研究[D]. 南京: 南京农业大学, 2014.

[13] 常耀光. 海参岩藻聚糖硫酸酯及其酶解产物的制备、结构与活性研究[D]. 青岛: 中国海洋大学, 2010.

[14] Mou J J, Li Q, Shi W W, et al. Chain conformation, physicochemical properties of fucosylated chondroitin sulfate from sea cucumber *Stichopus chloronotus* and its in vitro fermentation by human gut microbiota[J]. Carbohydr Polym, 2020, 228: 115359.

[15] 杨东达. 海参内脏多糖的分离、结构鉴定、免疫活性及其应用研究[D]. 厦门: 华侨大学, 2020.

[16] Xu X Q, Xue C H, Chang Y G, et al. Conformational and physicochemical properties of fucosylated chondroitin sulfate from sea cucumber *Apostichopus japonicus*[J]. Carbohydr Polym, 2016, 152: 26-32.

[17] Li S, Li J H, Zhi Z J, et al. Macromolecular properties and hypolipidemic effects of four sulfated polysaccharides from sea cucumbers[J]. Carbohydr Polym, 2017, 173: 330-337.

[18] Wu M Y, Xu S M, Zhao J H, et al. Preparation and characterization of molecular weight fractions of glycosaminoglycan from sea cucumber *Thelenata ananas* using free radical depolymerization[J]. Carbohydr Res, 2010, 345(5): 649-655.

[19] 安子哲, 张朝辉, 刘梦阳, 等. 海参硫酸多糖化学组成与结构的研究进展[J]. 食品科学, 2021, 43(07): 289-297.

[20] Chen S G, Xue C H, Yin A L, et al. Comparison of structures and anticoagulant activities of fucosylated chondroitin sulfates from different sea cucumbers[J]. Carbohydrpolym, 2011, 83(2): 688-696.

[21] Mulloy B, Ribeiro A C, Alves A P, et al. Sulfated fucans from echinoderms have a regular tetrasaccharide repeating unit defined by specific patterns of sulfation at the 0-2 and 0-4 positions[J]. J Biol Chem, 1994, 269(35): 22113-22123.

[22] Kariya Y, Mulloy B, Imai K, et al. Isolation and partial characterization of fucan sulfates from the body wall of sea cucumber *Stichopus japonicus* and their ability to inhibit osteoclastogenesis[J]. Carbohydr Res, 2004, 339(7): 1339-1346.

[23] Ynag W J, Cai Y, Yin R H, et al. Structural analysis and anticoagulant activities of two sulfated polysaccharides from the sea cucumber *Holothuria coluber*[J]. Int J Biol Macromol, 2018, 115: 1055-1062.

[24] 于龙. 几种海参岩藻聚糖硫酸酯结构解析及构效关系初步研究[D]. 青岛: 中国海洋大学, 2014.

[25] Myron P, Siddiquee S, Azad S A. Fucosylated chondroitin sulfate diversity in sea cucumbers: A review[J]. Carbohydr Polym, 2014, 112: 173-178.

[26] Ustyuzhanina N E, Bilan M I, Dmitrenok A S, et al. Fucosylated chondroitin sulfates from the sea cucumbers *Holothuria tubulosa* and *Holothuria stellati*[J]. Carbohydr Polym, 2018, 200: 1-5.

[27] Luo L, Wu M Y, Xu L, et al. Comparison of physicochemical characteristics and anticoagulant activities of polysaccharides from three sea cucumbers[J]. Mar Drugs, 2013, 11(2): 399-417.

[28] Zheng W Q, Zhou L T, Lin L S, et al. Physicochemical characteristics and anticoagulant activities of the polysaccharides from sea cucumber *Pattalus mollis*[J]. Mar Drugs, 2019, 17(4): 198-213.

[29] 田茜雯, 鞠念衡, 于双, 等. 刺参与低值海参多糖组成、结构及活性分析[J]. 食品科技, 2022, 47(05): 190-195.

[30] 桑雪, 李莹, 童瑶, 等. 海参硫酸多糖与肠道菌群的相互作用及其调节糖脂代谢的研究进展[J]. 食品科学, 2022, 3: 1-14.

[31] Li Y, Qin J, Cheng Y, et al. Marine sulfated polysaccharides: Preventive and therapeutic effects on metabolic syndrome: A review[J]. Mar Drugs, 2021, 19(11): 608.

[32] 童瑶. 海参多糖对肠道菌群调节作用的研究[D]. 大连: 大连海洋大学, 2023.

[33] Roland J S, Cornelius B. High-fat diets: modeling the metabolic disorders of human obesity in rodents[J]. Obesity, 2007, 15(4): 798-808.

[34] 金露. 竹茹多糖预防小鼠膳食诱导型肥胖及调节其肠道菌群的功效研究[D]. 杭州: 浙江大学, 2017.

[35] Scola F A. Microbial diversity in the sputum of a cystic fibrosis patient studied with 16S rDNA pyrosequencing[J]. Eur J Clin Microbiol Infect Dis, 2009, 28(9): 1151-1154.

[36] Sotomaior J P. Cryopreservation of bovine embryos produced in vitro using protocol with trehalose[J]. Cryobiology, 2014, 11: 246-253.

[37] Kataoka K. The intestinal microbiota and its role in human health and disease[J]. The University of Tokushima Faculty of Medicine, 2016, 63(1): 27-37.

[38] Chen G J, Peng M X, Chen D, et al. Fuzhuan brick tea polysaccharides attenuate metabolic syndrome in high-fat diet induced mice in association with modulation in the gut microbiota[J]. J Agric Food Chem, 2018, 66(11): 2783-2795.

[39] Young C J. Ganoderma lucidum reduces obesity in mice by modulating the composition of the gut microbiota.[J]. Nature Publishing Group, 2015, 23(6): 7489.

[40] Xiong M, Jing A, Li Z P. Probiotics improve high fat diet-induced hepatic steatosis and insulin resistance by increasing hepatic NKT cells[J]. J Hepatol, 2008, 49: 821-830.

[41] Moon J S, Shin S Y, Choi H S, et al. In vitro digestion and fermentation properties of linear sugar-beet arabinan and its oligosaccharides[J]. Carbohydr Polym, 2015, 131: 50-56.

[42] Kong Q, Dong S Y, Jiang C Y, et al. In vitro fermentation of sulfated polysaccharides from E. prolifera and L. japonica by human fecal microbiota[J]. Int J Biol Macromol, 2016, 91: 867-871.

[43] Wu Y C. Integration of transcriptomics and metabolomics reveals the antitumor mechanism underlying shikonin in colon cancer[J]. Front Pharmacol, 2020, 22(11): 544647.

[44] Li X, Li K, Zhu Z, et al. Exercise regulates the metabolic homeostasis of methamphetamine dependence[J]. Metabolites, 2022, 12(7): 606.

[45] Ball R B. Arginine, ornithine, and proline interconversion is dependent on small intestinal metabolism in neonatal pigs[J]. Am J Physiol Endocrinol Metab, 2003, 284(5): 915-922.

[46] 张春, 汪晖. 吲哚-3-原醇对乙醇损伤性大鼠肝切片的保护作用[J]. 中国药理学通报, 2004, 12(06): 660-663.

[47] 秦娟, 程潆辉, 白光辉, 等. 海洋硫酸多糖对糖脂代谢及肠道菌群调节作用的研究进展[J]. 中国海洋药物, 2023, 42(04): 71-79.

[48] Zhu Q, Lin L, Zhao M. Sulfated fucan/fucosylated chondroitin sulfate-dominated polysaccharide fraction from low-edible-value sea cucumber ameliorates type 2 diabetes in rats: New prospects for sea cucumber polysaccharide based-hypoglycemic functional food[J]. Int J Biol Macromol, 2020, 159: 34-45.

[49] Hu S W, Che Y G, Wang J F, et al. Fucosylated chondroitin sulfate from sea cucumber improves insulin sensitivity via activation of PI3K/PKB pathway[J]. J Food Sci, 2014, 79(7): 1424-1429.

[50] 薛峰. 海绵和海星等海洋无脊椎动物中有关化学成分的研究 [D]. 青岛: 青岛大学, 2007.

[51] Zhao L Y, Qin Y J, Guan R W, et al. Digestibility of fucosylated glycosaminoglycan from sea cucumber and its effects on digestive enzymes under simulated salivary and gastrointestinal conditions[J]. Carbohydr Polym, 2018, 186: 217-225.

[52] 张珣. 不同种类海参岩藻聚糖硫酸酯降血糖作用及抗肿瘤活性的比较研究 [D]. 青岛: 中国海洋大学, 2012.

[53] Li S, Li J H, Zhi Z J, et al. 4-O-Sulfation in sea cucumber fucodians contribute to reversing dyslipidiaemia caused by HFD[J]. Int J Biol Macromol, 2017, 99: 96-104.

[54] Fredrik B, Hao D, Ting W, et al. The gut microbiota as an environmental factor that regulates fat storage[J]. Proc Natl Acad Sci U S A, 2004, 101(44): 15718-15723.

[55] 武苏凤. 海带岩藻聚糖硫酸酯的体外消化与酵解特征研究 [D]. 大连: 大连工业大学, 2019.

[56] Xu H, Wang J F, Chang Y G, et al. Fucoidan from the sea cucumber Acaudina molpadioides exhibits anti-adipogenic activity by modulating the Wnt/β-catenin pathway and down-regulating the SREBP-1c expression[J]. Food and Funct, 2014, 5(7): 1547-1555.

[57] 张睿聪. 海参多糖的提取纯化、理化性质及活性的研究 [D]. 天津: 天津科技大学, 2020.

[58] Qi H, Ji X, Liu S, et al. Antioxidant and anti-dyslipidemic effects of polysaccharidic extract from sea cucumber processing liquor[J]. Electron J Biotechnol, 2017, 28: 1-6.

[59] 李帅. 大连不同产地底播刺参营养成分分析及粗多糖性质研究 [D]. 大连: 大连海洋大学, 2019.

[60] 于双. 提取方法对海参煮煮液多糖的组成、结构及性质的影响 [D]. 大连: 大连海洋大学, 2022.

[61] 秦娟. 海参蒸煮液多糖的理化性质、消化特性及活性研究 [D]. 大连: 大连海洋大学, 2023.